日本薬剤学会認定
「製剤技師」試験問題集

監修：岡田弘晃
編集：公益社団法人　日本薬剤学会　製剤技師認定委員会

じほう

監修
　岡田弘晃（株式会社岡田DDS研究所 所長，東京薬科大学名誉教授）

執筆（50音順）
　板井　茂（静岡県立大学薬学部教授）
　岡田弘晃（株式会社岡田DDS研究所 所長，東京薬科大学名誉教授）
　牧野悠治（武蔵野大学客員教授）
　松田芳久（神戸薬科大学名誉教授）

序論

　製剤学・薬剤学は，薬物本来の生物学的な活性及び体内動態と物理的・化学的な性質を徹底して解析・評価し，それらをよく理解して有効性を最大限に引き出し，副作用の発現を最小限に抑制することを可能にする。また，医師の薬物治療をより確実なものとするため，正確で服用しやすい"患者に優しい薬剤"に仕立て上げる広範な学問である。そして，この学問を基盤として薬剤の安定性の確保と正確な投与量及び製剤機能を最大限に発揮できる製剤を再現性良く生産する技術が本来の製剤技術である。すなわち，優れた製剤技術者は，薬物の生物学的・物理化学的性質をよく理解し，製剤技術に精通して，医薬品添加剤や種々の剤形の特徴をうまく利用した処方・製剤を設計し，生産機械・設備に精通して工場での生産性を高め，レギュレーションをよく理解して，薬物治療に最適の薬剤を医療現場に提供する重要な責務を認識する必要がある。

　近年，多くの医薬品の生産は製造販売業者自身で生産することが減少し，生産コストを削減するために，受託製造メーカーへ委託して生産することが急増している。近年の薬事法の改正がその生産体制への移行に拍車をかけた。これによって，多くの製薬企業における製剤研究は縮小し，これまで培われてきた製剤技術の伝承が危惧されるとともに，革新的な製剤・DDS及び製剤技術開発への挑戦が縮小し，基本的な製剤技術そのものの伝承と発展までが衰退の危機に立たされている。そこで，このような流れに歯止めをかけ，より挑戦的な製剤技術者の育成を図るために，製剤技術伝承講習会及び実習講習会とこの製剤技師認定制度が日本薬剤学会のもとに実施され，平成22年（2010年）11月に第1回製剤技師認定試験がスタートした。少しでも国内の製剤技術の空洞化に歯止めがかかれば幸いである。2015年1月現在で，"製剤技師"の認定者は106名に達し，今後の製剤分野での益々の活躍が期待される。本書は，この製剤技師認定試験の受験者にこの認定試験の意義を理解していただくために，過去の試験問題を解析し，問われる必須事項をリストし，重要項目を解説することによって受験生の受験準備を応援するものである。

　基本的には，基礎編および応用編必須問題には製剤設計，製剤技術，レギュレーションの比較的基礎的な問題が，応用編選択問題にはある一定期間以上，実際に現場で培われた知識及び技術をベースにして解答できる問題が意図されている。ただし，日本薬剤学会のホームページにある本試験項目は，おおよその試験問題

の範囲を示しており，本書の解説及びキーワード，留意点，対策等の記述においても，あくまでも参考として記載しているもので，試験問題の範囲を限定するものではないことに留意していただきたい．また，製剤の基本ルールである日本薬局方（薬局方）は，現在，第16改正第2追補が最新であるが，すでに第17改正の準備が進められており，施行時期は平成28年4月が予定されている．それぞれの製剤技術およびレギュレーションは日々進展しており，製剤研究者・技術者は常に最新の情報をベースに，最も合理的な優れた製剤を提供することが目標であり，これらの情報収集は常に最新のものを習得し実施することを怠ってはならない．したがって，本書に記載された製剤の科学と製剤技術及び関連情報等は出版日の時点の最新であることもお断りしておく（過去問においては既に変更されたものがあり，解説部分に注意していただきたい）．試験項目の基礎編及び応用編を**表1**及び**表2**に記載する（日本薬剤学会HP参照）．なお，試験問題の作成に当たっては，最新の情報に基づいてそれぞれ10名を超える各分野のエキスパートによる試験問題作成委員会および製剤技師認定委員会の重なる討議を経て作成されるもので，当然のことながら今後の試験内容がこれらに限定されることがないことを重ねてお断りしておきたい．

平成27年4月吉日

東京薬科大学名誉教授

岡田弘晃

表 1　製剤技師認定試験における主な出題項目（基礎編）

A) 物理薬剤学	B) 生物薬剤学
A01) 熱力学と相平衡	B01) 吸収
A02) 化学平衡	B02) 分布
A03) 反応速度	B03) 代謝
A04) 物質の溶解	B04) 排泄
A05) 界面現象	B05) 相互作用
A06) 製剤材料の物性	B06) 薬物動態の解析
A07) 分析	B07) TDM
C) 製剤工学	**D) 医薬品開発と生産**
C01) 日本薬局方	D01) 医薬品開発のコンセプト
C02) 代表的な製剤	D02) 医薬品市場と求められる医薬品
C03) 製剤化	D03) 非臨床試験
C04) 製剤試験法	D04) 臨床試験
C05) DDS	D05) 医薬品の承認
C06) 放出制御DDS	D06) 医薬品の製剤設計・製造と品質管理
C07) 粘膜及び経皮投与DDS	D07) 薬事法
C08) ターゲティングDDS	D08) 特許
C09) プロドラッグ	D09) 薬害
C10) その他のDDS	

表2 製剤技師認定試験における主な出題項目（応用編）

	経口固形製剤	無菌製剤	その他の製剤
01) 剤形	錠剤	一般注射剤	経口液剤
	カプセル剤	特殊注射剤	皮膚適用製剤
	顆粒剤	点眼剤	点鼻剤
	散剤	眼軟膏剤	点耳剤
	放出制御製剤	透析用剤	気管支・肺適用製剤
	口腔内適用製剤		直腸・膣適用製剤
02) 製剤設計	処方設計・製造法		
03) 原薬・製剤物性	物理化学的特性		
	生物学的特性		
04) 添加剤	賦形剤	溶剤	溶剤
	結合剤	賦形剤	界面活性剤
	崩壊剤	等張化剤	懸濁化剤・乳化剤
	滑沢剤	pH調節剤, 緩衝剤	増粘剤（粘稠剤）
	コーティング剤	可溶化剤	安定化剤・保存剤
	湿潤剤・可溶化剤	安定化剤・保存剤	pH調節剤, 緩衝剤
	甘味剤	界面活性剤	吸収促進剤
	可塑剤	懸濁化剤	粘着基剤, 粘着付与剤
	流動化剤	乳化剤	湿潤剤・支持体
	固体分散体と固溶体基剤	増粘剤（粘稠剤）	軟膏基剤, 坐剤基剤
	着色剤	無痛化剤	吸入剤キャリア, 滑沢剤
	薬物との配合性	眼軟膏基剤	噴射剤（プロペラント）
05) 安定性	物理化学的変化		
	化学的変化		
	安定性評価法		
	薬剤, 添加剤, 他剤との配合性		
	安定化剤		
06) 品質評価 (原薬・原材料・製剤)	理化学試験		
	製剤試験		
	生物学的同等性試験	微生物試験	
07) 製造工程	原薬, 原材料の管理	原薬, 原材料の管理	原薬, 原材料の管理
	原薬・添加剤の混合	原薬・添加剤の混合, 分散, 溶解	原薬・添加剤の溶解, 混合, 分散
	練合, 造粒, 打錠（製錠）	pH調節	pH調節
	乾燥, 整粒, 充填	乳化, 微粒子化	懸濁, 脱泡, 充填
	コーティング・苦味マスキング	異物除去, 異物混入防止	乳化, 微粒子化
	包装, 印刷	送液, 充填, 包装, 印刷	基剤の溶融, 溶解, 分散
	製造設備	ガス充填, 閉塞, 半打栓, 打栓	粘着基剤, 展延
	設備・機器管理	滅菌・無菌操作法	張り合わせ, 裁断
	工程管理	凍結乾燥・粉末小分け	吸入デバイス装着

	経口固形製剤	無菌製剤	その他の製剤
07) 製造工程 　　　　（続き）	異物混入防止	ブローフィルシール技術 アイソレーター技術 設備・機器管理 工程管理 空調フィルター（HEPA フィルター）	包装，印刷 設備・機器管理 工程管理
08) 安全性 （急性，亜急性，慢性毒性）		薬物，添加剤，残留溶媒	
		無菌性，溶血性，局所障害性，エンドトキシン，発熱性物質，不溶性異物，不溶性微粒子	一次刺激性，累積刺激性，感作性，光感作性
09) 容器・包装		容器の完全性と使用性	
		材質と容器適合性，吸着，溶出物	
		包装形態と表示	
	ガラス・プラスチック製ボトル，PTP包装，ストリップ包装，ピロー包装	アンプル，バイアル，ガラス・プラスチック製ボトル・バッグ，大容量容器，小容量容器，ゴム栓・樹脂栓，透析用バッグ，キット製剤	ガラス・プラスチック・カン製ボトル，金属チューブ，ポンプ式ボトル，アルミラミネート袋，リザーバー，ブリスター，粉末吸入デバイス，ネブライザー，プラスチック・アルミ製容器
10) レギュレーション		製造販売承認ガイドライン	
		医薬品医療機器等法	
		GMP省令・事例集	
		日本薬局方	
11) その他		生産計画	
		リスク管理	
		サプライチェーン	
		輸送体制	
		安全衛生	
		環境保護	

CONTENTS

第1章
認定試験問題と解説　　1

　第1回製剤技師認定試験 2
　第2回製剤技師認定試験 49
　第3回製剤技師認定試験 104
　第4回製剤技師認定試験 161
　第5回製剤技師認定試験 223

第2章
試験項目と対策　　281

Ⅰ．基礎編
　1．物理薬剤学（松田芳久） 282
　2．生物薬剤学（岡田弘晃） 299
　3．製剤工学（松田芳久） 316
　4．医薬品開発と生産（板井 茂） 334

Ⅱ．応用編
　1．固形製剤（経口投与製剤，口腔内適用製剤）（板井 茂） 348
　2．無菌製剤（注射剤，点眼剤，眼軟膏剤）（岡田弘晃） 382
　3．その他の製剤 410
　　（経口液剤，経皮投与製剤，経肺・経鼻投与製剤，直腸・膣投与製剤など）
　　（牧野悠治）

付表：試験勉強に役立つその他の参考図書／430

第1章　認定試験問題と解説

第1回製剤技師認定試験

第2回製剤技師認定試験

第3回製剤技師認定試験

第4回製剤技師認定試験

第5回製剤技師認定試験

第1回製剤技師認定試験

基礎編

物理薬剤学

第1問 レオロジーに関する記述の正誤について，正しい組合せはどれか．

a 絶対粘度の単位は，Pa·sである．
b ダイラタント流動では，みかけの粘度はせん断速度の増加とともに減少する．
c デキストラン40の希薄水溶液は，チキソトロピーを示す．
d 回転粘度計では，ニュートン流体の粘度を測定することはできない．

	a	b	c	d
1	正	正	正	誤
2	誤	誤	正	正
3	正	誤	誤	誤
4	誤	正	正	誤
5	正	誤	誤	正

第2問 界面活性剤に関する記述のうち，正しいものの組合せはどれか．

a イオン性界面活性剤の水に対する溶解度は，クラフト点以上になると減少する．
b 非イオン性界面活性剤の水溶液は，曇点以上では2相分離し白濁が起きる．
c Hydrophile-Lipophile Balance（HLB）が大きい界面活性剤ほど，親水性である．
d 界面活性剤は，臨界ミセル濃度（CMC）以上は水に溶けない．

1 （a, b）　　2 （a, c）　　3 （a, d）
4 （b, c）　　5 （b, d）

第3問 粉体の性質に関する記述のうち，正しいものの組合せはどれか．

a 非晶質は，粒子を構成する分子が不規則に配列しているため，結晶に比べて低いエネルギー状態にある．
b 粒子の濡れ易さは，粒子と液体間の固体−液体界面張力に依存する．
c ガス吸着法による粒子径測定では，粒度分布を求めることができる．
d 同一密度の球形粒子からなる粉体では，粉体の比表面積は粒子径に反比例する．

1 (a, b)　　　2 (a, c)　　　3 (a, d)
4 (b, c)　　　5 (b, d)

第4問 コロイド分散系に関する次の記述の正誤について，正しい組合せはどれか．

a コロイド粒子のブラウン運動は，コロイド粒子と分散媒分子の衝突により起こり，一般にコロイド粒子は半透膜を通過することはない．
b 親水コロイドに少量の電解質を加えると凝集し沈殿する．これを塩析という．
c 限外顕微鏡はチンダル現象を利用したものであり，コロイド粒子の存在を確認することができるが，大きさや形状を直接確認することはできない．
d 粒子間のファン・デル・ワールス力は，静電気力のそれより遠くまで働く．

	a	b	c	d
1	正	正	誤	正
2	正	誤	正	誤
3	誤	正	正	正
4	正	正	誤	誤
5	誤	誤	誤	正

第5問 薬物の溶解現象に関する次の記述の正誤について，正しい組合せはどれか．

a 一定条件（温度と圧力）下において，準安定形結晶は安定形結晶よりも融点が低く，一般に溶解度及び溶解速度は大きい．
b 無晶形は結晶形と異なり，結晶内での原子や分子の配列が不規則である．したがって，無晶形はエネルギー状態が低く，溶解度及び溶解速度は大きくなる．
c 粉末粒子の溶解速度に関するHixson-Crowellの式は，シンク条件下で，粒子は球形を保ったままでの溶解を仮定している．
d 一般に水和物は無水物より溶解速度が大となる．

	a	b	c	d
1	正	正	誤	正
2	正	誤	正	誤
3	誤	正	正	正
4	正	正	誤	誤
5	誤	誤	誤	正

第6問 粉体の特性に関する次の記述の正誤について，正しい組合せはどれか．

a 粉砕すると，比表面積は増加するが，かさ密度（みかけ密度）は変化しない．
b 粉砕すると，安息角は減少し，流動性は悪くなる．
c かさ密度の小さな粉体ほど，オリフィス（円孔）からの流出速度が増大する．
d 粉体の流動性はステアリン酸マグネシウムの添加により改善されるが，その添加濃度に最適値がある．

	a	b	c	d
1	正	正	誤	正
2	正	誤	正	誤
3	誤	正	正	正
4	正	正	誤	誤
5	誤	誤	誤	正

第7問 高分子溶液の性質に関する次の記述のうち，正しいものの組合せはどれか．

a 高分子は，親和性の高い溶媒中ではその広がりは大きくなり，その溶液の粘度も大きい．
b 両性高分子電解質であるタンパク質は，等電点において広がりは最も小さくなり，沈殿しやすい状態となる．
c イオン性高分子は電離基間の静電的反発力により水中では広がった形をとり，溶液の粘度は非イオン性高分子と比べて小さい．
d ある種の高分子はコロイド分散系を安定化させる作用が増感作用であり，凝集させる作用を保護作用という．

1 (a, b)　　2 (a, c)　　3 (a, d)
4 (b, c)　　5 (c, d)

第8問 薬物の安定性に関する次の記述のうち，正しいものの組合せはどれか．

a 反応速度は絶対温度の上昇とともに増加し，活性化エネルギーが小さいほど速度定数の温度依存性は大きくなる．
b 一次反応で分解する薬物は，初期濃度が高いほど半減期は長くなる．
c 特殊酸触媒反応に基づいて分解する薬物は，pHが高くなるほど分解速度は遅くなる．
d 水溶液中で同符号のイオン間での反応は，溶媒の誘電率が増大するほど安定となる．

1 (a, b)　　2 (a, c)　　3 (c, d)
4 (b, c)　　5 (b, d)

生物薬剤学

第9問 薬物の膜透過に関する次の記述について，正しいものの組合せはどれか．

a 血液脳関門は脂質膜としての挙動を示すため，血液中で非イオン形で，かつ脂溶性が高い薬物ほど脳へ移行しやすい．
b 単純拡散では，非イオン形分子の脂溶性が同じ程度であれば，酸性薬物ではpKaが小さいほど，また塩基性薬物ではpKaが大きいほど，それぞれ小腸から吸収されやすい．
c 能動輸送と促進拡散はどちらも担体介在性輸送であり，いずれもATP等の細胞内代謝エネルギーを必要とする．
d セファレキシンは小腸から担体介在性輸送により吸収され，その駆動力はプロトン勾配である．

1 (a, b)　　2 (a, c)　　3 (a, d)
4 (b, c)　　5 (c, d)

第10問 次の化合物のうち，その脂溶性から予測されるよりも血液－脳関門透過性が低いものはどれか．

1 L－ドパ
2 リドカイン
3 シクロスポリン

4 ゲンタマイシン
5 クロルフェニラミン

第11問 次の投与経路のうち，初回通過効果を受ける可能性のあるものはどれか．

1 経鼻粘膜投与
2 筋肉内投与
3 静脈内投与
4 経口投与
5 皮下投与

第12問 廃問

第13問 廃問

第14問 排泄に関する記述の正誤について，正しい組合せはどれか．

a 糸球体でろ過された原尿中の水は，約10％が尿として排泄される．
b 胆汁中排泄にはトランスポーターが関与し，胆汁中に排泄されるために必要な分子量は約500以上である．
c クレアチニンクリアランスは，腎血流速度の指標になる．
d 腎クリアランスの最大値は，糸球体ろ過速度と腎血流速度の和である．

	a	b	c	d
1	正	正	誤	正
2	誤	正	正	誤
3	誤	誤	正	正
4	正	誤	誤	正
5	誤	正	誤	誤

第15問 廃問

第16問 体内動態に関する記述の正誤について，正しい組合せはどれか．

a 肝抽出率が非常に大きい薬物の代謝酵素が阻害されたとき，静脈内投与後の薬物の血中濃度が高まり，副作用を示す危険性が高い．

b 点滴静脈内投与において，投与速度を速くすると，早く定常状態に達する．
c 分布容積はタンパク結合率に依存する．
d 薬物の消失速度は，血中薬物濃度に依存しない．

	a	b	c	d
1	正	正	誤	正
2	正	正	誤	誤
3	誤	誤	正	誤
4	正	誤	正	正
5	誤	正	正	誤

製剤学

第17問 日本薬局方の通則及び製剤通則に関する次の記述のうち，正しいものの組合せはどれか．

a 医薬品の試験において，n桁の数値を求めるには，(n+1)桁までの数値を求めた後に，(n+1)桁目の数値を四捨五入して求める．
b 試験の操作において「直ちに」とあるものは，前の操作の終了から3分以内に次の操作を開始することを意味する．
c 試験に用いる水は「蒸留水」でなければならない．
d 添加剤はその製剤の投与量において薬理作用を示さず，無害でなければならない．

1 (a, b)　　2 (a, c)　　3 (a, d)
4 (b, c)　　5 (c, d)

第18問 放出制御型DDSに関する次の記述のうち，正しいものの組合せはどれか．

a 徐放性DDSの多くは，薬物血中濃度をできるだけ治療領域に維持できるように設計されており，効果の増強，副作用の軽減，利便性の向上を目的としている．
b 経皮投与の放出制御型DDSでは，薬物放出の制御方法として，マトリックス型と膜制御型があるが，マトリックス型では一次速度の放出パターンしか得られない．
c 酢酸リュープロレリンを含有させたポリ乳酸・グリコール酸マイクロスフェア注射剤は，薬物を徐放出することによって腫瘍部位への受動的な標的化を目的としたDDSである．

d 時間治療用DDSは副作用軽減と有効性向上に極めて重要な製剤で，朝方に発作が集中する喘息に対して，薬物放出が朝に高まるように設計された経皮投与や経口投与製剤などが開発されている．

1 （a，b）　　　2 （a，c）　　　3 （a，d）
4 （b，c）　　　5 （c，d）

第19問 製剤化に関する次の記述のうち，正しいものはどれか．

1 粉砕の仕事法則で，微粉砕（数10から数100μm）の場合，粉砕に必要なエネルギーは体積の変化に比例する．
2 トーネードミルは微粉砕が可能で，音速前後の気流によって粒子を加速して粉砕を行うもので，高圧空気がノズルから噴出するときの吸熱（断熱膨張）効果で薬物の熱分解を抑制し，また低融点物質の粉砕が可能である．
3 2種類の粉末を混合する場合，両者の粒子径が大きく，流動性が良く，粒子径差や密度差が少なく，混合比率が同じであるほど混合度は向上する．
4 転動造粒法とは，原料粉末を高速回転する撹拌翼によって循環流動させておいて，水または結合剤を噴霧しながら行うもので，撹拌による強力なせん断力と圧密作用によって球状の重質な粒子が得られる．
5 乾燥工程における試料の平衡含水率は，気流の相対湿度には依存せず，試料に固有な数値である．

第20問 代表的な製剤に関する次の記述のうち，正しいものの組合せはどれか．

a 経皮吸収型製剤とは，皮膚を通して薬物が吸収され全身循環血流に送達されるように設計された製剤で，エストラジオール，テストステロン，ニトログリセリンなどのパッチ製剤がある．
b 直腸や膣に挿入する坐剤，口腔内に適用する舌下錠，バッカル錠，口腔内崩壊錠は，それぞれ粘膜で吸収されて全身で作用するもので，いずれも内用剤として取り扱われる．
c シロップ剤は，白糖又はその他の甘味剤を含む医薬品の比較的粘調な溶液又は懸濁液で，液状の内用剤であるが，用時溶解又は懸濁して用いるドライシロップは顆粒剤に分類される．
d 眼軟膏剤は，結膜嚢に適用する無菌製剤で，適用後の作用時間を持続させ，創面を保護し治癒を促進するものである．含有する医薬品粒子の大きさは，通例，75μm以下

である．

1 （a，b） 2 （a，c） 3 （a，d）
4 （b，c） 5 （c，d）

第21問 顆粒剤に関する次の記述のうち，正しいものはどれか．

1 押し出し造粒法は，比較的軟らかい造粒物の量産に適し，打錠用顆粒の製造に利用される．
2 顆粒剤は散剤よりかさ密度が小さいため，容器への充てん性に優れている．
3 破砕造粒法で得られた顆粒は，棒状のものが多い．
4 5つの湿式造粒法（押し出し造粒法，転動造粒法，流動層造粒法，撹拌造粒法，噴霧乾燥造粒法）のうち，造粒と乾燥を同一機種で，あるいは同時に行うことができるのは，流動層造粒法と噴霧乾燥造粒法である．
5 5つの造粒法（押し出し造粒法，転動造粒法，流動層造粒法，撹拌造粒法，破砕造粒法）のうち，最も多孔性の顆粒が得られるのは，破砕造粒法である．

第22問 無菌製剤に関する記述のうち，正しいものの組合せはどれか．

a 中心静脈栄養注射液（TPN）は血液流量の多い部分に注射されるが，この場合も等張化は必要である．
b 点眼剤の保存剤としてパラオキシ安息香酸エステル類を用いるとき，単独使用より2種類を併用した方がよいのは，併用によって，より少量で効果を発揮することができるからである．
c 凍結乾燥法は，医薬品の水溶液を共晶点以下の温度で凍結させ，次いで高真空下で昇温することにより，水を蒸発させて除去する方法である．
d 用時溶解して用いる注射剤を凍結乾燥法により製造する際には，滅菌法として乾燥する前にろ過滅菌法を用いる．

1 （a，b） 2 （a，c） 3 （b，c）
4 （b，d） 5 （c，d）

第23問 医薬品の容器に関する記述のうち，正しいものの組合せはどれか．

a 密閉容器の規定がある場合には，気密容器を用いることができる．

b 点眼剤や眼軟膏剤は，密閉容器を用いることが規定されている．
c 密閉容器は，貼付剤や経皮吸収製剤の保存に用いることができ，固形の異物の混入を防ぐことが可能である．
d 局方における容器とは，医薬品を入れるもので，栓やふたを含まない．

1 (a, b)　　2 (a, c)　　3 (b, c)
4 (b, d)　　5 (c, d)

第24問 日本薬局方一般試験法に関する記述のうち，正しいものの組合せはどれか．

a 含量均一性試験は，試料30個を取り，初めに10個について個々の製剤中の有効成分含量を測定する．
b 製剤均一性試験法において，判定値を計算し，この値が個々の試料に含まれる有効成分含量（表示量に対する％）を超えないときは適合とする．
c エンドトキシン試験には，ゲル化法，比濁法，比色法があるが，ゲル化法を第1選択とする．
d 溶出試験法は，経口投与製剤について溶出試験規格に適合しているかどうかを判定するために行うものであるが，併せて著しい生物学的非同等性を防ぐことを目的としている．

1 (a, b)　　2 (a, c)　　3 (a, d)
4 (b, c)　　5 (c, d)

レギュレーション

第25問 医療用医薬品の製造販売承認申請時の添付資料の取扱いに関する記述について，正しいものの組合せはどれか．

a 既承認医薬品と剤形が異なる医薬品を申請する場合の安定性試験については，原則として長期保存試験と加速試験成績が必要である．
b 既承認医薬品と剤形は同一であるが有効成分の含量が異なる医薬品を申請する場合の安定性試験については，原則として長期保存試験，苛酷試験及び加速試験成績が必要である．
c 散剤・顆粒剤をディスク式（無圧）で充てんした容れ目違いの硬カプセル剤を申請す

る場合は，硬カプセル剤に特殊な処理を施す場合を除いて生物学的同等性試験は不要である．

d 「成分及び分量又は本質」欄に係る一部変更承認申請には安定性及び生物学的同等性の資料が必要であるが，微量記載成分を変更する場合は資料を省略でき，確認も要らない．

1 （a，b） 2 （a，c） 3 （b，c）
4 （c，d） 5 （b，d）

第26問 医療用医薬品の製造方法欄の記載の正誤について，正しい組合せはどれか．

a 操作条件等は目標値／設定値を記載しても良い．目標値／設定値を設定した場合には，『 』または《 》内に記載し，同時に製品標準書あるいは標準操作手順書に目標値／設定値の許容範囲を設定しなければならない．

b 重要工程とは，製品が規格に適合することを保証するために，事前に決定した限度値以内で管理される必要のある工程条件，試験，その他関連あるパラメータを含む工程をいう．

c 設定値とは，測定値のような，ある製造工程の実施の結果得られる値をいい，目標値とは，ある製造工程の実施のための条件として設定される値をいう．

d 一部変更承認申請対象とされた製造工程以外の事項に関する変更に関しては，最終製品の品質に影響を与えない場合には届出は不要である．

	a	b	c	d
1	正	正	誤	誤
2	誤	正	正	正
3	正	誤	正	誤
4	誤	正	誤	正
5	誤	誤	誤	正

第27問 医療用医薬品の申請区分を説明したものである．□内に入れる語句の正しい組合せはどれか．

a 新投与経路医薬品とは既承認医薬品等と （1） は同一であるが，投与経路が異なる医薬品のことである．

b （2） とは既承認医薬品と （1） 及び投与経路は同一であるが，効能・効果が異なる医薬品である．

c 　(3)　とは既承認医薬品と　(1)　，投与経路及び効能・効果は同一であるが，徐放化等の薬剤学的な変更により用法等が異なるような新たな剤形の医薬品のことである．ただし，剤形追加に係る医薬品は除く．

d 　(4)　に係る医薬品とは，既承認医薬品と　(1)　，投与経路，効能・効果及び用法・用量は同一であるが，剤形又は含量が異なる医薬品のことである．

	(1)	(2)	(3)	(4)
1	有効成分	新効能医薬品	新剤形医薬品	剤形追加
2	有効成分	新効能医薬品	剤形追加	新剤形医薬品
3	有効成分	剤形追加	新剤形医薬品	新効能医薬品
4	有効成分	新効能医薬品	剤形追加	新剤形医薬品
5	有効成分	新剤形医薬品	剤形追加	新効能医薬品

第28問 治験に関する記述の正誤について，正しい組合せはどれか．

a ダブルダミーとは，複数のプラセボを用いることにより，盲検性を確保する方法である．たとえば，AとBという2種類の試験治療を比較する場合，それぞれについて，実際の製剤と共にそれと識別不能なプラセボを用意し，被験者にはAの実薬とBのプラセボの組合せ，あるいはAのプラセボとBの実薬の組合せのいずれかを投与する．

b ダブルブラインドテスト（二重盲検試験）とは，医薬品などの効果を検証する場合，被験者の思い込みによる影響（プラシーボ効果）を排除するため，実薬とプラセボを投与する被験者グループを用意し，それぞれの被験者には実薬かプラセボかを知らせずに試験を実施し，効果を検証する．なお，試験の実施者は実薬とプラセボの区別を事前に知らされる．

c クロスオーバー試験とは，同一被験者に時期をずらして異なった薬剤あるいは用量を投与し，それぞれの薬剤投与の有効性や安全性を比較検討する試験方法のことである．

d 治験コーディネーターとは，治験依頼者が任命し，治験がGCPや治験計画書に則って正しく実施されるように推進・指導する役割を担う．

	a	b	c	d
1	正	誤	誤	誤
2	誤	正	正	正
3	正	誤	正	誤
4	誤	正	誤	正
5	正	誤	誤	正

第29問 バリデーションに関する記述のうち，正しいものの組合せはどれか．

a バリデーションとは，医薬品の製造や品質管理に必要な設備や手順，工程が，「期待される結果を与えることを検証する」ことである．

b 予測的バリデーションとは，工業化研究の結果や類似製品に対する過去の製造実績等に基づき，あらかじめ特定された製品の品質に影響を及ぼす変動要因（原料及び資材の物性，操作条件等）に関して，その変動要因に対する許容条件が目的とする品質に適合する製品を恒常的に製造するために妥当であることを検証することをいう．

c 医薬品工業における製造設備の洗浄確認をする洗浄バリデーションは，品質管理や安全性の確保の観点から重要で，当該製造品目による次製品への交叉汚染や洗浄剤等の残留レベルを把握し，洗浄方法の妥当性を検証するために実施する．

d 洗浄バリデーションのサンプリング方法にはリンス法とスワブ法がある．洗浄バリデーションは製造販売承認の許可を受ける要素の一つであるが，ガイドラインに定められた判定基準に従う．

1 （a，b）　　2 （a，c）　　3 （b，c）
4 （b，d）　　5 （c，d）

第30問 医薬品市場に関する全般的な記述の正誤について，正しい組合せはどれか．

a 2008年の世界の医薬品の売上額は約7,700億ドルで，そのうち日本のシェアは約15%である．

b 日本では医療用医薬品の価格は製薬企業などの資料をもとに厚生労働省が決める「公定価格」であり，2年ごとの薬価改定のたびに価格が引き下げられていたが，2010年4月から，特許期間の新薬のなかで一定条件を満たすものについては，価格の引き下げを行わず，後発医薬品が発売された後にまとめて引き下げるという，「新薬創出・適応外薬解消等促進加算方式」が試験的に導入された．

c ジェネリック医薬品とは，研究開発によって新たに生まれた新薬（先発医薬品）の特許期間が過ぎ，再審査期間が終了した後，同じ有効成分で製造・販売される後発医薬品のことである．後発医薬品は先発医薬品と添加剤や製造機械が異なって製造されていても，生物学的同等性試験により同等性を担保することで，承認されている．

d アンメットニーズとは，現在の薬剤ではまだ治療ニーズが満たされていない領域（治療満足度が低く，薬剤貢献度も低い）のことを指し，アルツハイマー病，糖尿病性神経障害，アトピー性皮膚炎，高血圧症，脂質異常症などが該当する．

	a	b	c	d
1	正	誤	正	誤
2	誤	正	正	誤
3	正	正	正	誤
4	誤	正	誤	正
5	誤	誤	誤	正

応用編

必須問題／固形製剤

第31問 打錠に関する次の記述の正誤について，正しい組合せはどれか．

a 予圧ローラー付きの打錠機が初めて発売されたのは1962年であるが，その意義が製剤工学的に解明され，今日の打錠機の基本形が完成してからまだ40年弱しか経過していない．

b 打錠機の圧縮成形能力は圧縮停滞時間に依存するとされるが，この圧縮停滞時間には圧縮ローラーの直径や杵の底面形状などが関与している．

c 打錠機のコンピュータ化が進み，1錠単位で重量の保証が可能となり，また自動重量調整機能や不良錠自動排除機能も充実し，打錠用顆粒の物性によらず安定した工程維持が可能となった．

d WAC装置（錠剤重量自動測定装置）は，打錠圧力制御装置（PCD）を定期的にキャリブレートする機能がある．WAC装置は錠剤実重量が調整すべき領域にあることを検知するとPCDの制御を停止させ，単独で錠剤重量を調整する．このとき錠剤の中心重量を目指す重量調整をするのではなく，少しずつ中心重量に接近していくような重量調整を行う．

	a	b	c	d
1	正	正	誤	正
2	正	誤	正	誤
3	誤	正	誤	正
4	正	正	誤	誤
5	誤	誤	誤	正

第32問 安定性試験に関する次の記述について，[　]内に入れるべき字句の正しい組合せはどれか．

医薬品の申請における安定性試験とは，医薬品の有効性及び安全性を維持するために必要な品質の安定性を評価し，医薬品の貯蔵方法及び有効期間の設定に必要な情報を得るために行う試験である．

[a]試験は，[b]期間中に起こりうる極端な条件下における品質の変化を予知するために実施する．長期保存試験は，一定の[b]期間中の品質の安定性を確認するために実施する．[c]試験は，一定の[b]期間中の品質の安定性を短期間で推定するために実施する．

	a	b	c
1	加速	保管	苛酷
2	加速	保存	苛酷
3	加速	流通	苛酷
4	苛酷	流通	加速
5	苛酷	有効	加速

第33問 カプセル剤に関する次の文章のうち，正しいものの組合せはどれか．

a ゼラチンカプセル剤で承認を得ている製品を，HPMCカプセルに変えるのは軽微変更届でよい．
b HPMCカプセル剤で承認を得ている製品を，ゼラチンカプセルに変えるのは軽微変更届でよい．
c ゼラチンカプセルの酸素透過性は，HPMCカプセルより低い．
d 酸性物質に対しゼラチンカプセルは，HPMCカプセルより溶出性の遅延が少ない．

1　(a, c)　　2　(b, c)　　3　(c, d)
4　(a, d)　　5　(a, b)

第34問 粉体に関する次の文章のうち，正しいものの組合せはどれか．

a 整粒に用いる篩について，100号篩の目開きは約150μmであり，30号篩の目開きは約500μmである．
b プラセボの球形核物質の上に薬物を効率よく付着させるために，遠心型転動造粒機やトップスプレー型の流動層造粒機が用いられる．

c 押し出し造粒後，粒子をコーティング法により徐放性製剤とする場合，コーティング前に粒子を丸くするために流動層造粒機が一般的に用いられる．

d 粒度分布が正規分布を示し，平均粒子径及びかさ密度がほぼ同じである粉体A, B, C, Dにおいて，粒度分布幅が広い粉体A, Bを混合する場合と，粒度分布幅が狭い粉体C, Dを混合する場合では，粉体AとBの方が一般に均一に混合しやすい．

1　（a, b）　　　2　（a, c）　　　3　（c, d）
4　（a, d）　　　5　（b, d）

第35問 製剤開発に関する次の記述のうち，正しいものの組合せはどれか．

a SUPACの考え方は，開発段階の処方変更にも適用できる．
b QbD（Quality by Design）の実施にあたっては，Design Spaceの設定が必須である．
c スケールアップにあたっては，開発段階の製剤との同等性を第一優先にすべきである．
d 別の製造サイトに変更しても同じ製造機器であれば，バリデーションは不要である．

1　（a, b）　　　2　（a, c）　　　3　（a, d）
4　（c, d）　　　5　（b, d）

第36問 廃問

必須問題／無菌製剤

第37問 無菌性保証に関する次の記述のうち，正しいものの組合せはどれか．

a 培地充てん試験では実際の工程をシミュレートする必要があり，凍結乾燥工程では，培地を充てんしたバイアルを凍結状態で弱い減圧下に適当な時間保持する必要がある．

b ろ過滅菌における微生物チャレンジテストでは，ろ過面の単位面積当たり最低10^7以上の微生物を負荷し，ろ液の無菌性を確認する．

c 環境微生物の評価基準において，グレードAの空中微生物数の基準は1 CFU/m^{3}以下である．

d ろ過滅菌から一連の無菌操作法によって製造される無菌医薬品の製造作業では，ろ過滅菌から閉そくまで，グレードAで無菌操作を行う必要があるが，製造ラインのパー

ツの組付けや配管の接続などに関する作業はグレードBで実施してよい．

1　（a，b）　　　2　（a，c）　　　3　（a，d）
4　（b，c）　　　5　（c，d）

第38問 無菌製剤の構造設備に関する次の記述の正誤について，正しい組合せはどれか．

a　無菌室に常時無菌空気を循環している場合でも，無菌室の殺菌灯は必要である．
b　直接支援区域と直接支援区域に隣接する区域との間にパスボックスを設ければ，必ずしもエアロックにより分離する必要はない．
c　無菌操作法の作業を無菌区域外から観察できるように，ガラス等の窓，ビデオカメラ等の設置を行ってもよい．
d　洗浄後の容器の乾燥作業又は滅菌作業を行う作業室は専用であること．

	a	b	c	d
1	正	誤	正	誤
2	誤	正	誤	正
3	誤	誤	正	正
4	正	正	誤	誤
5	誤	誤	正	誤

第39問 下表の組成から成る注射液Aを等張化するための塩化ナトリウムの添加量w（mg）に最も近い値はどれか．ただし，化合物A，リン酸二水素ナトリウム（2水和物），リン酸一水素ナトリウム（12水和物）及び塩化ナトリウムにおける濃度1w/v％の氷点降下度はそれぞれ，0.08，0.20，0.14及び0.58℃である．また，体液の氷点降下度は0.52℃である．

表　注射液Aの組成

成　分	分　量
化合物A	40 mg
リン酸二水素ナトリウム（2水和物）	77 mg
リン酸一水素ナトリウム（12水和物）	70 mg
塩化ナトリウム	w mg
注射用水	適量
全量	10 mL

1　40（mg）　　　2　70（mg）　　　3　77（mg）
4　187（mg）　　5　284（mg）

第1章 認定試験問題と解説

第40問 無菌製剤の処方設計に関する記述の正誤について，正しい組合せはどれか．

a タンパク質製剤のガラスやプラスチックへの吸着を防止するためには，界面活性剤やアルブミン，ゼラチンなどの添加も考慮した方がよい．
b 無菌的操作法によって製造する溶液注射剤では，無菌性保証のため，通例，防腐剤を添加する．
c タンパク質製剤は，安定性を考えるとpHとして中性領域を選択することが望ましい．
d 容器としてガラス容器を使用する場合は，リン酸塩やクエン酸塩などの添加は避けた方がよい．

	a	b	c	d
1	正	誤	正	誤
2	誤	正	誤	正
3	誤	誤	正	正
4	正	正	誤	誤
5	正	誤	誤	正

第41問 pKa＝4の弱酸性医薬品のpH 4における溶解度は，pH 1における溶解度の何倍になるか．最も近い値を選べ．ただし，非解離型分子の溶解度は，pH及び非解離型分子の濃度に無関係で一定とし，薬物水溶液のpHとpKaの間には以下の関係が成立する．

$$\mathrm{pH} = \mathrm{pKa} + \log\left(\frac{S - S_0}{S_0}\right)$$

ここで，S及びS_0はそれぞれ，弱酸性医薬品の総溶解度と非解離型分子の溶解度である．

1　2倍　　　　2　3倍　　　　3　4倍
4　5倍　　　　5　6倍

第42問 次に示す日本，EU及び米国の清浄度区分の比較表（微粒子数）において，空欄になっている箇所の数値として正しい組合せはどれか．

最大許容微粒子数（個／m³）

FDA		EU-GMP					日本		
	作業時		非作業時		作業時			非作業時	作業時
	0.5μm		0.5μm	5μm	0.5μm	5μm		0.5μm	0.5μm
Class 100	3,520	Grade A	b	20	3,520	20	グレード A	3,520	3,520
Class a	352,000	Grade B	3,520	29	352,000	c	グレード B	d	352,000
Class 100,000	3,520,000	Grade C	352,000	2,900	3,520,000	29,000	グレード C	352,000	3,520,000

	a	b	c	d
1	1,000	352	290	3,520
2	1,000	352	2,900	35,200
3	10,000	352	290	35,200
4	10,000	3,520	2,900	3,520
5	10,000	3,520	290	3,520

必須問題／その他製剤

第43問 内服用液剤に関する次の記述のうち，正しいものはどれか．

1 内服用液剤の溶媒は，水でなければならない．
2 内服用液剤には多量のショ糖が使用されるため，防腐剤の添加は不要である．
3 内服用液剤は無菌試験に合格しなければならない．
4 内服用液剤の容器にプラスチック製ボトルを使用してもよい．
5 有効成分が溶解している内服用液剤の後発品開発には，生物学的同等性試験は不要である．

第44問 坐剤に関する次の記述の正誤について，正しい組合せはどれか．

a 坐剤の油脂性基剤には，白色ワセリンや流動パラフィンがよく利用される．
b 坐剤の水溶性基剤には，マクロゴール類がよく利用される．
c マクロゴール類を基剤とする坐剤からの薬物の放出は，主に分泌液中への基剤の溶解に依存する．
d 直腸上部から吸収される薬物は，肝初回通過効果を受けにくい．

	a	b	c	d
1	正	正	誤	正
2	正	誤	正	誤
3	誤	正	正	誤
4	正	正	誤	誤
5	誤	誤	誤	正

第45問 下図はある経皮吸収型製剤の模式図（断面図）である．本剤に関する次の記述の正誤について，正しい組合せはどれか．

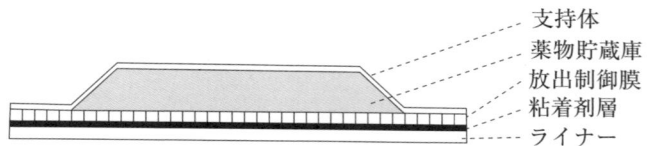

支持体
薬物貯蔵庫
放出制御膜
粘着剤層
ライナー

a 薬物貯蔵層内に薬物が飽和濃度に保たれているとき，定常状態での薬物の放出制御膜透過現象はHiguchiの式に従う．

b 放出制御膜には，エチレン・酢酸ビニル共重合体を用いることができる．

c ニトログリセリンを主薬とした本剤を皮膚に貼付することにより，血中濃度の持続的維持が期待され，狭心症発作の予防に用いられる．

d 粘着剤には，部分アルファー化デンプンがよく使用される．

	a	b	c	d
1	正	正	誤	正
2	正	誤	正	誤
3	誤	正	正	誤
4	正	正	誤	誤
5	誤	誤	誤	正

第46問 粉末吸入製剤の肺分布に及ぼす製剤学的な要因に関する次の記述の正誤について，正しい組合せはどれか．

a 薬物を肺へ効率的にデリバリーするためには，1～5 µmの空気力学的な平均粒子径を製剤設計する必要がある．

b 肺へのデリバリーを考慮する上で，多孔性で粒子密度が低く（<0.4 g/cm^3），幾何学的粒子径が5～30 µmである粒子は，空気力学的粒子径が1～5 µm程度になるものもある．

c 薬物やキャリアの粒子形状は，流動性，含量均一性及び粒子の再分散性などに関与し

d 製剤化に際して，静電気は粒子形状，粒子径，表面状態及び湿度条件により発生する量が変化するが，リザーバー型の粉末吸入剤は静電気が発生しにくい．

	a	b	c	d
1	正	誤	誤	正
2	誤	誤	正	正
3	正	誤	正	誤
4	正	誤	正	正
5	正	正	正	誤

第47問 軟膏基剤に関する記述の正誤について，正しい組合せはどれか．

a 親水軟膏であるW/O型乳剤性基剤は，皮膚に塗布すると水分が蒸発し，皮膚を冷却する．
b 日本薬局方の吸水軟膏は，界面活性剤を含まない．
c マクロゴール軟膏は水溶性基剤であり，吸水性に富むので，体表面で分泌物を吸収除去できる．
d 油脂性基剤は皮膚面の被覆保護作用及び軟化作用があり，湿潤皮膚，乾燥皮膚のいずれにも適用できる．

	a	b	c	d
1	正	誤	正	誤
2	正	正	誤	誤
3	誤	誤	正	誤
4	誤	正	誤	正
5	誤	誤	正	正

第48問 次の内用液剤の処方において，配合目的欄の［A］，［B］，［C］に入れる用語として正しい組合せはどれか．

配合目的	成　分	配合量（100L当たり）
	主薬	0.2　kg
甘味剤	白糖	30.0
[A]	D-ソルビトール	35.0
[B]	リン酸水素ナトリウム	0.32
緩衝剤	無水クエン酸	0.21
[C]	パラオキシ安息香酸メチル	0.033
保存剤	パラオキシ安息香酸プロピル	0.017
着香剤	香料（エッセンス）	0.01
溶剤	エタノール59％（未変性）	3.6
溶剤	滅菌精製水	約53.5（加えて100Lとする）

	[A]	[B]	[C]
1	甘味剤	分散剤	保存剤
2	甘味剤	緩衝剤	保存剤
3	分散剤	緩衝剤	緩衝剤
4	甘味剤	粘稠剤	緩衝剤
5	粘稠剤	緩衝剤	保存剤

ここまでは全問必須です

◆3分野（固形製剤・無菌製剤・その他製剤）・全24問から任意に12問を選択して解答してください

選択問題／固形製剤

第49問 錠剤に関する記述のうち，正しいものの組合せはどれか．

a　錠剤は粉砕して処方される場合もあるので，粉砕された場合の問題点も把握しておく必要がある．
b　カルシウム拮抗薬の錠剤は，グレープフルーツとともに服用してはいけない．
c　安定性に不安がある医薬品は，冷蔵庫で保存すれば問題ない．
d　錠剤を着色して識別性を持たせる場合，フィルムコーティング錠にする必要がある．

1　（a，b）　　2　（a，c）　　3　（b，c）
4　（b，d）　　5　（c，d）

第50問 製剤添加物に関する次の記述のうち，正しいものの組合せはどれか．

a 着色剤や賦形剤は，局方品でなくてもよい．
b 崩壊剤は，膨潤することによってのみその機能を果たす．
c コーンスターチは結合剤としてだけでなく，崩壊剤としても使用されている．
d ステアリン酸マグネシウムは，滑沢剤として唯一無二のものである．

1 (a, b)　　2 (a, c)　　3 (b, c)
4 (b, d)　　5 (c, d)

第51問 廃問

第52問 ダイフリクション（Die Friction）に関する次の記述の正誤について，正しい組合せはどれか．

a 滑沢剤が不足しているときに発生する．
b 打錠機から異常音が発生することが多く，その音源は錠剤が臼から放出される箇所である．
c 錠剤側面に縦筋が入る現象であるが，打錠機そのものには大した負担はかからない．
d 滑沢剤の量を変更できない場合，打錠用顆粒の粒子径分布を粗い方向に調整し，微粉部分を減少させることが有効である．

	a	b	c	d
1	正	正	誤	正
2	正	誤	正	誤
3	誤	正	正	正
4	正	正	誤	誤
5	誤	誤	誤	正

第53問 乾式造粒に関する次の記述のうち，正しいものの組合せはどれか．

a 同じ組成であれば，乾式造粒法は直打法よりも錠剤硬度が出やすく，錠剤の含量均一性も直打法より良好となる．
b 乾式造粒機には，圧縮ロール直前に粉末内部の包含空気を真空脱気できる機能を有するものがあり，特に見かけ密度が0.2 g/mL以下であるような，フワフワで多量の空気を包含する粉末を乾式造粒する場合に有効である．

c　乾式造粒は，香気成分が揮散しやすい生薬や水に不安定な薬物を造粒するのに適した方法である．
　　d　乾式造粒物を後続の工程で打錠する場合は，なるべく硬いフレークとなるように乾式造粒条件を設定すると，硬度の高い錠剤が得られる．

　　1　（a，b）　　　**2**　（a，c）　　　**3**　（a，d）
　　4　（b，c）　　　**5**　（c，d）

第54問　製剤の消化管通過に関する次の記述について，[　　]内に入れるべき字句の正しい組合せはどれか．

　製剤の消化管通過［ a ］は，製剤学的には製剤の大きさ，形状，比重，付着性，また生理学的には消化管の長さ，形，位置，運動性及び消化管内容物の成分と量などによって影響を受け，更に飲食物，病態，姿勢，［ b ］などによっても左右される．
　製剤のバイオアベイラビリティは，製剤の消化管通過［ c ］に［ d ］することが多い．したがって，優れた製剤の設計を行うために，製剤の消化管内移動特性を充分に考慮することが必要である．消化管内の生理学的特性（消化管内容物の量，構成成分，pH，表面張力，粘度，消化管の運動性）は，消化管の部位によって大きく異なる．

	a	b	c	d
1	速度	ストレス	時間	影響
2	速度	ストレス	速度	依存
3	速度	pH	速度	依存
4	時間	精神状態	時間	決定
5	時間	精神状態	速度	影響

第55問　粉砕機に関する次の記述のうち，<u>誤っているもの</u>はどれか．

1　ビーズミル湿式粉砕機は，懸濁液を循環させて粉砕することによって，1 μm以下の超微粉砕懸濁液を製造することができる．
2　機械的粉砕機はほとんどの場合，3〜10 μmの粉砕物を得るのに適している．
3　ジェットミルは，3 μm前後の微粉砕粉末を得るのに適している．
4　回転型ボールミルで酸化チタン懸濁シロップ液を一昼夜粉砕すると，粒子が沈降しない糖衣用下掛け懸濁シロップ液を製造できる．
5　ジェットミルは分級機構を持ったものが開発され，約1 μmの微細粉末を得ることもできる．

第56問 苦味が強い薬物10mgを含むOD錠を開発・製造するときの注意点に関する次の記述のうち，正しいものはどれか．

1 この場合，苦味マスキング法として矯味剤添加法やコーティング法より，マトリックス法が有効である．
2 OD錠とは，薬物が口腔内で約30秒以内に溶解する錠剤の総称である．
3 苦味マスキング法として，矯味剤添加法，コーティング法，マトリックス法，化学的修飾法があるが，一般的にこれらすべてを組み合せて効果を上げることができる．
4 苦味マスキングの対象粒子を打錠する際に，粒子が壊れないようにするためには，低圧縮圧で打錠するしか方法はない．
5 苦味マスキングした粒剤で，口腔内でのざらつきを感じないようにするためには，最大粒子径を300μm以下にすればほぼ十分である．

選択問題／無菌製剤

第57問 注射剤に使用されるブチルゴム栓の材質とその特性に関する次の記述のうち，正しいものの組合せはどれか．

a ゴム弾性と機械的強度に劣る．
b 耐油性に優れる．
c 耐水性と耐熱水性に優れる．
d 耐油性に劣る．

1 (a, b)　　2 (a, c)　　3 (a, d)
4 (b, c)　　5 (c, d)

第58問 溶液状態で加水分解を受けやすく，また，原薬に含まれる類縁物質量が0.10%の化合物を凍結乾燥製剤として製したい．20℃及び10℃での分解速度が，それぞれ0.05%/hr及び0.025%/hrであったとき，薬物を溶かしてから凍結乾燥を開始するまでの管理の記述の正誤について，正しい組合せはどれか．ただし，製剤中の類縁物質の許容値は0.40%とする．

a 薬物を溶かしてから凍結乾燥を開始するまでの薬液温度を20℃以下とし，8時間の時間制限を設ける．
b 薬液を窒素ガスでバブリングし，溶存酸素を低減させる．

c 薬液を減圧脱気する．

d 薬液タンクだけでなく，ろ過・充てん用配管についても温度制御を行う．

	a	b	c	d
1	正	正	誤	正
2	正	誤	正	誤
3	誤	正	正	正
4	正	正	誤	誤
5	誤	誤	誤	正

第59問 無菌製剤の処方設計に関する次の記述のうち，正しいものの組合せはどれか．

a 乳濁性注射剤では，粒子の大きさを，通例，7μm以下に制御しなければならない．

b クエン酸ナトリウムは，注射剤の安定化のために添加される抗酸化剤である．

c 局所刺激性は筋注用製剤にかかわる評価項目であり，静注用製剤で評価する必要はない．

d パラオキシ安息香酸メチルとパラオキシ安息香酸プロピルは，多回投与の点眼剤で汎用される防腐剤である．

1 （a, b）　　　2 （a, c）　　　3 （a, d）
4 （b, c）　　　5 （c, d）

第60問 50w/v％ブドウ糖液（約3,430mOsm）と10w/v％ショ糖溶液を1対1の割合で混合させた溶液を，注射用水で4倍希釈したときの溶液の浸透圧比に最も近い値は，次のどれか．なお，286mOsmを浸透圧比1とする．

1 0.6　　　2 0.8　　　3 1.0
4 1.2　　　5 1.6

第61問 凍結乾燥注射剤の安定化法として，次の記述のうちで一般に安定化に効果があるものの正しい組合せはどれか．

a 一次乾燥工程における真空制御の設定値としての真空度を高くする．

b 塩化ナトリウムを加え，塩析効果を利用する．

c 薬物の溶解度の低い有機溶媒を添加し，薬物を結晶化させる．

d 凍結工程において，薬液の冷却速度を速くする．

| 1 （a, b） | 2 （a, c） | 3 （a, d） |
| 4 （b, c） | 5 （c, d） | |

第62問 水性注射剤の安定性予測のため，アレニウス・プロットを行ったところ，以下の図に示す直線式が得られた．この分解反応における活性化エネルギー（Jmol^{-1}）に最も近い値は次のどれか．ただし，気体定数＝8.3JK^{-1}mol^{-1}とし，k, A, Tはそれぞれ，分解速度定数，頻度因子，絶対温度とする．

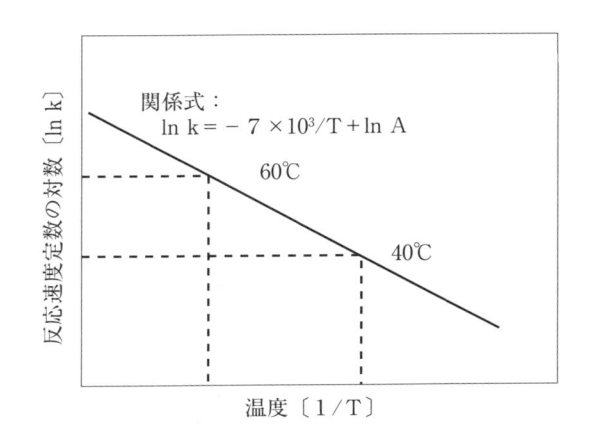

関係式：
ln k ＝ －7×10^3/T ＋ ln A

| 1 8.4×10^2 | 2 5.8×10^3 | 3 5.8×10^4 |
| 4 8.4×10^4 | 5 1.3×10^5 | |

第63問 凍結乾燥製剤の製造に関する次の記述のうち，正しいものの組合せはどれか．

a 薬液の凍結速度は，凍結溶液の氷晶または結晶の大きさに影響を与える因子の一つである．

b 1次乾燥工程では凍結溶液の崩壊を避けるため，棚温を必ず崩壊温度以下に制御する必要がある．

c D-マンニトールは，その凍結溶液が1次乾燥工程における崩壊温度以下の温度領域で著しい物性変化を示さず，汎用されている凍結乾燥賦形剤である．

d 凍結乾燥機には，通常，2機の冷凍機が装備されており，それぞれの役割はコールド・トラップの冷却と棚温の制御である．

| 1 （a, b） | 2 （a, c） | 3 （a, d） |
| 4 （b, c） | 5 （c, d） | |

第64問 最終滅菌製品の製法検討において，菌の生残確率を 1×10^{-6} で管理を行う場合，以下に示すラボ実験結果から算出される121℃で滅菌した時の最低所要時間（F_0値：ただし，$Z = 10℃$ と仮定する）に最も近い値は次のどれか．

○ラボ実験結果
- D_{121} 値　　　　　　：0.25分
- バイオバーデン量：100胞子／充てん容器

1 1（分）　　　**2** 2（分）　　　**3** 3（分）
4 4（分）　　　**5** 5（分）

選択問題／その他製剤

第65問 鼻腔内投与製剤に関する次の記述のうち，正しいものはどれか．

1. 水性点鼻剤を鼻腔内に噴霧するためには，その液滴の粒子径は $1\ \mu m$ 以下にしなければならない．
2. 鼻アレルギー治療に用いるステロイド点鼻剤は，鼻粘膜からステロイドを吸収させて全身に分布させるべきである．
3. 鼻腔内投与製剤に使用される添加物は，鼻粘膜繊毛に傷害を与えないものを選択すべきである．
4. 鼻腔内に投与される製剤は，液状でなくてはならない．
5. 鼻腔内投与製剤は，無菌製剤である．

第66問 粉末吸入製剤の性能を *in vitro* で評価する装置として，正しいものの組合せはどれか．

a Multistage Liquid Impinger
b Two-chamber Diffusion Cell
c Dynamic Flow Method Apparatus
d Andersen Cascade Impactor

1 （a，b）　　　**2** （a，c）　　　**3** （a，d）
4 （b，c）　　　**5** （b，d）

第67問 吸入製剤に関する次の記述の正誤について，正しい組合せはどれか．

a 吸入流量（flow rate）は，デバイスの性能を規定し，肺内分布を左右する重要な要因であることから，30L/minより60L/min以上での吸入の方が，肺内分布率は低い．

b 1回換気量が大きくなると粒子が肺の深部まで到達しやすくなるので，肺胞領域での粒子の沈着を増加させるためには息止めが重要である．

c 吸入された粒子は，impaction, sedimentation, electrostatic deposition 及び diffusion のいずれかで肺へ沈着する．

d 気流には，低い流速で生じる層流，速い流速で生じる乱流，及び気管支の分岐部において局所的に渦巻きが形成される移行流の3パターンがある．

	a	b	c	d
1	正	正	正	誤
2	誤	正	正	正
3	正	誤	誤	正
4	誤	誤	誤	正
5	正	誤	誤	誤

第68問 経皮投与製剤の定常状態における薬物経皮吸収速度はFickの第一式で表される．この式から考えて，薬物の皮膚透過速度を増加させるための方法として，正しいものの組合せはどれか．

Fickの第一式　$J = AC_V KD/L$

J：薬物の経皮吸収速度，A：製剤面積，C_V：基剤中での薬物濃度，K：皮膚／基剤間での薬物分配係数，D：皮膚中での薬物拡散係数，L：薬物の拡散距離

a 経皮投与製剤の粘着力の低下
b 皮膚中での薬物拡散係数の増加
c 基剤中での薬物拡散係数の増加
d 皮膚／基剤間での薬物分配係数の増加

1 （a, b）　　2 （a, c）　　3 （a, d）
4 （b, d）　　5 （c, d）

第69問 経皮投与製剤の吸収促進技術に関する次の記述のうち，正しいものの組合せはどれか．

a　イオントフォレシスは皮膚に電場を与えて荷電したイオン性薬物の透過を促進させる技術であり，正に帯電している薬剤は陰極に封入する．
b　ソノフォレーシスは，レーザー光を水溶液等の媒体を介して皮膚に照射し，薬物の皮膚透過性を促進させる技術である．
c　無針注射器は注射針を使用せずに圧力を用いて液体や粉末薬物を皮膚から体内に投与する技術であり，インスリンや成長ホルモンの投与に実用化されている．
d　マイクロニードルは，微小な針で角質層に小孔を形成して薬物の皮膚透過性を促進させる技術である．

1　(a, b)　　2　(a, c)　　3　(b, c)
4　(c, d)　　5　(a, d)

第70問 坐剤の試験法に関する次の記述の正誤について，正しい組合せはどれか．

a　油脂性坐剤の溶融温度は，通常，融点測定法第2法で測定される．
b　貯蔵方法を冷所保存とする，坐剤の申請用加速安定性試験は，30℃·75% RH，6箇月である．
c　内容物が均一な場合は，含量均一性試験を質量偏差試験に替えることができる．
d　全身作用を目的とする坐剤では，放出試験の設定が義務付けられている．

	a	b	c	d
1	正	誤	正	誤
2	正	正	誤	誤
3	正	正	正	誤
4	誤	正	誤	正
5	誤	誤	正	正

第71問 ローション剤に関する次の記述の正誤について，正しい組合せはどれか．

a　ローション剤には，懸濁性ローション剤，乳剤性ローション剤のほか，溶液性ローション剤がある．
b　本剤に用いる容器は，密閉容器又は気密容器とされる．
c　乳剤性ローション剤の大量製造においては，高速度ミキサーやホモジナイザーなどの乳化機が使用される．

d 懸濁性ローション剤は，難溶性の医薬品を懸濁させるため，薬物の粒子径は本剤の安定性や使用感に影響を及ぼす．

	a	b	c	d
1	正	誤	正	誤
2	正	正	誤	誤
3	正	正	正	誤
4	正	誤	正	正
5	誤	誤	正	正

第72問 次の文章は硫酸ゲンタマイシン軟膏（油性基剤）の調製手順を示したものである．カッコ内に入れる成分として，正しい組合せはどれか．

硫酸ゲンタマイシン微末を，乳鉢などを用い，少量の［ a ］で研和して分散液となし，これを別に［ a ］と［ b ］を加温混合して製した基剤に徐々に加えて，よく練り合わせ全質均等として製する．

	a	b
1	流動パラフィン	白色ワセリン
2	マクロゴール400	マクロゴール4000
3	マクロゴール400	白色ワセリン
4	プロピレングリコール	マクロゴール4000
5	流動パラフィン	マクロゴール4000

第1回製剤技師認定試験　正解と解説

[基礎編] 物理薬剤学

第1問　正解：3

a　正：局方の一般試験法「粘度測定法」では，通例，mPa·sを用いるとされている．

b　誤：ダイラタント流動の場合，みかけの粘度はせん断速度の増加とともに著しく増大する．レオグラム（縦軸－せん断速度（D），横軸－せん断応力（S））において流動曲線は上に凸となる．みかけの粘度ηは，$\eta = dS/dD$であるので，Dの増加とともにηも増大する．

c　誤：デキストラン40の希薄溶液は，ニュートン流動を示すので，チキソトロピー現象は認められない．

d　誤：回転粘度計は，円錐－平板粘度計とともにニュートン流動，非ニュートン流動のいずれをも測定できる．なお，毛細管粘度計が適用できるのはニュートン流動のみである．

第2問　正解：4

a　誤：イオン性界面活性剤の溶解度は，クラフト点以上になるとミセルを形成し，これらが水に溶解するため，著しく増大する．

b　正：非イオン性界面活性剤には水素結合に基づく比較的弱い親水基がかなり多く含まれているが，温度の上昇によってこれらの結合が切れると親水性が低下し，みかけ上水溶液が濁る（活性剤の析出による）．

c　正：界面活性剤のHLB値は一般に0＜HLB＜20として表され，HLB値が15～18の界面活性剤は親水性が大きいため，可溶化剤として利用される．

d　誤：界面活性剤はCMC以上になるとミセルを形成して溶ける．またCMC以上の濃度では，界面活性剤は水中ではミセル状のものと単分子状態のものが共存している．

第3問　正解：5

a　誤：非晶質は，粒子を構成する分子が不規則に配列しているため，結晶質に比べ高いエネルギー状態にある．

b　正：粒子のぬれやすさの目安となる特性値の1つである付着張力（$\gamma \cos\theta$）は，液体の表面張力と接触角θの関数となるが，θは固／液界面張力と液体及び固体の表面張力の3つの力のバランスで決まる．

c　誤：ガス吸着法では，まず比表面積が求められ，この値から粉体が均一な球または立方体であると仮定して比表面積径（代表粒子径）を求めるので，粒度分布は求まらない．

d　正：粉体の比表面積をS_w，粒子密度をρ，粒子径（比表面積径）をdとすると，$S_w=6/\rho \cdot d$の関係が成立する．

第4問　正解：2

a　正：粗大粒子（＞1μm）は液中ではストークスの式に従って重力沈降するが，コロイド粒子（1nm～1μm）はこのような現象を示さず，その運動軌跡は不規則である．しかし分子分散系（＜1nm）ではないので，半透過膜は通らない．
b　誤：親水コロイドは水との親和性が大きく，コロイド粒子の周囲に水和層が形成されるため，少量の電解質を加えても容易に凝結しないが，多量の電解質またはアルコールなどを加えると，電荷の中和と脱水作用により凝結する．→塩析
c　正：チンダル現象とは，コロイド分散系に細い光を照射すると光の通路が明るく見える現象である．
d　誤：ファン・デル・ワールス引力よりも静電気反発力のほうが遠くまで働く．

第5問　正解：2

a　正：結晶間で固相における化学的ポテンシャルが異なるためである．
b　誤：無晶形はエネルギー状態が高く，結晶形より不安定である．格子エネルギー（結晶の凝集エネルギー，すなわち絶対0度で結晶を構成する分子に分解するのに要するエネルギー）は結晶形より無晶形のほうがはるかに小さいので，無晶形は常に対応する結晶形よりも溶解度が大きい．
c　正：Hixson-Crowell式は，①粒子は単分散系（すべての粒子は同一の粒子径であり，粒度分布を示さない，②球形である，③シンク条件下（すなわち，$C_s \gg C$，溶解初期である）にある仮定において誘導されたものである．この場合，粒子は等方的に溶解するとして式を展開する．
d　誤：水和物のほうが無水物より安定性が高くなるために溶解速度は小さくなる．溶解度も無水物のほうが水和物より高い．

第6問　正解：5

a　誤：比表面積（m²/g）が増加するとともに，粒子間の見かけの付着力が増大するので，容器中の粉体層の充てん構造が疎となり，かさ密度は小さくなる．
b　誤：粒子間の見かけの付着力が増大するので，安息角は増大し，流動性は悪くなる．
c　誤：かさ密度が小さい粉体は，粒子間の見かけの付着力が大きいので，流動性が悪く，流出しにくくなる．
d　正：安息角はごく少量の添加で急激に低下し流動性がよくなるが，その傾向は極小値を示す．添加濃度が増大すると安息角は再び増大し，流動性は悪くなる．

第7問 正解：1

a　正：高分子は良溶媒中では親和性の高い溶媒分子と強く結合しているので，分子鎖は比較的延びた形をとり，このため粘度は高い．これに対して親和性の乏しい貧溶媒中では縮んだ状態をとるため，粘度は低くなる．

b　正：タンパク質は，pHの低い領域では$-NH_3^+$の形で荷電し，pHの高い領域では$-COO^-$の状態で荷電する．また等電点では電荷がなくなるので，分子の広がりは最も小さくなり，粘度は減少する．

c　誤：水中で広がった形をとるので，粘度は高くなる．

d　誤：安定化させる作用が保護作用であり，凝集させる作用が増感作用である．

第8問 正解：3

a　誤：活性化エネルギーが大きいほど速度定数の温度依存性は大きくなる．アレニウス・プロットにおける直線の傾きが活性化エネルギー（E_a）に対応するので，E_aが大きいほど直線の傾きが急になるためである．

b　誤：1次反応では，薬物の分解に対する半減期は初期濃度に依存しない．1次反応における半減期$t_{1/2}$は次式で与えられる．

$$t_{1/2} = \frac{0.693}{k}$$

上式は反応物質の初濃度の関数ではなく，したがって初濃度に依存しない．

c　正：特殊酸触媒反応の場合，分解速度定数kは次式に従う．

$$\log k = A - pH（A：定数）$$

したがってpH-rate profileは片対数紙上で傾き－1の直線関係が成立する．

d　正

［基礎編］生物薬剤学

第9問 正解：3

a　正

b　誤：酸性薬物ではpK_aが小さいほど，また塩基性薬物ではpK_aが大きいほど，消化管腔でイオン形分率が増すため，吸収されにくい．

c　誤：能動輸送と促進拡散はどちらも担体介在性輸送であるが，ATPを必要とするのは能動輸送のみである．

d　正

第10問 正解：3

シクロスポリンは，血液脳関門の実態である脳毛細血管内皮細胞に発現する，細胞から薬物を排出するP-糖タンパク質の基質となり，一度吸収されても血管内皮細胞内から循環血液中に排出されるため脳移行性が低くなる．なお，L-ドパはアミノ酸輸送系により脳に取り込まれるため，脂溶性（低い）から予測されるよりも脳移行性が高い．

第11問 正解：4

経口投与及び直腸上部投与では，投与された薬物は門脈を経て肝臓を通過してから全身循環血中に入るので，肝臓における代謝によって初回通過効果を受ける薬物がある．

第12問 廃問

第13問 廃問

第14問 正解：5

a　誤：原尿は近位尿細管で80～90％の水分が再吸収され，さらに遠位尿細管で再吸収されて，最終的には約1％のみが尿として排泄される．

b　正：胆汁中排泄にはトランスポーターが関与し，分子量が500以上の薬物は胆汁排泄されやすく，5000以上のものは排泄されない．

c　誤：クレアチニンは糸球体ろ過で排泄され，その腎クリアランスは糸球体ろ過速度の指標になる．

d　誤：腎クリアランスは $C_L=Q\times(C_{in}-C_{out})/C_{in}$ で表され，最大値は腎血流速度である．ただし，Q：腎血流速度，C_{in}：薬物腎動脈血中濃度，C_{out}：薬物腎静脈血中濃度を示す．

第15問 廃問

第16問 正解：3

a　誤：肝抽出率が非常に高い場合，肝血流律速で代謝される薬物である．この場合，肝クリアランスは酵素誘導や酵素阻害の影響を受けにくい．そのため，静脈内投与後の血中濃度は変化しない．

b　誤：定常状態に達する時間は薬物の消失速度に依存し，投与量（投与速度）には依存しない．

c　正：特に，高分布容積の薬物の場合，組織分布量はタンパク結合率に大きく依存する．タンパク結合置換によって，非結合形分率が増大すれば分布容積は増大する．

d　誤：薬物の消失速度は消失速度定数に血中濃度を乗じた値である．

[基礎編] 製剤学

第17問　正解：3

a　正
b　誤：前の操作の終了から30秒以内に次の操作を開始することを意味する．
c　誤：試験に用いる水は，通常，「精製水」とする．ただし，これより清浄度の高い蒸留水あるいは超ろ過法で精製された水を代わりに使用してもよい．
d　正：添加剤は製剤中では一般に有効成分より大量に含有されるため，このような規定とされている．また，当然のことながら，添加剤は有効成分の治療効果を妨げるものであってはならない．

第18問　正解：3

a　正
b　誤：マトリックス型でもその基剤に飽和溶解度以上の固体薬物を分散させることによって，飽和濃度に比例した0次速度の放出パターンを得ることができる．
c　誤：本注射剤は，生分解性の高分子の分解によって長期にわたり薬物が徐放出され，長期に下垂体に作用するが，腫瘍部位を標的化する機能は有していない．
d　正：薬物投与が必要な時間帯のみに薬効を発現させることで，副作用の軽減や薬物耐性の発現抑制が図られる．気管支喘息発作は明け方に憎悪する場合が多いが，就寝前に服用すると一定時間後（明け方）にテオフィリンが放出され，喘息発作を抑える時限放出型製剤が研究されている．

第19問　正解：3

1　誤：微粉砕の場合は，体積ではなく生成した新しい表面積の増加に比例したエネルギーが必要である（Rittingerの法則）．
2　誤：本法はジェットミルのことで，この場合の吸熱効果をジュール－トムソン効果という．また，トーネードミルの名称は，トルネードミルとする場合がある．
3　正：したがって，散剤と顆粒剤のように粒径差の大きい2成分系混合では分離や偏析が起こるため，良好な混合度は期待できない．
4　誤：本法は撹拌造粒法のことで，転動造粒法とは回転円盤上で粉体を転動させながら結合剤を噴霧し遠心力で造粒するもので，球形で比較的大きな粒子が得られる．
5　誤：気流と同じ含水率で平衡に達するので，気流の相対湿度によって決まる．ただし，吸水挙動は試料によってかなり異なることがある．

第20問 正解：3

a 正：局所作用型の皮膚投与製剤としては貼付剤がある．これは軟膏剤と同様に皮膚を通して薬物を投与するが，皮膚表面の患部あるいは皮膚を通して局所の患部で作用するものである．

b 誤：直腸坐剤や膣坐剤，舌下錠，バッカル錠は外用剤である．坐剤には局所作用型のものもあり，口腔内崩壊錠は消化管内で吸収される内用剤である．

c 誤：用時溶解または懸濁して用いるドライシロップは顆粒状をしているものが多いが，顆粒剤ではなくシロップ剤である．

d 正：局方では眼軟膏剤中の医薬品粒子の大きさは，懸濁性点眼剤と同様に，最大粒子径が75μm以下と規定されている．

第21問 正解：4

1 誤：押し出し造粒法では，スクリューフィーダー内でかなりの高圧力がかかるので，押し出された顆粒の強度は大きい．打錠用顆粒の製造に適しているのは，流動層造粒法である．

2 誤：顆粒剤は散剤より一般にかさ密度が大きい．

3 誤：この造粒法で得られた顆粒の形状は，一般に不定形である．棒状となるのは，押し出し造粒法である．

4 正：他の造粒法では，一般に造粒機から取り出された顆粒を別の乾燥機に移し替えて乾燥する必要がある．ただし，最近では他の装置でも装置内で乾燥が行える機械が開発されている．

5 誤：最も多孔性の顆粒が得られるのは，造粒に際して機械的外力が関与しない流動層造粒法である．本法では，流動層装置内で結合剤溶液の液滴が介在して気流中で浮遊する粒子どうしが付着・凝集するので，外力がほとんどかからない．

第22問 正解：4

a 誤：投与部位での血流によって希釈されるので，等張濃度を超えた高濃度の薬液でも注射することができる．

b 正：親水性と親油性の異なる2種類を用いることによって，抗菌スペクトルが広がり，効果の増強が期待できる．通例，パラオキシ安息香酸メチル（"水に溶けにくい"）とパラオキシ安息香酸プロピル（"水に極めて溶けにくい"）を併用する．アルキル基の炭素数に比例して水への溶解度と毒性が低下し，逆に抗微生物力と安全性は高くなる．

c 誤：蒸発ではなく，昇華である．

d 正：凍結乾燥品は一般に最終滅菌ができないものが多く，通例，乾燥する前に溶液の状態でろ過滅菌されることが多い．

第23問 正解：2

a 正：日本薬局方の規定として，密閉容器（固形物の混入，内容薬物の損失を防ぐ紙袋や箱など），気密容器（固形，液状の異物の混入，内容薬物の損失，風解，潮解または蒸発を防ぐガラス，プラスチック及び缶など），密封容器（気体，微生物の混入を防ぐアンプル，バイアル，エアゾール容器など）があり，医薬品の容器として規定より厳しい容器を使用することは可能である．

b 誤：気密容器とは，通常の取り扱い，運搬又は保存状態において，固形又は液状の異物が侵入せず，内容医薬品の損失，風解，潮解又は蒸発を防ぐことができる容器をいう（通則第39項）．点眼剤や眼軟膏剤は，気密容器に保存する．

c 正：密閉容器とは，通常の取り扱い，運搬又は保存状態において，固形の異物が混入することを防ぎ，内容医薬品の損失を防ぐことができる容器をいう（通則第38項）．

d 誤：容器とは医薬品を入れるもので，栓やふたなども容器の一部である（通則第37項）．

第24問 正解：3

a 正：固形製剤では試料10個について個々の製剤中の有効成分含量を適切な方法で測定する．液剤又は半固形製剤では試料10個について，個々の容器から通常の使用法に従って内容物を取り出し，よく混合し，投与量当たりの有効成分含量を測定する（アンダーライン部は日局16第二追補で追加）．

b 誤：製剤均一性試験法は，判定値を計算し，この値が15％を超えないときに適合とするものであり，判定値と個々の試料に含まれる有効成分含量（表示量に対する％）を比較するものではない．

c 誤：3種の試験法のいずれを用いてもよい．

d 正：日局に規定されている溶出試験法の目的であるが，後段の部分は日局独自の考え方であり，三薬局方で国際調和されたものではない．

［基礎編］レギュレーション

第25問 正解：3

a 誤：原則として長期保存試験，苛酷試験及び加速試験成績が必要である（平成9年5月28日，薬審第425号）．

b 正

c 正

d 誤：規格及び試験方法にて設定された溶出試験により確認しておくことが必要である（経口固形製剤の処方変更の生物学的同等性ガイドライン）．

第26問　正解：1

a　正
b　正
c　誤：目標値とは，測定値のような，ある製造工程の実施の結果得られる値をいい，設定値とは，ある製造工程の実施のための条件として設定される値をいう（平成17年2月10日，薬食審査発0210001）．
d　誤：変更届出の対象である（平成17年2月10日，薬食審査発0210001）．

第27問　正解：1

平成17年3月31日，薬食発0331015号

　なお，解答肢2と4は同じとなっているが，出題者側の事前確認が不十分であったことに起因したことで，お詫びしたい．ただし，正解答に影響しないので，採点対象とした．

第28問　正解：3

a　正
b　誤：試験の実施者も実薬とプラセボの区別は知らされずに試験を行う．
c　正
d　誤：治験コーディネーターとは，治験責任医師または治験分担医師の指導のもと，治験業務に協力する者のことで，通常，看護師，薬剤師，臨床検査技師などの医療関係者が就任する．

第29問　正解：3

a　誤：検証するとともに，これらを文書化する必要がある．
b　正
c　正
d　誤：判定基準は1,000分の1ルールと10ppmルールが汎用されているが，申請側が設定し，合理的な根拠を提示することにより，規制当局の承認を得る必要がある．

第30問　正解：2

a　誤：日本のシェアは約10％である．
b　正
c　正
d　誤：高血圧症，脂質異常症は治療満足度が高く，薬剤貢献度は高いと考えられている．

[応用編] 必須問題／固形製剤

第31問　正解：1

a　正：国内で予圧ローラー付きの打錠機が市販されたのは1962年であったが，当初それは脱気機能付与としてのみ理解されていた．その後の製剤工学的検討により，総圧縮時間との関連で予圧ローラーの意義が解明された．

b　正：圧縮停滞時間が長いほど成形物は応力緩和を起こし，緻密な成形体となる．この圧縮停滞時間はローラー径が大きいほど，杵底面積が広いほど長くなる．

c　誤：打錠用顆粒の物性が不良であれば，いかに優秀な打錠機でも高い品質の錠剤を安定して製造することはできない．

d　正：打錠圧力と錠剤重量の相関は顆粒物性や打錠機の発熱によりシフトするため，定期的にWACにより錠剤実重量を測定し，PCDを補正する．また，少しずつ中心に接近していくような重量調整をするのは，重量制御が振動するのを防止するためである．

第32問　正解：4

　医薬品の申請時における安定性試験での苛酷試験は，流通期間中に起こりうる極端な条件下における品質の変化を予知するために実施する．長期保存試験は，一定の流通期間中の品質の安定性を確認するために実施する．加速試験は，一定の流通期間中の品質の安定性を短期間で推定するために実施する（『医薬品製造販売指針2008』じほう）より．

第33問　正解：1

a　正：申請上は軽微でよいが（2010年6月28日，厚生労働省医薬食品局審査管理課発事務連絡），溶出性や安定性など，製品品質について取得すべきデータは多い．また，逆にHPMCからゼラチンへ変更する場合は，bで述べたように原則，一変である．

b　誤：BSEに問題のないHPMCカプセルをゼラチンカプセルに変更するとき，ゼラチンカプセルが動物由来性のためBSEに問題のないことを証明するために，一部変更申請が必要．

c　正：酸素透過性はゼラチンカプセルのほうが低い．

d　誤：ゼラチンカプセルの内面が酸性物質で不溶化し，溶出が遅延することが多い．

第34問　正解：4

a　正

b　誤：トップスプレー型流動層造粒機はコーティング効率が悪く，流動層造粒機を用いる場合はサイドスプレー法やボトムスプレー法（ワースター型）などが適している．

c　誤：粒子を丸くするために粒子を転動流動させるマルメライザー®がよく用いられる．

d 正

第35問 正解：2

a 正：SUPACはScale Up for Post Approval Changeの略であるが，考え方は開発段階にも当然適用できる．
b 誤：Design Spaceの設定は望ましいが，必須ではない．
c 正：スケールアップしても，同じものを作るのが大前提である．
d 誤：サイト変更では同じ製品，同じ機器であってもバリデーションは必須である．

第36問 廃問

［応用編］ 必須問題／無菌製剤

第37問 正解：4

a 誤：凍結と乾燥を行うと汚染菌を死滅させる可能性があり，また培地特性も変化する場合がある．したがって，弱い減圧下の保持は必要であるが，凍結を行うことは求められていない．
b 正
c 正
d 誤：被滅菌物が環境に曝露されるすべての作業はグレードAで行わねばならない．グレードBはグレードA内の運転操作及び運転監視を行う職員の作業区域である．

第38問 正解：5

a 誤：『GMP事例集』(2006年版) 第24条5．
b 誤：無菌操作法による無菌医薬品の製造に関する指針（平成18年7月4日）
c 正：同上
d 誤：GMP省令第23条第2項

第39問 正解：1

主薬のみを含む溶液の氷点降下度をa（℃），等張化のために添加する物質の1w/v%溶液の氷点降下度をb（℃）とすれば，溶液100mLを調製するために加える添加物の量W（g）は，

$$0.52 = a + bW \quad \text{すなわち，} \quad W = \frac{0.52 - a}{b}$$

ここでは，$a = 0.4 \times 0.08 + 0.77 \times 0.20 + 0.70 \times 0.14 = 0.284$，$b = 0.58$
したがって，

$$W = \frac{0.52 - 0.284}{0.58} = 0.406 \,(\text{g/100mL})$$

本処方では，

$w\,(\text{g/10mL}) = 40.6\,(\text{mg/10mL})$

第40問 正解：5

a　正
b　誤：防腐剤（保存剤）は分割使用を目的とした注射剤に添加されるものであり，無菌性保証の目的で添加されるものではない．
c　誤：タンパク質の安定性の至適pHは異なる．
d　正

第41問 正解：1

$$\text{pH} = \text{pK}_a + \log\left(\frac{S - S_0}{S_0}\right)$$

上式（Henderson-Hasselbalchの式）において，Sは弱酸性物質の溶解度，S_0は非解離形分子の溶液中濃度である．

この式を，弱酸性医薬品の溶解度Sについて解くことにより次式が得られる．

$S = S_0(1 + 10^{\text{pH} - \text{pKa}})$

pH 1のとき

$S = S_0(1 + 10^{1-4}) \fallingdotseq S_0$

pH 4のとき

$S = S_0(1 + 10^{4-4}) = 2S_0$

したがって，pH 4における溶解度は，pH 1における溶解度の約2倍となる．

第42問 正解：4

出典

・FDA：Sterile drug products produced by aseptic processing（2004）
・EU-GMP：EU-GMP Annex 1（2008）
・日本：無菌操作法による無菌医薬品の製造に関する指針（2006）

［応用編］必須問題／その他製剤

第43問 正解：4

1　誤：非水性でもよい．必要に応じエタノール，プロピレングリコール，グリセリンなどが

配合される．
2 誤：防腐剤は必要．パラオキシ安息香酸エステル類が汎用される．
3 誤：無菌製剤ではない．
4 正
5 誤：溶解，非溶解に関わらず生物学的同等性試験は必要である．使用時に水溶液である静脈注射用製剤以外は必要である．

第44問　正解：3

a 誤：油脂性基剤にはカカオ脂，ハードファットなどが使用される．
b 正
c 正
d 誤：直腸上部からは一部門脈につながる血管に吸収されるため，肝臓へ移行する．

第45問　正解：3

a 誤：Fickの第一法則である．
b 正
c 正
d 誤：アクリル酸系接着剤が一般的である．

第46問　正解：5

a，b，c　正
d 誤：使用時に静電気が発生しやすく，システムの設計に際しては，十分留意する必要がある．

第47問　正解：5

a 誤：親水軟膏はO/W型である．
b 誤：日本薬局方の吸水軟膏は界面活性剤としてソルビタンセスキオレイン酸エステルとラウロマクロゴールが配合される．
c，d　正

第48問　正解：2

　D-ソルビトールは，白糖とともに甘味剤として使用．
　リン酸水素ナトリウムは，クエン酸とともにpHを所定の値に維持するための緩衝剤として使用．
　パラオキシ安息香酸メチルは，保存剤パラオキシ安息香酸プロピルと組合わせて用いること

［応用編］選択問題／固形製剤

第49問　正解：1

a　正：錠剤は粉砕して使用される場合があるため，問題点は（特に不可の場合はその理由も含めて）きちんと伝えられるようにしておくべきである．

b　正：グレープフルーツは薬物分解酵素を阻害するので，結果的に薬効が強く現れることがあり，要注意である．

c　誤：冷蔵庫で保存するのは安定性の面では効果があるかもしれないが，結露の問題もあり，貯法で冷所保存と指定されたもの以外は，通常，そこまでの保存には対応できない．

d　誤：着色はフィルム錠でなく，色素の混合でも可能．

第50問　正解：2

a　正：着色剤や賦形剤に限らず，添加物は局方品である必要はない．

b　誤：崩壊剤の機能は膨潤だけではない．溶解型，膨潤型，爆発型などさまざまあり，その効果は組成や造粒法にも依存する．

c　正：コーンスターチは両方の機能をもっている．

d　誤：ステアリン酸マグネシウムが最も効果的な滑沢剤であるが，これ以外にもショ糖脂肪酸エステルなど，その機能をもつものがある．

第51問　廃問

第52問　正解：1

a　正

b　正：ダイフリクションはギシツキとも呼ばれ，臼から錠剤を放出するとき，滑沢剤が不足して摩擦が大きくなることにより，異常音を発する．

c　誤：錠剤に縦筋が入り，打錠機の錠剤放出軌道に大きな負担がかかる．

d　正：打錠用顆粒の粒度を粗くして，相対的に滑沢剤を増加させる方法が有効である．

第53問　正解：4

a　誤：乾式造粒法は直打法よりも硬度が出にくい．

b　正：アレクサンダー型の乾式造粒機で，真空を適当に作用させれば，漏れ粉末が減少し，フレーク率が著しく向上する．

c　正

d　誤：なるべく軟らかいフレークとすることが，錠剤硬度を高めるのに有効である．

第54問　正解：2

　製剤の消化管通過速度は，製剤学的には製剤の大きさ，形状，比重，付着性，また生理学的には消化管の長さ，形，位置，運動性及び消化管内容物の成分と量などによって影響を受け，更に飲食物，病態，姿勢，ストレスなどによっても左右される．

　製剤のバイオアベイラビリティは，製剤の消化管通過速度に依存することが多い．したがって，優れた製剤の設計を行うために，製剤の消化管内移動特性を十分に考慮することが必要である．消化管内の生理学的特性（消化管内容物の量，構成成分，pH，表面張力，粘度，消化管の運動性）は消化管の部位によって大きく異なる．

　解答肢1は一見正解のようにみえるが，実際に語句を入れてみると，「製剤のバイオアベイラビリティは，製剤の消化管通過時間に影響する」と，間違った文章になる．

第55問　正解：2

2　誤：機械的粉砕機で粉砕した粒子径は粉体の粒子径，種類（粉体の硬度）により異なり，粉砕しても$50\mu m$以上のこともあるので$3\sim10\mu m$に限定されない．

1，3，4，5　正

第56問　正解：5

1　誤：一般的にコーティング法が苦味マスキングに最も有効である．
2　誤：OD錠は30秒以内に溶解ではなく，崩壊する製剤をいう．
3　誤：一般的にコーティング法とマトリックス法をわざわざ併用することはない．マトリックス法とは，難溶性の添加物を粒子内に添加し，均等に薬物を分散させて苦味マスキングした粒剤を作ることである．
4　誤：打錠時に粒子が破壊されないように，軟らかくすべりやすい賦形剤，例えばマクロゴール6000などで表面コーティングすることが多い．
5　正：この粒子径以下であれば，粒子は唾液とともに咽喉方向へ流出でき，口腔内に残留しにくくなるため，ざらつきを感じにくくなる．

［応用編］選択問題／無菌製剤

第57問　正解：3

　注射剤に使用されるゴム栓は，通常，蒸気滅菌して使用されるため，耐水，耐熱水性はブチルゴムに限定されるものではない．その他，ブチルゴム栓の材質として，以下の特徴をもつ．

第1章　認定試験問題と解説

長所	短所
・ガス透過性が低い ・電気絶縁性が良好 ・反発弾性が低い ・極性溶剤耐性が良好	・耐油性に劣る ・機械的強度に劣る ・ゴム弾性に劣る

第58問　正解：5

a　誤：この条件では最大0.50%となってしまい，許容値を超えてしまう．
b　誤：加水分解であるので，ガス置換は効果がない．
c　誤：酸化反応ではないので，溶存している気体の影響を受けない．
d　正：配管は空調の影響を受けやすいので，熱に弱い薬物の場合は配管も温度管理するほうが望ましい．

第59問　正解：3

a　正
b　誤：クエン酸ナトリウムはpH緩衝剤として配合される．
c　誤：処方設計の一部として，静注時の血管障害にかかわる局所刺激性を評価する必要があり，例えばウサギの耳介静脈への薬液投与による試験が行われる．
d　正

第60問　正解：5

50w/v%ブドウ糖溶液の浸透圧比は約12，10w/v%ショ糖溶液の浸透圧比は，約1である．浸透圧はモル濃度に比例すること，ショ糖（スクロース）は，グルコース（ブドウ糖）とフルクトース（果糖）からなる二糖類であることから，浸透圧比は予測できる．両者が1対1の混合比で2倍に希釈され，また，加成性が成り立つので，混合溶液の浸透圧比は6.5，それを4倍希釈して溶液の浸透圧比は1.6となる．

第61問　正解：4

a　誤：真空度が高くなると熱伝導が悪くなり，乾燥時間が長くなる．
b　正
c　正
d　誤：氷晶が小さくなり水の通り道が少なくなり，乾燥時間が遅れる影響のほうが大きい．

第62問　正解：3

アレニウス式：$\ln k = \ln A - E_a/R \times 1/T$
（k：速度定数，A：頻度因子，E_a：活性化エネルギー，気体定数：$R = 8.3$，T：絶対温度）

直線式の傾き $= -E_a/8.3 = -7 \times 10^3$

$$E_a = 5.81 \times 10^4 \text{ Jmol}^{-1}$$

第63問 正解：3

a 正
b 誤：棚温ではなく，品温を崩壊温度以下に制御する必要がある．
c 誤：D-マンニトールの凍結溶液は-25℃付近に相転移点があり，品温がこれを超えると結晶形の変化に基づく容積変化で破瓶が生じることがある．また凍結乾燥後の主薬の品質が影響を受ける可能性もあるので，品温制御に注意を要する．
d 正

第64問 正解：2

バイオバーデン量をA，菌の生残確率をBとすると，最低所要時間（F_0）は，次式から算出される．

$$F_0 = D_{121}(\log A - \log B) = 0.25 \times [2-(-6)]$$
$$= 2 \text{ 分}$$

[応用編] 選択問題／その他製剤

第65問 正解：3

1 誤：粒子径を$10\mu m$以下にすると，鼻腔を通過してしまう．
2 誤：局所作用を期待するものであり，血管まで移行する量は少ないほうがよい．
3 正
4 誤：粉末状製剤も利用されている．
5 誤：無菌である必要はない．

第66問 正解：3

a，d 正：USPに掲載されている吸入剤の評価装置．
b 誤：一般に経皮吸収性を評価する *in vitro* 装置．
c 誤：比表面積を測定する動的流動法装置．

第67問 正解：2

a 誤：吸入速度が速いほど深部まで到達するので，60L/minのほうが分布率は高い．
b 正
c 正

d 正

第68問　正解：4

　a～dの中でFickの第一法則式に関連するパラメータは皮膚中での薬物拡散係数（D）と皮膚／基剤間での薬物分配係数（K）であり，これらが大きくなるほど吸収速度は増加する．製剤の粘着力の低下や基剤中での薬物拡散係数の増加は関連性がない．

第69問　正解：4

a　誤：正に帯電している薬物は陰極に移動するので，陽極に封入する．
b　誤：レーザー光ではなく超音波を照射する．
c，d　正

第70問　正解：3

a　正：融点測定法第2法が実施される．
b　正：安定性試験ガイドライン．
c　正：質量偏差試験に替えることができる．
d　誤：放出試験，軟化点，溶融温度試験のいずれかが求められるが，必ずしも放出試験でなくてもよい．

第71問　正解：4

a　正：第15改正日本薬局方解説書に記載．
b　誤：気密容器のみである．
c　正
d　正：粒子径の影響は大きい．

第72問　正解：1

　（a）は液体の油性基剤，（b）は固体の油性基剤であることが必要である．表中に示された成分の中では，（a）は流動パラフィン，（b）は白色ワセリンのみが該当する．

第2回製剤技師認定試験

基礎編

物理薬剤学

第1問 Arrhenius式における反応速度定数kと絶対温度Tの関係は次式で示される．この式に関する次の記述の正誤について，正しい組合せはどれか．

$$k = A\mathrm{e}^{-E_\mathrm{a}/RT}$$

ただし，A：定数，E_a：活性化エネルギー，R：気体定数

a 医薬品の安定性に及ぼす温度の影響だけでなく，pHの影響も判断できる．
b 薬物の分解が1次反応に従う場合には，縦軸に半減期の対数，横軸に絶対温度の逆数を目盛ると，右上がりの直線となる．
c 同一医薬品の場合，E_aが大きいほど一般に反応速度は遅くなり，温度依存性は小さくなる．
d 2種類の医薬品の安定性を比較する場合，低温で安定性の高い医薬品は，高温でも常に安定性は高い．
e 酵素反応は，Arrhenius式に従わないことが知られている．

	a	b	c	d	e
1	誤	正	誤	正	正
2	正	誤	誤	正	誤
3	正	誤	誤	誤	正
4	誤	正	誤	誤	正
5	誤	正	正	誤	正

第2問 非イオン性界面活性剤の水に対する溶解度が，ある温度以上で急激に減少する現象に関する次の記述の正誤について，正しい組合せはどれか．

a この温度でミセルを形成し始める．
b この温度で非イオン性界面活性剤のエステル結合が切断される．
c この温度で非イオン性界面活性剤の脱水和が進行する．
d この温度を曇点という．

	a	b	c	d
1	正	正	誤	正
2	正	誤	正	誤
3	誤	正	正	正
4	正	正	誤	誤
5	誤	誤	正	正

第3問 粉体の流動性に関する次の記述の正誤について，正しい組合せはどれか．

a 造粒して粒子径を増大させ，細粒や顆粒にすると流動性が増す．
b 粉砕すると，安息角は減少し，流動性が悪くなる．
c オリフィス（円孔）からの流出速度が大きい粉体は，安息角が小さい．
d 粉体の流動性はステアリン酸マグネシウムの添加により改善されるが，その添加量には最適値がある．

	a	b	c	d
1	正	正	誤	正
2	正	誤	正	正
3	誤	正	正	正
4	正	正	誤	誤
5	正	誤	誤	正

第4問 流体の示すレオグラムに関する次の記述の正誤について，正しい組合せはどれか．

a 水はニュートン流体である．
b チンク油は，塑性流動をする非ニュートン流体である．
c 2〜3％のカルメロースナトリウム水溶液は，ダイラタント流動を示す非ニュートン流体である．
d 60％デンプン水性懸濁液は，降伏値を有する非ニュートン流体である．

	a	b	c	d
1	正	正	誤	正
2	正	誤	正	誤
3	誤	正	正	正
4	正	正	誤	誤
5	誤	誤	誤	正

第5問 以下に示すHixson-Crowellの式及び溶解速度に関する次の記述の正誤について，正しい組合せはどれか．

$$\sqrt[3]{W_0} - \sqrt[3]{W} = K't$$

ただし，W_0：薬物粒子の初期質量，W：時間 t における未溶解薬物粒子の質量，K'：みかけの溶解速度定数，t：時間

a 本式は，薬物が粒子径一定の球状粒子からなり，シンク条件下での溶解を仮定してNoyes-Whitneyの式より導かれる．
b 縦軸を $\sqrt[3]{W_0} - \sqrt[3]{W}$，横軸を時間 t でプロットすると，原点を通る直線が得られる．
c 薬物の溶解速度は，粘度の影響を受けない．
d 薬物の溶解速度は，撹拌速度の影響を受けない．

	a	b	c	d
1	誤	誤	正	誤
2	正	正	誤	正
3	誤	正	正	誤
4	正	正	誤	誤
5	正	誤	正	正

第6問 界面及び表面の性質に関する次の記述のうち，正しいものの組合せはどれか．

a 表面張力は，単位面積当たりの表面自由エネルギー（J/m^2）で表すことができる．
b 固体の表面張力は液体のそれよりも大きい．
c 水溶液中で，塩化ナトリウムは表面に集まる性質がある．
d 水溶液中で，界面活性剤はGibbsの吸着等温式では負の吸着を示す．

1 (a, b) 2 (a, c) 3 (a, d)
4 (b, d) 5 (c, d)

第7問 乳剤の型と性質に関する次の記述の正誤について，正しい組合せはどれか．

a 水中油型乳剤とは，外相が水で，内相が油滴である乳剤をいう．
b 水中油型乳剤は，電気伝導度が大きい．
c 油中水型乳剤にメチレンブルー水溶液を1滴添加すると，乳剤全体に均一に広がる．
d 油に油中水型乳剤を1滴添加すると，液面全体に広がる．

	a	b	c	d
1	正	正	正	誤
2	正	誤	正	正
3	正	正	誤	正
4	誤	正	正	誤
5	誤	誤	誤	正

第8問 機器分析による結晶多形の分析法とその方法で確認できる理由のうち，正しいものの組合せはどれか．

a 微少熱量計では，溶解熱の違いにより確認できる．
b 示差走査熱量測定では，融点の違いにより確認できる．
c 粉末X線回折では，すべての回折ピーク角度が一致しても，相対ピーク強度の違いにより確認できる．
d 液体 ^{13}C-NMRでは，コンホメーションの違いに基づくシグナル位置の違いにより確認できる．

1 （a，b）　　2 （a，c）　　3 （a，d）
4 （b，c）　　5 （b，d）

生物薬剤学

第9問 ある薬物100 mgの静脈内投与後の血中濃度時間曲線下面積 (AUC) は200 (min・μg/mL) である．この薬物から2種類の錠剤A及び錠剤B（いずれも250 mg含有）を調製して同じ個体に経口投与したところ，AUCは錠剤Aが400 (min・μg/mL)，錠剤Bが300 (min・μg/mL) であった．

バイオアベイラビリティに関する次の記述の［　　］内に入れるべき値として正しい組合せはどれか．

錠剤Aの絶対的バイオアベイラビリティは［ a ］％，錠剤Aに対する錠剤Bの相対的バイオアベイラビリティは［ b ］％である．

	a	b
1	80	60
2	80	75
3	50	60
4	60	75
5	50	75

第10問 ある薬物について，2種類の処方に基づいて錠剤Aと錠剤Bを調製し，サルに経口投与試験を実施した．得られたデータをモーメント解析した結果，MRT（平均滞留時間）は錠剤Aで3時間，錠剤Bで5時間であった．ただし，この薬物を静脈内投与したときのMRTは1時間である．

次の記述の正誤について，正しい組合せはどれか．

a 錠剤Aの吸収速度定数は，錠剤Bの吸収速度定数の1/2である．
b 錠剤Aの吸収速度定数は，錠剤Bの吸収速度定数の2倍である．
c この薬物の消失半減期は，0.693時間である．
d 錠剤Aは錠剤Bに比べて，薬物の放出が速い．
e 消化管内における薬物の平均溶出時間は，錠剤Aと錠剤Bでは同じである．

	a	b	c	d	e
1	正	誤	誤	正	正
2	正	誤	正	誤	誤
3	誤	正	正	正	誤
4	正	誤	誤	誤	正
5	誤	正	誤	正	誤

第11問 分布容積に関する次の記述のうち，正しいものの組合せはどれか．

a 体重に相当する容積は，分布容積の最大値である．
b 分子量5,000以上の薬物は皮下注射すると，分子量が大きいため，血管内皮細胞の間隙を通過しにくく，一部はリンパ系に移行する．
c 組織への結合が大きいほど，分布容積は小さくなる．
d 高齢者では，一般に，体脂肪量／体水分量の値が上昇するため，脂溶性薬物の分布容積は増大する．

| 1 (a, b) | 2 (a, c) | 3 (a, d) |
| 4 (b, c) | 5 (b, d) | |

第12問 タンパク結合に関する次の記述のうち，正しいものの組合せはどれか．

a 変化薬物Aのタンパク結合が薬物Bによって競合的に阻害される場合，薬物Aの結合定数は薬物Bが存在しない場合に比べて小さくなるが，タンパク質1分子当たりの結合部位数は変化しない．

b 薬物の血漿タンパク結合の測定に用いられる平衡透析法は，血漿タンパク質に結合していない非結合形薬物のみが半透膜を透過できることを利用した測定方法である．

c タンパク結合の結合定数が小さい薬物では，薬物濃度がある限度以上になると，血漿中の非結合形分率が急激に増大し，過度の薬効を発現する場合がある．

d α1-酸性糖タンパク質は，主に酸性薬物と強く結合する．

| 1 (a, b) | 2 (a, c) | 3 (a, d) |
| 4 (b, c) | 5 (c, d) | |

第13問 薬物の代謝に関する次の記述のうち，正しいものの組合せはどれか．

a グルタチオン転移酵素は，主にハロゲン化合物，エポキシ化合物を代謝する．

b 安息香酸は，タウリン抱合を受けて馬尿酸として排泄される．

c アセチル転移酵素は，主に芳香族アミン，ヒドラジン化合物，スルホンアミドを代謝する．

d 硫酸抱合体は，さらにメルカプツール酸へと代謝されて尿中に排泄される．

| 1 (a, b) | 2 (a, c) | 3 (a, d) |
| 4 (b, c) | 5 (c, d) | |

第14問 シトクロムP450（CYP）に関する次の記述の正誤について，正しいものはどれか．

1 シメチジンはCYPのヘム鉄と複合体を形成し，CYPの代謝酵素活性を増強する．
2 喫煙は，肝細胞におけるCYPの合成を阻害する．
3 グレープフルーツジュースは，小腸のCYPを誘導する．
4 リファンピシンは，肝細胞内の核内レセプターと結合して，CYPを誘導する．
5 CYPは肝細胞内の小胞体に存在し，酸化反応及び抱合化反応を触媒する．

第15問 薬物の排泄に関する次の記述のうち，正しいものの組合せはどれか．

a 血液中のイヌリンは，血液が糸球体を通過する際にすべてがろ過されて排泄されるので，イヌリンクリアランスは腎血流量を表すのに使用されることがある．
b 尿細管における再吸収はpH分配仮説に従うので，水は再吸収されない．
c 血漿アルブミンと結合している薬物は，健常人では糸球体でろ過されない．
d 尿細管において再吸収を受けない薬物の血中濃度が定常状態にある時，尿中の薬物濃度は血漿中のタンパク非結合形薬物濃度に比べて高くなる．

1 （a，b）　　2 （a，c）　　3 （a，d）
4 （b，c）　　5 （c，d）

第16問 薬物の生体内動態の解析に関する次の記述のうち，正しいものの組合せはどれか．

a 臓器クリアランスは，臓器血流速度を大きく上回ることはない．
b 全身クリアランスは，線形モデルでは消失速度と血中濃度を結ぶ比例定数として表される．
c 肝抽出率が10%の薬物の肝クリアランスは，血漿タンパク非結合率の変動の影響をほとんど受けない．
d 薬物の肝固有クリアランスが非常に高い場合，肝におけるクリアランスは代謝律速となる．

1 （a，b）　　2 （a，c）　　3 （a，d）
4 （b，c）　　5 （c，d）

製剤学

第17問 日本薬局方の通則及び製剤総則に関する次の記述のうち，正しいものの組合せはどれか．

a 標準温度は20℃，常温は15〜25℃，室温は1〜30℃，冷所は0〜15℃の場所とする．
b 20±5℃で攪拌し，30分以内に溶ける度合が0.1〜1 mg/mLの薬物は，"極めて溶けにくい"薬物と規定されている．
c 医薬品の容器の使用において，気密容器の規定がある場合には，密閉容器を用いるこ

とができる．

d　懸濁性点眼剤中の粒子は，通例，最大粒子径75μm以下である．
e　チンキ剤は，通例，揮発性の有効成分をエタノール又はエタノールと水の混液で溶解して製した液状の製剤である．

　　1　(a, b)　　　2　(b, c)　　　3　(c, e)
　　4　(b, d)　　　5　(a, c)

第18問　日本薬局方の製剤試験法の試験条件又は判定基準に関する概要のうち，正しいものはどれか．

1　発熱性物質試験法－試験動物3匹を用い，注射後の体温上昇度の合計が3℃以上のとき，発熱性物質陽性とする．
2　注射剤の不溶性異物検査法－プラスチック製水性注射剤容器を用いた注射剤については，5000～6000 lxの明るさの位置で，肉眼で観察する．
3　溶出試験法－徐放性製剤を対象として，フロースルーセル法により試験を行うとき，試験時間は，通常，3時点の測定を行う．
4　眼軟膏剤の金属性異物試験法－本剤を平底ペトリ皿にとり，基剤を加熱溶融させて放置・固化させたものにつき，ペトリ皿を反転させて75μm以上の金属性異物の数を数える．
5　製剤の粒度の試験法－試料10.0gを正確に量り，所定のふるい及び受器を重ね合わせた用器の上段のふるいに入れ，ふるい振とう機で10分間振とうする．

第19問　日本薬局方の製剤総則に関する次の記述のうち，正しいものの組合せはどれか．

a　口腔内崩壊錠，舌下錠，ガム剤及びチュアブル錠は，いずれも経口投与する製剤である．
b　製剤均一性試験法のうちの含量均一性試験法は，生薬又は生薬関連製剤を原料とする製剤中の生薬成分についても適用される．
c　注射剤のうち，用時溶解又は用時懸濁して用いるものは，製剤均一性試験法に適合する．
d　非無菌製剤であっても，必要に応じて微生物限度試験法を適用する．

　　1　(a, b)　　　2　(a, c)　　　3　(b, c)
　　4　(b, d)　　　5　(c, d)

第20問 製剤機械又は製剤操作に関する次の記述のうち，正しいものの組合せはどれか．

a ハンマーミルは，熱に不安定な薬物や低融点の薬物の粉砕に適している．
b シームレスカプセルは，二流体ノズルを利用した界面現象に基づいて製造される．
c 高周波滅菌機による滅菌操作は連続方式で行われ，915又は2450 MHzの高周波照射による外部加熱によって滅菌が行われる．
d 凍結乾燥法によって得られる製品は，多孔質で比表面積が大きい．

1 （a，b）　　2 （a，c）　　3 （b，c）
4 （b，d）　　5 （c，d）

第21問 経口徐放性製剤に適した薬物の条件として正しいものはどれか．

1 薬理効果が極めて強い．
2 消化管内での腸内細菌などによる分解や肝初回通過効果を受けやすい．
3 消化管からの吸収性が良くない．
4 生物学的半減期が比較的短い．
5 血中薬物濃度と薬理作用の間に相関性がない．

第22問 DDSに関する次の記述の正誤について，正しい組合せはどれか．

a 親水性化合物の消化管吸収性を向上させるために，カルボン酸などの親水性基に種々の疎水性アルキル基をエーテル結合させたプロドラッグが多く使用されている．
b 腫瘍部位では，通常，多くの血管が新生され，その血管の透過性は亢進している．また，リンパ系が未発達であるため，血液から高分子やナノサイズの粒子が漏出し貯留されやすい．
c 患者の骨髄由来幹細胞を分離・増殖させ，その患者に静脈内投与することによって脳梗塞の症状を緩和することができている．このような治療を遺伝子治療という．
d ポリエチレングリコール（PEG）で化学修飾されたインターフェロン α は，静脈内投与された後の血液からの排泄が遅いため，副作用の低減と有効性の向上を目的に，週一回の注射でC型肝炎の治療に使用されている．

	a	b	c	d
1	正	正	誤	正
2	正	誤	正	誤
3	誤	正	誤	正
4	正	正	誤	誤
5	誤	誤	誤	正

第23問 標的化（ターゲティング）DDSに関する次の記述のうち，正しいものの組合せはどれか．

a 標的化DDSには，薬物の体循環を持続させ，結果的に薬物を標的部位へ多く送達できる能動的標的化と，特定のキャリア，受容体などを利用して標的化する受動的標的化がある．

b 標的化DDSの目的は，作用部位に薬物を多く送達して効果を高めると共に，必要のない部位への送達を抑制して副作用を抑えることにある．

c 種々のリン脂質で調製されたリポソームは，薬物を内部に封入して，リポソーム表面の機能を利用して内封薬物の標的化が可能となることから，標的化DDSのキャリアとしてすでに実用化されている．

d ペプチドやタンパク質の医薬品にポリエチレングリコール（PEG）を結合させると，肝臓での捕集が高まり，腎排泄も促進され，静脈内投与後の薬物は血中から速やかに消失する．

1 （a, b）　　2 （a, c）　　3 （b, c）
4 （b, d）　　5 （c, d）

第24問 プロドラッグ及びアンテドラッグに関する次の記述のうち，正しいものの組合せはどれか．

a プロドラッグとは，化学的修飾によってその状態では，通常，薬理活性は低いが，体内に投与あるいは吸収された後に元の親化合物に復元し作用を発揮するものである．吸収促進，溶解度改善，標的化などに汎用されている．

b サラゾスルファピリジンは5-FUのプロドラッグであり，経口投与後，大腸内の腸内細菌の酵素によって親化合物に復元し，潰瘍性大腸炎の治療に用いられる．

c アンテドラッグとは，化学的修飾によってより活性の高い化合物に変化させたもので，投与部位で作用し，体内に吸収された後は速やかに代謝を受け，活性の低い親化合物になって副作用の軽減が得られる化合物のことである．

d L-α-メチルドパ-L-フェニルアラニンはL-ドパのプロドラッグで，小腸のジペプチドトランスポーターによって吸収され，脳毛細血管上のトランスフェリン受容体によって認識されて，さらに脳内に透過し，ドパミンに変換されて効果を発揮する．

1　（a，b）　　　2　（a，c）　　　3　（a，d）
4　（b，c）　　　5　（b，d）

レギュレーション

第25問 最近の日本の医薬品産業に関する次の記述の正誤について，正しい組合せはどれか．

a 医薬品の売上金額は世界第2位を維持しているが，そのシェアは減少傾向にある．
b 新薬開発能力は，米，英，スイスに次ぐ世界第4位である．
c 医薬品売上高における一般用医薬品の売上高は，約20％である．
d 売上高に対する研究開発費の比率は，あらゆる製造業の中でもトップに位置している．
e 日本の製薬企業のグローバル化が進んできているが，依然として医薬品の輸出金額は輸入金額を下回っている．
f 技術導出入収支に関しては，受取金額（導出）が支払い金額（導入）を大きく上回っている．

	a	b	c	d	e	f
1	正	誤	正	誤	正	正
2	正	誤	誤	正	誤	正
3	誤	正	正	正	誤	誤
4	正	誤	誤	正	正	正
5	誤	正	正	誤	正	誤

第26問 医薬品の製造販売承認申請書の成分及び分量又は本質欄への記載に関する次の記述の正誤について，正しい組合せはどれか．

a 成分又は本質については規格を設定するとともに，その配合目的及び分量を記載する．
b 日本薬局方や医薬品添加物規格に収載されている成分，また，JIS，USP，NF，BPに収載された成分を使用する場合は，規格等の記載は不要である．
c 適量表示は，賦形剤，pH調整剤，軟膏剤の基剤，坐剤の基剤，注射剤の溶剤，外用液剤の溶剤，カプセル剤の内用薬液の基剤，滑沢剤，錠剤の糖衣剤などで記載可能で

ある．ただし，適量表示は1小計あたり1成分に限るとされている．

d ヒプロメロースなど1品目で粘度の異なるグレードが複数ある場合には，成分名に加え使用グレードがわかるように，粘度範囲を記載する必要がある．

e 内服固形剤又は外用剤において，いずれの添加剤についても全量に対する配合割合が0.1％以下の場合には，その分量を「微量」と記載して差し支えない．

	a	b	c	d	e
1	正	正	誤	誤	誤
2	誤	正	正	誤	正
3	正	誤	誤	正	誤
4	誤	正	誤	正	正
5	正	誤	正	誤	正

第27問 ICHで合意され，平成15年から施行されている新有効成分含有医薬品の安定性ガイドラインの概要に関する次の記述の正誤について，正しい組合せはどれか．

a 安定性試験で，"明確な品質の変化"とは，試験開始時から含量が5％以上変化した場合で，生物学的又は免疫学的定量法を用いる時は，力価が判定基準を逸脱した場合が該当する．

b 水を基剤とする製剤で半透過性の容器に入れられたものについては，予想される水分の損失についても評価する必要がある．この評価は低湿度条件下で行い，長期保存では25±2℃／40±5％RH，加速試験では40±2℃／25％RH以下などが例示されている．

c 長期保存試験条件が25±2℃／60±5％RHである場合の加速試験条件は，40±2℃／75±5％RHとされているが，長期保存条件が冷蔵庫保存（5±3℃）の場合は，同様に15℃高い20±2℃／60±5％RHとする．

d 申請に用いる基準ロットの3ロットのうちの2ロットはパイロットスケール以上とし，他の1ロットは，正当化できれば小規模でも差し支えないが，必ず異なる原薬を使用して製造する必要がある．

e 実生産スケールで製造されたロットを用いた安定性試験の成績が医薬品製造承認申請書の添付資料として提出されない場合は，実生産スケールで製造される任意の3ロットについて，有効期限を通じて長期保存試験，及び6ヵ月間を通じて加速試験を実施し，安定性を確認する（コミットメント）必要がある．

	a	b	c	d	e
1	正	誤	正	誤	正
2	正	誤	誤	誤	誤
3	誤	正	正	正	誤
4	正	正	誤	誤	誤
5	誤	正	正	正	正

第28問 医薬品製造販売承認申請書の製造方法欄の変更に関する次の記述の正誤について，正しい組合せはどれか．

a 製造場所の変更は，自社工場間であれば承認事項一部変更承認申請の対象にならない．

b 重要工程とは，製品が規格に適合することを保証するために事前に決定した限度値以内で管理される必要のある工程条件，試験，その他関連あるパラメータを含む工程をいう．

c 製造方法欄，規格及び試験方法欄の設定及び記載を行うために，承認申請の際に提出されるデータは，実生産の製造設備で収集されたものでなければならない．

d 一部変更承認申請対象とされた製造工程以外の事項に関する変更に関しては，最終製品の品質に影響を与えない場合には届出は不要である．

	a	b	c	d
1	正	正	誤	誤
2	誤	正	誤	誤
3	正	誤	正	誤
4	誤	正	誤	正
5	誤	誤	誤	正

第29問 GMPの適用を受ける医薬品の製造所又は製造業者に関する次の記述のうち，正しいものの組合せはどれか．

a GMPにおいて医薬品製造業者は，1つの製造所でバリデーションを実施していれば，同一の医薬品を他の製造所で新たに製造する場合に，バリデーションを省略することができる．

b 製造に関する記録の保存は，品質部門が行う．

c 医薬品の製造業者は，その製造した医薬品を市場に製造販売することができない．

d GMP適合性調査には，実地調査と書面調査とがある．いずれを実施するかは，調査権者と申請者が協議して決める．

e 製造業者は製造手順等の変更を行う場合，当該変更による製品の品質への影響を評価

し，その評価の結果をもとに変更を行うことについて品質部門の承認を受けなければならない．

1 （a，b）　　　2 （a，c）　　　3 （b，c）
4 （a，d）　　　5 （c，e）

第30問 医薬品製造販売業の許可に関する次の記述の正誤について，正しい組合せはどれか．

a 製造販売業許可は第1種と第2種とに分けられる．処方せん医薬品を製造販売する場合を第1種，処方せん医薬品以外の医薬品の場合を第2種とする．

b 第1種医薬品製造販売業許可及び第2種医薬品製造販売業許可の有効期間は，いずれも3年である．

c 製造販売業の遵守事項として，総括製造販売責任者，品質保証責任者，及び安全管理責任者について，それぞれ相互に連携協力することができるように配慮することが求められている．

d 総括製造販売責任者，品質保証責任者，及び安全管理責任者は，必ず同一事務所内に所在しなければならない．

e 医薬品の製造販売業者は，原則として薬剤師である製造管理者を設置しなくてはならない．

	a	b	c	d	e
1	正	正	誤	誤	誤
2	誤	正	正	正	正
3	正	誤	正	誤	誤
4	誤	正	誤	正	正
5	誤	誤	誤	正	正

応用編

必須問題／固形製剤

第31問 露点に関する次の記述のうち，正しくないものの組合せはどれか．

a 流動層装置の吸気エアーの露点を6～15℃の範囲内のある一定値に低く設定するのは，天候にかかわらず吸気エアー中の水分を一定にするためである．

b 露点が低い空気ほど，水蒸気が少なく乾いた空気である．
c 一般的に流動層装置の吸気エアーは，熱交換器で所定温度まで暖めて温・湿度を一定にして用いられる．
d 露点が一定の時，温度が変化しても絶対湿度（湿り空気中に含まれる水蒸気の質量kg／乾き空気の質量kg）は一定であるが，相対湿度は温度が上がれば高くなる．
e 25℃で相対湿度100％の空気の露点は25℃であり，25℃で相対湿度80％の空気の露点は25℃よりも低い．

1 （a, b） 2 （a, c） 3 （b, d）
4 （c, d） 5 （d, e）

第32問 製剤開発に関する次の記述のうち，正しいものの組合せはどれか．

a デザインスペースを構築するためには，すべてのパラメータの相互作用を多変量実験により検討する必要がある．
b ICH Q8，Q9及びQ10は，製品の重要品質特性，デザインスペース，製造プロセス及び管理戦略を規定するための体系的方法を提示するものである．
c リアルタイムリリース試験を適用する場合，製品規格の設定が不要になることがある．
d ICH Q10は製薬企業のための実効的な医薬品品質システムのモデルを記載したもので，GMP要件と共に用いられることを意図しており，特定の品質システム要素及び経営陣の責任を記述することにより，GMPを補強するものである．
e "Quality by Design"を用いて開発された製品の出荷判定においては，GMP要件は異なる．

1 （a, b） 2 （a, d） 3 （b, d）
4 （b, e） 5 （d, e）

第33問 包装に関する次の記述のうち，正しいものの組合せはどれか．

a 包装によって防湿だけでなく，脱湿を図ることも可能である．
b PTPシートのカールは，シール後の蓋材と容器材の熱収縮差によって起こる．
c PTPからの錠剤の押し出し性評価は，官能試験以外に方法がない．
d 包装形態でTamper resistanceとは，子供が容易に開封できなくするためである．
e 製品の品質は，最終包装形態として保証されていればよい．

| 1 （a，b） | 2 （b，c） | 3 （b，d） |
| 4 （c，d） | 5 （a，e） | |

第34問 添加剤に関する次の記述のうち，正しいものの組合せはどれか．

a 有効成分として用いられている成分を添加剤として配合する場合，添加剤としての使用前例があれば配合することはできるが，使用前例がない場合，有効成分として取り扱われる．

b 既承認医薬品等の添加剤として使用前例として参考にするのは「医薬品添加物事典」である．この事典に収載されていなくても，既承認医薬品に使用されている添加剤であれば，使用前例の範囲内で使用できる．

c 既承認医薬品等の添加剤として使用前例のない場合でも，医薬部外品で使用実績があれば，使用前例として認められる．

d 医薬品に使用するタール色素については，「医薬品等に使用することができるタール色素を定める省令」による色素を使用しなければならない．医薬品にあっては製品の仕上がりの色が明らかであれば，同省令別表に掲げるいずれの色素を使用するのかを明らかにする必要はない．

| 1 （a，b） | 2 （a，c） | 3 （a，d） |
| 4 （b，c） | 5 （b，d） | |

第35問 製剤の規格設定に関する次の記述のうち，正しいものの組合せはどれか．

a 製剤の含量均一性は，製剤の質量及び製剤中の有効成分の含量で評価できる．一般に，これらのいずれかが規格として設定されるが，両方とも設定する必要はない．

b 消化管の生理学的範囲の全pH領域で高い溶解度［pH 1.2～6.8の範囲で，（1回投与量／薬物の溶解度）が900mL以下］を示す薬物を含み，速やかな溶出を示す（pH 1.2，4.0及び6.8における15分間の溶出率がいずれも80％を超える）製剤では，溶出試験の代わりに崩壊試験を用いてもよい．

c 錠剤の硬度や摩損度については，重要な品質特性であるので，規格を設定する．

d 微生物限度試験は，品質保証に係わる属性であると同時に，GMPに係わる属性でもある．一般に，各製造原料について微生物の試験が行われており，かつ，製剤の製造工程において微生物による汚染や増殖が起きないことが確かめられている場合を除いて，最終製剤について本試験を行う必要がある．

e 即放性製剤の溶出試験での規格は，通常，2時点での溶出率で設定する．

| 1 | (a, b) | 2 | (a, d) | 3 | (b, c) |
| 4 | (b, d) | 5 | (d, e) |

第36問 日本薬局方収載の製剤試験法に関する次の記述の正誤について，正しい組合せはどれか．

a 崩壊試験法において，別に規定するもののほか，素錠は30分後，コーティング錠は60分後，カプセル剤は20分後に，試験器を試験液から引き上げ，試料の崩壊の様子を観察する．

b 溶出試験法には，回転バスケット法，パドル法，フロースルーセル法があり，試験に用いる方法は，バイオアベイラビリティと関連性のある方法を選定しなければならない．

c 素錠の製剤均一性試験法において，有効成分含量が25mg以上で，かつ製剤中の有効成分の割合が質量比25％以上の場合は，質量偏差試験が適用できる．

d 崩壊試験法においては，腸溶性製剤に対して第1液による試験を行い，試験に適合した場合，直ちに試験液を第2液に換えて，引き続き試験を行う．

e 製剤含量の均一性は，含量均一性試験又は質量偏差試験のいずれかの方法で試験されるが，個々の製剤について試験を行うのが難しい場合は，複数個の製剤を用いて試験を行ってもよい．

	a	b	c	d	e
1	正	正	誤	誤	誤
2	正	誤	正	誤	正
3	誤	正	誤	正	正
4	正	誤	正	誤	誤
5	誤	正	正	正	誤

必須問題／無菌製剤

第37問 1次反応に従って分解する薬物Aの水溶液をガラスアンプルに充填し注射剤とするとき，25℃／60%RHの条件下で3年にわたって初期の含量（300mg/mL）に対して90％以上の濃度を維持するためには，同じ保存条件下における薬物Aの半減期（年）は少なくとも何年以上でなければならないか．以下の中から最も近いものを選べ．ただし，log 2 = 0.30, log 3 = 0.48とする．

1	21年	**2**	23年	**3**	25年
4	27年	**5**	29年		

第38問 無菌製剤の製造に関する次の記述の正誤について，正しい組合せはどれか．

a 無菌室に無菌空気を常時循環している場合であれば，無菌室内の殺菌灯は必ずしも必要ではない．

b 直接支援区域と直接支援区域に隣接する区域との間にパスボックスを設ければ，必ずしもエアロックにより分離する必要はない．

c キャップの巻締め工程を無菌操作区域以外で実施する場合は，打栓されたバイアルが重要区域（グレードA）から搬出された後，巻締めが完了するまではグレードAの空気を供給することで保護されなければならない．

d 洗浄後の容器の乾燥作業又は滅菌作業を行う作業室は専用であること．

	a	b	c	d
1	正	誤	正	誤
2	誤	正	誤	正
3	誤	誤	正	正
4	正	正	誤	誤
5	誤	誤	正	誤

第39問 無菌操作法に関連する次の記述のうち，正しいものの組合せはどれか．

a グレードA及びグレードBの作業者に対して，更衣手順等，無菌操作に係る適格性を確認する必要があるが，例えばトラブル時に入室する工務担当者など，標準の工程作業者以外の者に対しては適格性確認の必要はない．

b 無菌操作に係わる作業者の適格性が確認されていれば，グレードAに常在して作業を行ってよい．

c グレードAに開口部を有する凍結乾燥機庫内の環境は，グレードAの環境管理の対象外である．

d グレードCからグレードBに至る更衣室のうち，グレードBに隣接する更衣室に要求される環境はグレードBである．

1	(a, b)	**2**	(a, c)	**3**	(a, d)
4	(b, c)	**5**	(c, d)		

第40問 製薬用水に関する次の記述のうち，正しいものの組合せはどれか．

a 注射用水は製造後速やかに用いる必要があるが，高温循環させるなど，微生物の増殖が抑制されるシステムが構築されている場合は，一時的に保存することができる．
b 超ろ過法による注射用水を製造する場合，「精製水」だけでなく，「常水」にイオン交換，逆浸透等による適切な前処理を行った水を使ってもよい．
c 製薬会社の製造用水製造システムにおいては，導電率，有機体炭素（TOC）のほか，酸又はアルカリ，塩化物，硫酸塩，硝酸性窒素，亜硝酸性窒素，アンモニウム，重金属などの個別理化学試験項目のうち，重要な項目の評価を追加して行い，水質の管理をしなければならない．
d 日局16から注射用水については，バルクの水と容器入りの水の２つの規格に切り分けて，「注射用水」と「注射用水（容器入り）」のそれぞれ独立した各条品目とされたが，その表示については従来と同じラベル表示でよいことが示されている．ただし，承認申請書にはバルクの水か容器入りの水かを区別して記載する必要がある．

1 （a，b） 2 （a，c） 3 （a，d）
4 （b，c） 5 （b，d）

第41問 目に投与する製剤に関する次の記述のうち，正しいものの組合せはどれか．

a 最近の流行を受けて，点眼剤又は点眼剤に添付された溶解液には，着色を目的とした物質の添加が認められるようになった．
b 涙液の浸透圧は血清と等しく，塩化ナトリウムの0.9％水溶液のそれに相当するが，眼組織は浸透圧の差に基づく不快感はあまり感じないので，点眼剤の浸透圧には注射剤ほど厳密な等張性は要求されない．
c 眼軟膏剤で多回投与容器に充てんするものについては，微生物の発育を阻止するに足りる量の適切な保存剤を加えることができる．
d 製剤の品質に水分の蒸散が影響を与える点眼剤の容器は，40℃において相対湿度25％以下，３カ月間に相当する保存の後においても，５％の水分損失が認められない低水蒸気透過性の容器を用いるか，又は低水蒸気透過性の包装を施さなければならない．

1 （a，b） 2 （a，c） 3 （a，d）
4 （b，c） 5 （c，d）

第42問 日本薬局方製剤総則及び製剤試験法中の注射剤等無菌の製剤に関する記述の正誤について，正しい組合せはどれか．

a 無菌試験が要求されている剤形は，注射剤，点眼剤，眼軟膏剤及び無菌に製する場合の点耳剤である．
b エンドトキシン試験法は，すべての注射剤で規格として設定しなければならない．
c 注射剤の採取容量試験は，溶液注射剤のみに適用される．
d 埋め込み注射剤において，注射剤の不溶性異物検査法，注射剤の不溶性微粒子試験法及び注射剤の採取容量試験法を適用する必要はない．

	a	b	c	d
1	正	誤	正	誤
2	誤	正	誤	正
3	正	誤	誤	正
4	正	正	誤	誤
5	誤	誤	誤	正

必須問題／その他製剤

第43問 日本薬局方における吸入剤に関する次の記述の正誤について，正しい組合せはどれか．

a 吸入剤は，有効成分をエアゾールとして吸入し，気管支又は肺に適用する製剤である．
b 吸入液剤は，容器に充てんした噴射剤と共に，一定量の有効成分を噴霧する定量噴霧式吸入剤である．
c 吸入粉末剤は，吸入量が一定となるように調製された，固体粒子のエアゾールとして吸入する製剤である．
d 吸入エアゾール剤を製するには，通例，有効成分に溶剤及び適切な分散剤，安定化剤などを加えて溶液又は懸濁液とし，液状の噴霧剤と共に耐圧性の容器に充てんし，定量バルブを装着する．

	a	b	c	d
1	正	誤	誤	正
2	誤	誤	正	正
3	正	誤	正	誤
4	正	誤	正	正
5	正	正	正	誤

第44問 日本薬局方における点鼻剤に関する次の記述の正誤について，正しい組合せはどれか．

a 点鼻粉末剤を製するには，通例，有効成分を適度に微細な粒子とし，必要に応じ添加剤と混和して均質とする．
b 点鼻粉末剤に用いる容器は，通例，気密容器とする．
c 点鼻液剤を製するには，通例，有効成分に溶剤及び添加剤などを加え，溶解又は懸濁し，必要に応じてろ過する．等張化剤，pH調節剤などを用いることができる．
d 点鼻液剤に用いる容器は，通例，密閉容器とする．製剤の品質に水分の蒸散が影響を与える場合は，低水蒸気透過性の容器を用いるか，又は低水蒸気透過性の包装を施す．

	a	b	c	d
1	正	誤	誤	正
2	誤	誤	正	正
3	正	誤	正	誤
4	正	誤	正	正
5	正	正	正	誤

第45問 日本薬局方におけるテープ剤に関する次の記述の［　］内に入れるべき字句の正しい組合せはどれか．

　テープ剤には，プラスター剤及び［ a ］を含む．本剤を製するには，通例，［ b ］，プラスチック，ゴムなどの天然又は合成高分子化合物を基剤とし，有効成分をそのまま，又は有効成分に添加剤を加え，全体を均質とし，布に展延又はプラスチック製フィルムなどに展延若しくは封入して成形する．

	a	b
1	経皮吸収型製剤	樹脂
2	硬膏剤	樹脂
3	貼付剤	樹脂
4	経皮吸収型製剤	吸水性高分子
5	硬膏剤	吸水性高分子

第46問 経口液剤，シロップ剤及び経口ゼリー剤に関する次の記述の正誤について，正しい組合せはどれか．

a 経口液剤の溶媒にエタノールは使用できない．
b ドライシロップ剤とは，非水溶媒に有効成分が微細均質に懸濁されたシロップ用剤で

第44問 日本薬局方における点鼻剤に関する次の記述の正誤について，正しい組合せはどれか．

a 点鼻粉末剤を製するには，通例，有効成分を適度に微細な粒子とし，必要に応じて添加剤と混和して均質とする．
b 点鼻粉末剤に用いる容器は，通例，気密容器とする．
c 点鼻液剤を製するには，通例，有効成分に溶剤及び添加剤などを加え，溶解又は懸濁し，必要に応じてろ過する．等張化剤，pH調節剤などを用いることができる．
d 点鼻液剤に用いる容器は，通例，密閉容器とする．製剤の品質に水分の蒸散が影響を与える場合は，低水蒸気透過性の容器を用いるか，又は低水蒸気透過性の包装を施す．

	a	b	c	d
1	正	誤	誤	正
2	誤	誤	正	正
3	正	誤	正	誤
4	正	誤	正	正
5	正	正	正	誤

第45問 日本薬局方におけるテープ剤に関する次の記述の［　］内に入れるべき字句の正しい組合せはどれか．

　テープ剤には，プラスター剤及び［ a ］を含む．本剤を製するには，通例，［ b ］，プラスチック，ゴムなどの天然又は合成高分子化合物を基剤とし，有効成分をそのまま，又は有効成分に添加剤を加え，全体を均質とし，布に展延又はプラスチック製フィルムなどに展延若しくは封入して成形する．

	a	b
1	経皮吸収型製剤	樹脂
2	硬膏剤	樹脂
3	貼付剤	樹脂
4	経皮吸収型製剤	吸水性高分子
5	硬膏剤	吸水性高分子

第46問 経口液剤，シロップ剤及び経口ゼリー剤に関する次の記述の正誤について，正しい組合せはどれか．

a 経口液剤の溶媒にエタノールは使用できない．
b ドライシロップ剤とは，非水溶媒に有効成分が微細均質に懸濁されたシロップ用剤で

ある．
c シロップ剤に甘味を付与するために，白糖がよく使用される．
d 経口ゼリー剤は，流動性のない成形したゲル状の製剤である．

	a	b	c	d
1	誤	正	誤	正
2	正	誤	正	誤
3	誤	誤	誤	正
4	正	正	誤	誤
5	誤	誤	正	正

第47問 坐剤に関する次の記述のうち，正しいものの組合せはどれか．

a カカオ脂（79%）＋レシチン（1%）＋水（20%）からなる基剤は，O/W型乳剤性基剤に分類される．
b 坐剤には局所作用だけではなく，全身作用を目的としたものもある．
c 基剤であるハードファット（ウイテプゾール®）からの薬物の放出性は，分泌液中への基剤の溶解に依存する．
d 基剤であるマクロゴールからの薬物の放出性は，体温による基剤の溶融に依存する．
e 直腸下部から吸収された薬物は肝初回通過効果を受けやすい．

1 （a，b）　　2 （a，c）　　3 （b，d）
4 （b，e）　　5 （c，d）

第48問 以下はクリーム剤の一般的な製造法に関する記述である．［ a ］，［ b ］及び［ c ］に該当する字句の正しい組合せはどれか．

本剤を製するには，通例，ワセリン，高級アルコールなどをそのまま，又は［ a ］などの添加剤を加えて［ b ］とし，別に，精製水をそのまま，又は［ a ］などの添加剤を加えて［ c ］とし，そのいずれかの相に有効成分を加えて，それぞれ加温し，［ b ］及び［ c ］を合わせて全体が均質になるまでかき混ぜて乳化する．

	a	b	c
1	粘稠剤	水相	油相
2	安定化剤	油相	水相
3	乳化剤	分散液	水相
4	乳化剤	油相	水相
5	分散剤	分散液	溶液

ここまでは全問必須です

◆3分野（固形製剤・無菌製剤・その他製剤）・全24問から
任意に12問を選択して解答してください

選択問題／固形製剤

第49問 粉塵爆発性評価に関する次の記述の［　　］内に入れるべき字句の正しい組合せはどれか．

粉塵爆発の危険性の1次評価として，まず［ a ］と最大爆発圧力上昇速度（爆発の激しさの指標）から粉体の危険性を4つのクラスに分類する．1次評価として危険度の高いクラス特1，クラス1の粉体は静電気で着火する危険があると判断し，［ b ］を測定し，［ b ］が［ c ］未満のものを最も危険として窒素パージなどの爆発防止対策を義務づけ，［ b ］が［ c ］以上のものは爆発放散口の設置などの被害軽減策を義務づけている．その他の被害軽減策としては，静電気の除去対策，爆発性のある粉塵，有機溶剤の取り扱いに対し種々の遵守義務が決められている．

	a	b	c
1	粉塵と有機溶剤の混合着火下限濃度	爆発下限界濃度（爆発の起こり易さの指標）	1％
2	最小着火エネルギー（MIE）	粉塵と有機溶剤の混合着火下限濃度	1％
3	爆発下限界濃度（爆発の起こり易さの指標）	最小着火エネルギー（MIE）	1 mJ
4	粉塵と有機溶剤の混合着火下限濃度	最小着火エネルギー（MIE）	1 mJ
5	爆発下限界濃度（爆発の起こり易さの指標）	粉塵と有機溶剤の混合着火下限濃度	1％

第50問 製剤試験に関する次の記述のうち，正しいものの組合せはどれか．

a 溶出試験は $n=6$ の平均値で評価する．
b 日局の溶出試験法では，$n=6$ の結果が不適となった場合，更に n を追加して再試験する方法が規定されている．
c 割線を有する錠剤の分割性評価は，割れやすさの官能評価で適と判断できればよい．
d 口腔内崩壊錠の場合，崩壊性が重要であるが，溶出試験も必要である．
e 腸溶性製剤の溶出試験は，皮膜基剤が溶解する中性以上のpHのみで評価する．

1 （a，b）　　2 （a，c）　　3 （b，d）
4 （b，e）　　5 （d，e）

第51問 薬物のバイオアベイラビリティに関する次の記述のうち，正しいものの組合せはどれか．

a 薬物の投与量に対する消化管粘膜を透過した割合を F_a，肝抽出率を E_h とすれば，薬物のバイオアベイラビリティは $1 - F_a \cdot E_h$ で表される．
b 肝抽出される薬物のバイオアベイラビリティは，肝固有クリアランスが大きくなると小さくなる．
c 消化管での溶解性が低い結晶性薬物について，バイオアベイラビリティを改善するための一般的な方法として，原薬の非晶質化や製剤の腸溶化がある．
d AUCは循環血中に取り込まれた薬物の総量に比例するので，バイオアベイラビリティの指標となる．
e 生物学的同等性試験では，バイオアベイラビリティの指標である最高血中濃度（C_{max}）及び血中濃度時間曲線下面積（AUC）を評価パラメータとし，それらの分散分析による有意差検定により同等性の判定を行う．

1 （a，c）　　2 （a，e）　　3 （b，d）
4 （c，d）　　5 （c，e）

第52問 次に示す製造装置のうち，微粒子への薬物のレイヤリングとコーティングに最も適した装置の組合せはどれか．ただし，ここで微粒子とは，粒子径がおよそ $100 \sim 500 \mu m$ の粒子をいう．

a 遠心型造粒コーティング装置
b 転動型流動層装置
c ワースター型流動層装置
d 高速攪拌型造粒装置
e 押し出し型造粒装置
f パン回転型コーティング装置

1 （a, e）　　**2** （b, e）　　**3** （a, d）
4 （b, c）　　**5** （c, f）

第53問 固形製剤の製造に関する次の記述のうち，正しいものの組合せはどれか．

a V型混合機は，本体が回転することによって粉粒体の集合と分割を交互に繰り返すため，混合時間が長すぎても，混合物が分離することはない．
b 攪拌造粒法は，粉体を容器に入れ攪拌しながら液体の結合剤を添加して粒子を凝集させ，これを乾燥させる操作で，かさ高い造粒物が得られる．
c 単発打錠機の臼に粉体を充てんし，上杵を下降させて製錠するとき，上杵と下杵にかかる応力を同時に測定し比較すると，通常，下杵にかかる応力の方が大きい．
d ジェットミルは，気体の流体エネルギーによって粉砕を行うもので，主として粒子間の高速衝突によって粉砕が促進される．
e 流動層造粒法は，混合，造粒，乾燥を同一装置で行うことができ，比較的柔らかい造粒物の量産に適している．

1 （a, c）　　**2** （b, d）　　**3** （b, e）
4 （c, e）　　**5** （d, e）

第54問 打錠工程に関する次の記述のうち，正しいものの組合せはどれか．

a 打錠用顆粒の粒度分布を適正に管理しないと，錠剤の質量変動が大きくなるが，この場合でも打錠条件を最適化すれば，対応可能である．
b ある製品で，打錠中に錠剤硬度が徐々に低下することが分かった．これは打錠中にフィード・シュー内で滑沢剤の混合が進行しているためである．対応策として，ホッパーの高さ，フィード・シューと回転盤の隙間，フィード・シューの堰の調整などを行う．
c PCD（Pressure Control Device）装置があれば，夜間無人運転が可能である．

d 予圧ローラーは，打錠用顆粒内に包含されている空気を脱気するためのものである．
e PCD装置に設定されるパラメータ（上限排除，増量，減量，下限排除など）は自動的に設定することが可能であるが，有効な設定値となるように，杵の長さを揃えるなどのキャリブレーションが必要となる．

1 （a，b） 2 （b，c） 3 （c，d）
4 （b，e） 5 （c，e）

第55問 添加剤に関する次の記述のうち，正しいものの組合せはどれか．

a フィルムコーティングには形成されたフィルムに柔軟性を与え，加工性を改善するために可塑剤を添加することが多い．
b シクロデキストリンは複合体形成によって包接する薬物の溶解性や安定性を改善する効果があるが，包接体として新規物質か否かの評価が必要である．
c すべてのカプセル基剤は含有水分が多く，乾燥すると割れやすいので，注意が必要である．
d スティッキング防止には滑沢剤の使用量を減らすのが効果的である．
e 製剤に使用できる賦形剤は，日本薬局方など，公的に定められた規格書類に収載されているものでなければならない．

1 （a，b） 2 （a，c） 3 （b，c）
4 （b，d） 5 （c，e）

第56問 滑沢剤混合に関する次の記述の正誤について，正しい組合せはどれか．

a 滑沢剤混合工程では，滑沢剤を完全に均一に混合するのではなく，打錠工程でも滑沢剤混合がある程度進行することを勘案して混合条件を設定するのがよい．
b 滑沢剤混合では操作条件として混合時間が最も重要な変動要因であり，小スケールでの混合実験で最適化した滑沢剤混合時間が実生産スケールにおいても有効に活用できる．
c ステアリン酸マグネシウムを滑沢剤として使用する場合，その粒子径は非常に重要な変動要因である．
d 滑沢剤は硬度や溶出性のような錠剤物性に悪影響を及ぼすことがあるので，その添加量は常に最小限の量で使用しなければならない．
e 滑沢剤の適正量は，滑沢剤を混合する顆粒の粒度に大きく影響を受ける．

	a	b	c	d	e
1	正	正	誤	正	誤
2	正	誤	正	誤	正
3	誤	正	正	正	正
4	正	正	誤	誤	誤
5	誤	誤	誤	正	正

選択問題／無菌製剤

第57問 過飽和溶液を用いた結晶性凍結乾燥品の製造法の説明として，次の記述の［　］内に入れるべき字句の正しい組合せはどれか．

　下図に，結晶性薬物の典型的な固−液相図を示す．A点に相当する温度と濃度の水溶液を冷却していくと，B点以下で先ず［　a　］が凍結する．冷却が進むにつれて，C点→D点と凝固点降下曲線に沿って［　a　］の凍結が進み，次第に溶質は濃縮される．［　b　］点であるE点に達すると水と薬物が個々独立に結晶化して［　b　］混合物を形成する．しかし，一般的に，注射用の薬物は水との親和性が大きいため，F点では濃厚な［　c　］として固化する場合が多い．このような過冷却現象は冷却過程と昇温過程でヒステリシスを生じることが多く，一度十分に冷却した後，［　b　］点より［　d　］温度まで加温し，数時間エージングすることによって［　b　］を形成させることができる．このような製法を晶析凍結乾燥法，エージングプロセスを晶析工程と呼ぶ．

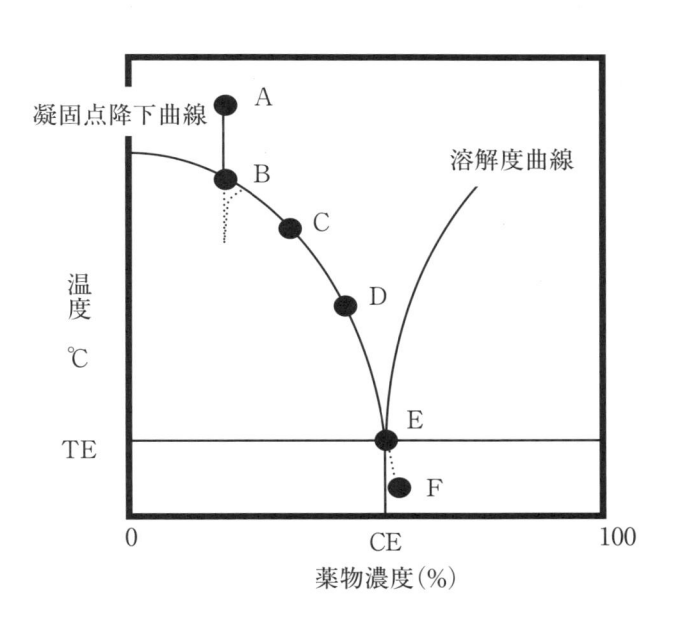

	a	b	c	d
1	自由水	共晶	非晶体	やや低い
2	自由水	凝固	結晶体	やや低い
3	結合水	凝固	結晶体	やや高い
4	自由水	共晶	非晶体	やや高い
5	結合水	凝固	結晶体	やや低い

第58問 輸液に使用される成分の安定性に関する次の記述の正誤について，正しい組合せはどれか．

a 還元糖であるブドウ糖，果糖，マルトースは溶液中では一部開環してアルデヒド型で存在し，曝光あるいは長期保存中に分解し，3-デオキシグルコソン（3-DG）や不飽和オソンの重合による褐変現象を呈する．

b システインは酸化されやすく，特に鉄，銅などの微量元素の共存でその酸化が促進され，難溶性のシスチンとなる．酸化を防止するためには，亜硫酸塩の添加，容器空間部の窒素ガス置換，密封容器中での保存などの方策がとられている．

c グルタミン酸の安定性は溶液のpHに依存し，酸性側では経時的な含量低下がみられる．グルタミンは，熱水中では不安定で，閉環してピロリドンカルボン酸となる．

d 還元糖とアミノ酸は，重合して褐色色素を生成する．このメイラード反応はpHが低くなるほど速やかとなり，温度やリン酸塩，有機酸の共存により促進される．

e カルシウムとリン酸塩を配合した電解質輸液の製造に際し，加熱滅菌によりリン酸カルシウムの沈殿を生成する場合がある．リン酸カルシウムは溶液がアルカリ性では溶解性が極めて低い$Ca(H_2PO_4)_2$として存在し，酸性になるほど$CaHPO_4$が生成しやすく，沈殿生成の可能性は低くなる．

	a	b	c	d	e
1	誤	正	誤	正	正
2	正	誤	正	誤	正
3	誤	正	誤	正	誤
4	正	誤	誤	誤	正
5	誤	正	正	誤	誤

第59問 無菌製剤の処方設計に関する記述の正誤について，正しい組合せはどれか．

a 水性注射剤において，有効成分の酸化分解を防ぐために抗酸化剤が添加されるが，亜硫酸ナトリウム類は酸性で効果を発揮する．

b 凍結乾燥製剤において，D-マンニトールは結晶化による膨張によりバイアル破損の

恐れがあり，賦形剤として使用することは避けたほうがよい．
c 凍結乾燥製剤において，有効成分の飽和に近い濃度で塩化ナトリウムを加え，塩析により安定化する方法がある．
d 容器としてガラス容器を使用する場合は，リン酸塩やクエン酸塩などの添加は避けたほうがよい．

	a	b	c	d
1	正	誤	正	誤
2	誤	正	誤	正
3	誤	誤	正	正
4	正	正	誤	誤
5	正	誤	誤	正

第60問 無菌製剤の容器及び包装に関する次の記述のうち，正しいものの組合せはどれか．

a ガラス容器と内容薬液との相互作用で発生するフレークスは，薬液のpHが低いほど生じやすい．

b ゴム栓に対する注射針の貫通しやすさを針刺突性といい，通常，オートグラフ（材料試験機）で測定したゴム栓貫通時の荷重で表される．針刺突時のゴムの剥離（コアリング）は，この針刺突性と密接な関係がある．

c 注射剤容器の完全性（seal integrity）は無菌性保証の観点から重要な管理項目であり，その評価法の一つとして，容器を微生物の懸濁液中に浸漬する方法がある．

d ブチル系ゴム栓はバイアル注射剤において汎用されるが，ゴム栓に含まれる可塑剤が内容薬物との相互作用により薬物の品質を劣化させることがある．

1　（a，b）　　　2　（a，c）　　　3　（a，d）
4　（b，c）　　　5　（c，d）

第61問 無菌操作法による粉末充てん注射剤の製造に関する次の記述のうち，正しいものの組合せはどれか．

a 工業的に汎用される充てん機にはオーガー撹拌方式と吸引吐出方式の2種類がある．近年は一般的には充てん速度に優れた吸引吐出方式が使用されているが，例えば，極めてかさ高いなどの粉体特性を有する粉末には，オーガーの変更で対応できるオーガー撹拌方式が推奨される．

b 充てんに影響を及ぼす粉体特性は，一般には粒度分布と粒子形状（針状，塊状など）

であり，かさ比容積（比容）の影響は少ない．

c 充てん工程をシミュレートする培地充てん試験では，充てんされる医薬品又は添加剤の粉末に代えて，無菌の粉末培地若しくは培地以外の無菌粉末を擬似粉末として充てんする．

d 充てんはグレードAで実施するが，充てん機の接粉部品の組立てはグレードBで行ってもよい．

1　(a, b)　　　2　(a, c)　　　3　(a, d)
4　(b, c)　　　5　(c, d)

第62問 滅菌，除染などに関する次の記述のうち，正しいものの組合せはどれか．

a グレードA及びグレードBの除染には，従来，ホルムアルデヒドが使用されてきたが，近年その毒性が問題とされ，代替の除染剤として過酸化水素水や過酢酸が実用に供されている．

b 発熱性物質の除去は，通例，発熱性物質量を10^{-6}以下に減少できる条件で実施する．

c 最終滅菌法では，D値を10倍変化させる温度変化の度数をZ値という．

d アイソレータ内部の除染では，製品と接触する表面の除染も含め，バイオロジカルインジケータの4～6ログの減少が確保されていることを実証する必要がある．

1　(a, b)　　　2　(a, c)　　　3　(a, d)
4　(b, c)　　　5　(c, d)

第63問 注射により投与する製剤に関する次の記述のうち，正しいものの組合せはどれか．

a 2 mL以下のアンプル又はこれと同等の大きさの直接の容器若しくは直接の被包に収められた注射剤については，その名称中の「注射液」，「注射用」又は「水性懸濁注射液」の文字を必ず記載する必要があり，省略形としての名称は認められていない．

b 注射剤は常に内容表示を伴った容器に入れられているため，識別を目的とした着色剤添加の必要はない．また，保存中の変質による着色や不溶性異物との識別性が低下するため，注射剤に着色剤は絶対に添加してはならない．

c 埋め込み注射剤又は持続性注射剤は適切な放出特性を有することが求められるため，その放出特性を長期にわたる放出試験で保証する必要がある．

d 腹膜透析用剤は，浸透圧調整剤として配合されているブドウ糖の分解を防ぐためにpHが6.0以下に調整されていたが，腹腔内免疫能や腹膜機能を低下させたり，投与時

に腹痛が起こるなどの原因となるため，中性付近に調整された製剤が用いられることが多くなっている．

1　(a, b)　　　2　(a, c)　　　3　(a, d)
4　(b, c)　　　5　(b, d)

第64問　除菌フィルターの完全性テスト法に関する次の記述のうち，フォワード・フロー試験に当てはまる記述として適切な組合せはどれか．

a　フィルターを水（試験液）等で湿潤させ，その後そのフィルターに空気圧を徐々に加え，ある空気圧に達したとき，フィルターのろ材の表面から気泡が連続的に出るようになる．そのときの空気圧を測定して，そのフィルターの完全性を確かめる．
b　水（試験液）等で湿潤したフィルターに空気又は窒素等のガス圧（試験圧）を加え，そのときのフィルターを通過する空気流量を測定して，そのフィルターの完全性を確かめる．
c　水（試験液）等で湿潤したフィルターをバブルポイント以下の圧力で適切な気体により加圧したとき，拡散によって二次側に押し出される気体又は液体の流量を適切な方法で測定することにより，そのフィルターの完全性を確かめる．
d　一般的には，カートリッジタイプの除菌フィルターに適用される．
e　一般的には，ディスクタイプの除菌フィルターに適用される．

1　(a, d)　　　2　(a, e)　　　3　(b, d)
4　(b, e)　　　5　(c, d)

選択問題／その他製剤

第65問　吸入粉末剤の品質及び製剤特性の評価における次の項目のうち，必要とされるもののみの組合せはどれか．

a　Delivered-dose uniformity
b　Uniformity of mass of single-dose preparations
c　Mass median aerodynamic diameter
d　Uniformity of content of single-dose preparations

| 1 | （a, b） | 2 | （a, c, d） | 3 | （b, c, d） |
| 4 | （b, c） | 5 | （a, b, d） | | |

第66問 パップ剤に関する次の記述の［　　］内に入れるべき字句として正しいものはどれか．

　　成型パップ剤は，基剤として水溶性高分子であるポリアクリル酸ナトリウム，メチルセルロース，ゼラチン，カルメロースナトリウムなどを用い，架橋剤として多価金属である［　　　］化合物が，湿潤剤としてプロピレングリコールやグリセリンなどが，清涼化剤としてl-メントールなどの精油成分が用いられる．また必要に応じて乳化剤，pH調整剤や安定化剤などを適宜配合する．

| 1 | カルシウム | 2 | マグネシウム | 3 | 亜鉛 |
| 4 | 鉄 | 5 | アルミニウム | | |

第67問 乳化に関する次の記述の［　　］内に入れるべき字句の正しい組合せはどれか．

　　エマルションは熱力学的に不安定な系であり，非平衡状態にある．エマルションの安定性を保持するためには，［　a　］の式の考え方が有効である．乳化法の一つであるD相（界面活性剤相）乳化法の利点は，HLB乳化法に比べて界面活性剤のHLB値の選択幅が広い点にある．また，この方法は第4成分として［　b　］を加える．

	a	b
1	アレニウス	アミノ酸
2	ストークス	多価アルコール
3	アンドレード	アミノ酸
4	アレニウス	多価アルコール
5	ストークス	高級アルコール

第68問 テープ剤に関する次の記述の正誤について，正しい組合せはどれか．

a　リザーバー型製剤の場合には，薬物の放出は放出調節膜により制御される．
b　薬物が基剤中にすべて溶解しているマトリックス型製剤の場合には，薬物の累積放出量は時間の2乗に比例することが多い．
c　テープ剤が貼付されている部位の皮膚水分量は上昇し，薬物の皮膚透過性は減少することが多い．

d テープ剤が貼付されている部位の皮膚は乾燥し，かゆみ，発赤などの刺激性を認めることがある．

	a	b	c	d
1	正	誤	誤	正
2	正	誤	誤	誤
3	誤	正	正	正
4	正	誤	正	誤
5	誤	正	誤	誤

第69問 皮膚に適用する製剤に関する次の記述の正誤について，正しい組合せはどれか．

a ステロイド外用剤は，臨床効果と皮膚の蒼白化に関連性があることが知られており，効果の強弱により5段階のランクに分けられている．
b 乳剤性基剤又は水を含む軟膏基剤は，カビ類が発生しやすいので保存剤としてアスコルビン酸を添加する．
c 軟膏剤は基剤を加温融解し，有効成分と混ぜて練り合わせるが，炭化水素ゲル軟膏基剤（プラスチベース®）はこの方法で製するのは困難である．
d ゲル剤には水性ゲル剤と油性ゲル剤がある．通常は気密容器に保存する．

	a	b	c	d
1	正	誤	正	誤
2	正	正	誤	誤
3	誤	誤	正	誤
4	誤	正	誤	正
5	正	誤	正	正

第70問 吸入剤に関する次の記述のうち，正しいものの組合せはどれか．

a 噴霧時の有効成分と添加剤との分離を防ぐために，吸入粉末剤の粒子は必ず造粒されている．
b 吸入液剤には，保存剤を添加することができる．
c 定量噴霧式吸入剤の噴霧剤として，ジメチルエーテルがよく使用されている．
d 気道内の希望の部位へ薬剤を送達するために，空気力学的粒子径が適切に設計されている．

| 1 （a, b） | 2 （a, c） | 3 （a, d） |
| 4 （b, d） | 5 （c, d） | |

第71問 次の内用液剤の処方において，[a]，[b]及び[c]に入れるべき添加剤の配合目的として正しい組合せはどれか．

配合目的	成　分	配合量（kg）
	主薬	0.5
[a]	白糖	30
[a]	D-ソルビトール	25
粘稠剤・溶剤	グリセリン	12
溶剤	エタノール 59 vol%（未変性）	3.6
[b]	パラオキシ安息香酸メチル	0.033
[b]	パラオキシ安息香酸プロピル	0.017
緩衝剤	リン酸水素ナトリウム	0.32
[c]	クエン酸	0.21
着香剤	香料（エッセンス）	微量
着色剤	色素	微量
	滅菌精製水	全量 100 L

	a	b	c
1	甘味剤	保存剤	pH調整剤
2	保存剤	分散剤	pH調整剤
3	粘稠剤	pH調整剤	保存剤
4	甘味剤	分散剤	pH調整剤
5	分散剤	保存剤	保存剤

第72問 軟膏剤に関する次の記述の正誤について，正しい組合せはどれか．

a 代表的な油脂性基剤であるワセリンには，黄色ワセリンとこれを脱色した白色ワセリンがあるが，両者は本質的に相違はない．
b 油脂性軟膏剤の製造においては，稠度調節のために，通常，数％以下の流動パラフィンが配合される．
c ワセリン類の融点の測定には，通常，日局融点測定法第2法が適用される．
d ペネトロメーター，スプレッドメーター及びカードテンションメーターは，いずれも軟膏剤のレオロジー特性を評価するためにしばしば用いられる．
e 親水クリーム，白色軟膏及びマクロゴール軟膏には，基剤成分として白色ワセリンが使用されている．

	a	b	c	d	e
1	正	正	正	誤	誤
2	正	正	誤	正	誤
3	正	誤	誤	正	誤
4	誤	誤	正	正	正
5	誤	正	正	誤	正

第2回製剤技師認定試験　正解と解説

[基礎編] 物理薬剤学

第1問　正解：4

a　誤：Arrhenius式は固体，液体を問わず，速度定数と温度との関係を示すものである．

b　正：1次反応の場合，半減期$t_{1/2}$と絶対温度Tの間に次式の関係が導ける．

$$\ln t_{1/2} = E_a/RT + A$$

（E_a：活性化エネルギー，R：気体定数，A：定数）

c　誤：E_aが大きいほど一般に反応速度は遅くなるが，反応速度定数の温度依存性は高くなる．

d　誤：これらの医薬品の頻度因子と活性化エネルギーが不明なので，低温で安定性が高い医薬品が，高温でも常に安定であるとはいえない（逆転する場合がある）．

e　正：酵素反応は最適温度を超えると，反応速度は急激に小さくなる．

第2問　正解：5

a　誤：イオン性界面活性剤にみられる現象であり，この温度（クラフト点）以上でミセルが形成され，これらが水に溶解するため，溶解度が急激に増大する．

b　誤：このような条件では，エステル結合は切断されない．水素結合が切断される．

c　正

d　正：温度上昇とともに親水基と水の水素結合が切断され，溶解度が減少して白濁する．曇点は非イオン性界面活性剤のみにみられる温度である．

第3問　正解：2

a　正：粒子径が増大しても粒子間付着力は変わらないが，粒子間接触点数が減少するとともに，粒子の自重による運動力のほうがはるかに大きくなるので，付着力は無視できるためである．この逆の現象が次項（b）である．

b　誤：粉砕すると粒子間のみかけの付着力が増大するので，安息角は増大する．

c　正：流出速度が大きい粉体ほど流動性はよく，安息角は小さい．

d　正

第4問　正解：4

a　正：ニュートンの粘性法則（$S = \eta D$；S：せん断速度，D：せん断応力，η：絶対粘度（または粘性係数））が成立する．せん断速度に無関係に粘度は一定である．

b　正：日局収載の「チンク油」は酸化亜鉛を植物油に研和・分散させたものである．このような分散体は塑性流動を示す．

c　誤：準粘性流動を示す非ニュートン流体である．準粘性流動はレオグラム（縦軸－せん断速度，横軸－せん断応力）において，流動曲線は原点から出発し，ずり応力が増加すると，みかけの粘度が低下する（ダイラタント流動とは逆の現象）ものであり，直鎖状高分子の低濃度溶液にみられる．

d　誤：ダイラタント流動を示す非ニュートン流体であり，降伏値をもたない．前項（c）の逆の流動様式であり，ずり応力が増加するにつれて，みかけの粘度も増大する．

第5問　正解：4

a　正

b　正

c　誤：みかけの溶解速度定数 K' は，温度，溶媒の粘度，撹拌条件などの関数である．

d　誤：みかけの溶解速度定数 K' は，固/液界面における拡散層の厚さの影響も受けるので，撹拌速度を大きくすれば溶解速度も大きくなる．

第6問　正解：1

a　正：液体は常に表面を小さくしようとする性質があるが，内部から液体分子を表面に移して，表面積を $1\,m^2$ だけ広げるのに要するエネルギー（J/m^2），すなわち単位面積当たりの表面自由エネルギーである．

b　正：同一物質については，表面張力は，固体＞液体である．

c　誤：食塩は，水中で水和して存在するので，表面に集まることはなく溶液内部に配向し，Gibbsの吸着等温式（$\Gamma = \dfrac{C}{RT} \cdot \dfrac{d\gamma}{dC}$，$\Gamma$ は単位面積当たりの溶質の吸着量，C は溶質の濃度，γ は表面張力）では負の吸着（$\Gamma<0$）を示す．

d　誤：界面活性剤は，表面に集まる性質があり，Gibbsの吸着等温式では正の吸着（$\Gamma>0$）を示す．

第7問　正解：3

a　正

b　正：水は電気伝導体であり，油は電気を通さない（絶縁体）．

c　誤：メチレンブルーは水溶性であるので，内相が着色するだけで一面には広がらない．

d　正：W/O型エマルションは外相である液相になじみやすいからである（Bancroftの経験則）．

第8問　正解：1

a　正

b　正：多形転移などの相変化や発熱または吸熱の熱的挙動を熱量（エンタルピー）変化として検出する方法を示差走査熱量測定法（DSC）という．

c　誤：多形現象を示す薬物は結晶形によって単位格子の大きさが異なるので，結晶形ごとに異なる回折角度に回折が生じる．

d　誤：結晶多形は，溶解すれば結晶形によらず同一の分子構造となるので，液体のNMRでは区別できない．固体NMRによって結晶状態の解析ができる．

[基礎編] 生物薬剤学

第9問　正解：2

絶対的バイオアベイラビリティは静脈内投与に対する吸収率，相対的バイオアベイラビリティは対照とする製剤に対する吸収率である．いずれも投与量換算したAUCの比として求められる．したがって，

a　400×100/250×1/200×100＝80%

b　300/400×100＝75%

第10問　正解：3

a　誤：静脈内投与後の平均滞留時間（MRT）は，生体内に移行した薬物の平均的な滞留時間，経口投与後の平均滞留時間は，吸収に要した平均的な時間と生体内移行後の薬物の平均滞留時間の和である．したがって，錠剤Aの平均吸収時間（MAT）は（錠剤A投与後の平均滞留時間）－（静脈内投与後の平均滞留時間）で2時間と計算される．同様に，錠剤Bの平均吸収時間は4時間となる．吸収速度定数は平均吸収時間の逆数である．したがって，錠剤Aの吸収速度定数は0.5h^{-1}，錠剤Bの吸収速度定数は0.25h^{-1}となり，錠剤Aの吸収速度定数は錠剤Bの2倍である．

b　正

c　正：消失速度定数（k_e）は静脈内投与後のMRTの逆数である．したがって，この薬物のk_eは1h^{-1}である．消失半減期は0.693/k_eから算出して，0.693時間となる．

d　正：消化管内での薬物の平均溶出時間は（錠剤投与後の平均滞留時間）－（溶液投与後の平均滞留時間）から求めることができる．同じ薬物を含む製剤の場合，溶出した薬物の吸収は同じなので，吸収速度の違いは，製剤からの薬物の溶出速度に依存する．したがって，消化管内での錠剤Aからの薬物の溶出は，錠剤Bに比べて速い．

e　誤：錠剤Aの平均溶出時間は錠剤Bよりも速い．

第11問 正解：5

a 誤：薬物が細胞膜を透過しやすく，組織中で強く結合する場合には，組織内薬物移行量が増大し，分布容積は体重に相当する容積の数10倍を示すものがある．例えば，チオペンタールやジゴキシンなど．
b 正：皮下投与の場合，分子量5,000以上の化合物はリンパ移行しやすくなる．毛細血管内の血流量はリンパ管よりも数100倍速いため，低分子薬物は毛細血管壁を透過して血流に移行する．大きな分子は分子量5,000を境にして，組織液に滞留した後，細胞間隙の疎なリンパ管に移行しやすくなる．
c 誤：組織への結合が大きいほど組織移行しやすいので，分布容積は大きくなる．
d 正：高齢者では水分量の減少に伴い，体脂肪量の割合が上昇するため，脂溶性薬物は分布容積が増大する．

第12問 正解：1

a 正：阻害薬の有無でタンパク質1分子当たりの結合部位数は変化しない．
b 正
c 誤：結合定数が大きい薬物は，血漿中濃度がある一定の値を超えると急激に非結合形の割合が増える．非結合形薬物の急激な増加は，過度な薬効や副作用の発現につながる．
d 誤：α1-酸性糖タンパク質は，主に塩基性薬物と強く結合する．酸性薬物と結合するのはアルブミンである．

第13問 正解：2

a 正
b 誤：安息香酸は，グリシン抱合を受けて馬尿酸となり排泄される．
c 正
d 誤：硫酸抱合体は多くの場合，そのまま排泄される．一方，グルタチオン抱合体はグリシン及びグルタミン酸が加水分解されて除去され，さらにアセチル化されたN-アセチルシステイン抱合体（メルカプツール酸）として排泄される．

第14問 正解：4

1 誤：シメチジンはヘム鉄と結合し，代謝活性を阻害する．
2 誤：喫煙によって，CYP1A2が誘導される．
3 誤：グレープフルーツジュースはCYP阻害により，薬効を増強させることがある．
4 正
5 誤：CYPは酸化還元反応に関与し，抱合化反応は触媒しない．

第15問 正解：5

a 誤：イヌリンは糸球体ろ過速度（GFR）を求めるのに用いられる．

b 誤：再吸収のメカニズムにはpH分配仮説に従う受動輸送と，トランスポーターが関与する能動輸送がある．塩分が再吸収されると，生じた浸透圧を埋め合わせするために水が再吸収される．

c 正：健常人ではアルブミンは尿中に排泄されない．ネフローゼではタンパク尿が認められる．

d 正：再吸収を受けない薬物で，タンパク質に結合していない薬物は糸球体ろ過と尿細管分泌によって尿中に排泄される．一方，ろ過された水分のほとんど（99％）は再吸収されるので，尿中薬物濃度は血漿中タンパク非結合形薬物濃度より高くなる．

第16問 正解：1

a 正：各臓器クリアランスのその臓器の最大値は血流速度である．

b 正：全身クリアランスは薬物全体の消失能力を表すパラメータである．

c 誤：肝クリアランス（CL_h）はwell-stirred modelで次のように表される．

$$CL_h = (Q_h \cdot f_b \cdot CL_{int}) / (Q_h + f_b \cdot CL_{int})$$

ここで，Q_hは肝血流量を，CL_{int}は肝固有クリアランスを表す．

肝抽出率が10％の低抽出性薬物（あまり代謝されない薬物）では，$CL_h ≒ f_b \cdot CL_{int}$となり，肝クリアランスは血漿中タンパク結合率（$f_b$）の変動の影響を強く受ける．

d 誤：肝固有クリアランス（CL_{int}）が高い場合には，well-stirred modelの式は，$CL_h ≒ Q_h$となり，肝クリアランス（CL_h）は血流によって決定される．つまり血流律速となる．

[基礎編] 製剤学

第17問 正解：4

a 誤：冷所とは1〜15℃の場所のことである．

b 正：なお，通則第29項では，溶解性を示す用語として，"極めて溶けやすい"から"ほとんど溶けない"までの7種類の表現がある．

c 誤：気密容器とは，固形または液状の異物が侵入せず，内容医薬品の損失，風解，潮解や蒸発などを防ぐことができる容器で，単に固形医薬品の損失を防ぐ密閉容器より厳密な容器であり，密閉容器によって代用することはできない．

d 正：懸濁性注射剤の場合は，最大粒子径は150μmであるが，点眼剤は適用部位が異物に対して敏感であり，また水晶体を損傷する恐れもあるので，より厳しい規定となっている．

e 誤：チンキ剤ではなく，酒精剤の記述である．チンキ剤は，通例，生薬をエタノールまた

はエタノールと精製水の混液で浸出して製した液状の製剤である．

第18問 正解：3

1 誤：体温上昇度の合計が3℃以上ではなく，2.5℃以上である．
2 誤：5000〜6000lxではなく，8000〜10000lxである．
3 正：即放性製剤を対象とする場合は，1時点の測定である．
4 誤：75μm以上ではなく，50μm以上である．
5 誤：ふるい振とう機は用いず，手で3分間ふるう．

第19問 正解：5

a 誤：口腔内崩壊錠とチュアブル錠が経口投与製剤であり，舌下錠とガム剤はいずれも口腔内に適用する製剤である．
b 誤：生薬または生薬関連製剤を原料とする製剤中の生薬成分については，含量均一性試験は適用されない．
c 正：凍結乾燥注射剤は成分をいったん溶解して均一とした後に小分け・充てんしているので，内容物は均一であり，ばらつきは質量偏差試験法で管理できるが，複数成分をあらかじめ無菌的に混合して粉末充てんした粉末注射剤は，充てん工程で偏りが生じる可能性があるので，含量均一性試験法で管理する必要がある．
d 正：非無菌製剤における，ある特定微生物の存在は，製品の薬効の減少あるいは失効につながる可能性があり，また患者の健康を損なう可能性もあるので，日局16では国際調和合意に基づき，［参考情報］として「非無菌医薬品の微生物学的品質特性」が制定されている．

第20問 正解：4

a 誤：ハンマーミルは，粉砕室内でハンマーが高速度で回転するため，空気及び薬物粒子と粉砕室壁面との間で生じる摩擦熱により，粉砕時間の経過とともに温度が上昇する．したがって，熱に不安定な薬物や，多形現象を示す薬物，低融点の薬物の粉砕には適していない．
b 正：シームレスカプセルは，液／液界面現象を利用した造粒原理から，当然，造粒物は球状である．
c 誤：高周波照射により被滅菌物中の水分子の振動に伴う摩擦熱（内部加熱）によって滅菌を行うもので，伝導，対流，輻射などによる外部加熱とは加熱機構が根本的に異なり，被加熱物自体が発熱体となる．
d 正：凍結乾燥過程で，水分の昇華の際に水分子の揮散に伴って表面や内部構造が多孔状態となり，このために造粒物の比表面積（m^2/g）は増加する．

第21問　正解：4

1　誤：徐放性製剤は，一般に通常製剤より薬物含量が多いため，製剤の欠陥によって短時間に薬物が放出（過量放出）されると，重大な副作用につながる恐れがある．したがって，徐放化して薬物放出速度を一定にしても，吸収率の低下や変動を防ぐことができないので，薬理効果が極めて強い薬物は不適である．
2　誤：初回通過効果の大きい薬物は，経口徐放性製剤とすることによってBAが低下する可能性があるので，通常，不適である．
3　誤：徐放化によって消化管からの吸収率が低下する可能性があるため，消化管からの吸収性が不良な薬物は不適である．
4　正：生物学的半減期が長い薬物は，徐放化によって体内に蓄積される可能性があるので，適さない．
5　誤：このような薬物は，もともと徐放性製剤とする意義がない．

第22問　正解：3

a　誤：種々の疎水性アルキル基をエステル結合させたプロドラッグが多く使用されている．
b　正
c　誤：このような治療を細胞治療という．遺伝子治療は，異常な遺伝子をもっているため機能不全に陥っている細胞の欠陥を修復・修正することにより疾病を治療する手法をいう．
d　正：既存のIFN-2aに分岐PEGを結合させ，IFNの血中からの消失時間を延長し効果を持続させた製剤（「PEG-IFNα-2a」）が市販されている．

第23問　正解：3

a　誤：体循環を持続させて標的部位の薬物濃度を高める方法を受動的標的化といい，体内の受容体などを利用して薬物を積極的に送達する方法を能動的標的化という．
b　正：DDS製剤の究極の目的である．
c　正：受動的標的化型医薬品としてDoxil®（Alza社：ドキソルビシン封入PEG修飾リポソームでEPR効果を利用）やAmBisome®（Gilead社：アムホテリシンB封入リポソームで，世界初のリポソーム医薬品）などがある．なお，2013年7月現在で世界で上市されているリポソーム医薬品は14製剤である．
d　誤：いわゆるPEG修飾（PEGylation）DDSのことであり，体内で不安定で消失の速いペプチドやタンパク質医薬品に直鎖または分岐型のPEG分子を1～数分子結合させたものをPEG修飾医薬品（PEG化医薬品）と呼ぶ．一般にPEGを結合させたタンパク質性薬物やリポソームは，肝細胞での取込みが低下し，腎臓排泄も抑制されて血中濃度は持続する．この性質を利用して受動的標的化が可能になる．2013年7月現在で

世界で上市されたPEG化タンパク質医薬品は11製剤である．

第24問　正解：2

a　正：消化管吸収性，組織移行性，組織選択性，化学的安定性の向上などが期待されている．
b　誤：サラゾスルファピリジンは，5-アミノサリチル酸のプロドラッグである．
c　正：局所適用の外用剤として用いられており，全身的副作用を軽減する目的で開発された薬剤である．プロドラッグとは逆の機構をもつ．実用化例として，酢酸プロピオン酸ヒドロコルチゾン（未吸収体として吸収され，血中でエステラーゼにより代謝されてヒドロコルチゾンに変化する），ブテソニド（全身性の副作用の軽減）などがある．
d　誤：脳毛細血管上の中性アミノ酸トランスポーターによって脳内に送達される．

[基礎編] レギュレーション

第25問　正解：4

a　正
b　誤：世界売上高100位までの国籍別開発数は，1位米国49品目，2位英国16品目，3位日本12品目である．次いで，4位スイス6品目，5位ドイツ及びフランス5品目である．
c　誤：2003年以降10％以下で推移している．
d　正：2005年以降，全産業平均は3％程度であるが，医薬品産業では10〜12％である．
e　正：2009年で輸出額は4,000億円弱，輸入額は1兆3,300億円
f　正：2009年で受取金額は2,600億円，支払い金額は450億円である．

第26問　正解：3

a　正
b　誤：JIS，USP，NF，BPに収載されていても別紙規格として記し，規格の内容を別紙として添付することとされている．
c　誤：滑沢剤，pH調整剤などは，複数成分の適量記載が認められている．
d　正
e　誤：香料の場合は微量と記載してよいが，安定剤，抗酸化剤，防腐剤，保存剤として使用する成分は0.1％以下であっても，その分量を記載する必要がある．

第27問　正解：4

a　正
b　正

c　誤：冷蔵庫保存時の加速試験は，25±2℃／60±5％RHにて実施することとされている．
d　誤：製剤に使用する原薬のロットについては，可能ならば別のロットを使用することが推奨されてはいるが，必ずしも必須とされていない．
e　誤：実生産スケールで製造される最初の3ロットを使用することが規定されている．

第28問　正解：2

a　誤：製造方法の変更が軽微変更届出の範囲で，同一の許可あるいは認定区分で，関連工程を共有する同系統の品目であっても，過去2年以内のGMP調査でGMP適合とされている製造場所への変更の場合は，軽微変更届出が必要である．
b　正
c　誤：承認申請の際に提出されるデータは，実生産を反映した規模の製造設備で収集されたものとし，申請時には必ずしも実生産の製造設備で得られたデータであることを必要としない．（H17. 2. 10　薬食審査発第0210001号）
d　誤：変更届出の対象である．（H17. 2. 10　薬食審査発第0210001号）

第29問　正解：5

a　誤：GMPにおいて，医薬品の製造業者は，バリデーションの実施について各製造所で行わなければならない．（H16. 12. 14医薬品及び医薬部外品の製造管理及び品質管理の基準に関する省令，第13条1）
b　誤：製品の製造に関する記録の保存は製造部門が行う．（H16. 12. 14医薬品及び医薬部外品の製造管理及び品質管理の基準に関する省令，第10条3）
c　正：医薬品の製造販売業者または製造業者に販売することはできるが，市場に製造販売することはできない．（薬事法第12条）
d　誤：申請を受けて調査権者が決定する．（H17. 11. 30　薬食監麻発第1130002号）
e　正：当該変更による製品の品質への影響を評価し，その評価の結果をもとに変更を行うことについて品質部門の承認を受けるとともに，その記録を作成し，これを保管する．（H16. 12. 14医薬品及び医薬部外品の製造管理及び品質管理の基準に関する省令，第14条1）

第30問　正解：3

a　正
b　誤：いずれも5年である．（薬事法施行令第3条）
c　正
d　誤：同一事務所内でなくてもよいが，情報技術の活用などにより相互の適切かつ迅速な連

携が可能な状況を担保する必要があり，連携の状況が外形的に確認できる場合は，必ずしも同一事務所内に三者全員が所在しなくても差し支えない．（H16．7．9　薬食発第0709004号）

e　誤：原則として薬剤師である総括製造販売責任者を設置しなければならない．（薬事法第17条）

［応用編］必須問題／固形製剤

第31問　正解：4

a　正

b　正

c　誤：一般的にチラー（冷却機）でいったん露点まで冷却し，水分を除去してから一定温度まで温めて用いるのが正しい．

d　誤：露点が一定のとき，温度が変化しても絶対湿度（水蒸気kg／乾き空気kg）は一定であるが，相対湿度〔（絶対湿度／飽和絶対湿度）×100（％）〕は温度によって異なる．飽和絶対湿度（すなわち，その温度における飽和水蒸気量）は，温度が上がれば上昇するので，相対湿度は温度が上がれば低下する．

e　正

第32問　正解：3

a　誤：必要はない．リスクアセスメントに基づいて選択した原料特性と工程パラメータの妥当性について説明すればよい．

b　正

c　誤：必要である．製品規格は，リアルタイムリリース試験を適用する場合にも設定され，適合する必要がある．

d　正

e　誤：異なることはない．開発手法が従来の手法であれQuality by Designを用いた手法であれ，製品の出荷判定には同一のGMP要件が適用される．

第33問　正解：1

a　正：乾燥剤を併用することで脱湿も可能である．

b　正

c　誤：圧縮試験機を使って取り出しに必要な力学的強度の評価も可能である．

d　誤：Tamper resistanceは改ざん防止が目的である．子供が簡単に開閉できなくするのはChild resistanceである．

e　誤：品質保証形態としては最終包装形態であるが，使用状態も含めて確認が必要である．

第34問　正解：5

a　誤：薬効が示されない程度の分量であれば，添加剤として認められる．
b　正：既承認医薬品に使用されている添加剤で，特定の製剤や特定の条件下においてのみ使用可能と認められた添加剤は，その使用前例の範囲内であれば，使用することができる．
c　誤：医薬部外品で使用実績があっても，使用前例とは認められない．
d　正

第35問　正解：2

a　正
b　誤：900mLではなく，250mLである．
c　誤：錠剤の硬度や摩損度については，通常は工程試験で実施され，特殊な製剤を除いて規格を設定する必要はない．
d　正
e　誤：即放性製剤の溶出試験での規格は，通常，1時点での溶出率で設定する．

第36問　正解：4

a　正
b　誤：溶出試験は著しい生物学的非同等性を防ぐことを目的としているが，溶出性とバイオアベイラビリティとの間に明確な関連性が見出せない場合もあるので，溶出試験法はその他の要因も考慮して選定する．
c　正
d　誤：崩壊試験法において，腸溶性製剤に対しては第1液及び第2液による2つの試験を別々に行う．
e　誤：製剤含量の均一性は，個々の製剤の間での有効成分含量の均一性の程度を示すための試験法であるので，複数個の製剤を用いることは認められない．

［応用編］必須問題／無菌製剤

第37問　正解：2

1次反応に従って分解する物質の反応速度定数kは，物質の初期濃度C_0と時間tにおける濃度Cを用いて，以下の式で表される．

$$k = \frac{2.3}{t} \log \frac{C_0}{C}$$

上式に，$t = 3$(年)，$C_0 = 100\%$，$C = 90\%$ の条件を代入すると，

$$k = \frac{2.3}{3} \log \frac{10}{9}$$

$$k = \frac{2.3}{3} (\log 10 - 2 \times \log 3)$$

$$k = \frac{2.3}{3} (1 - 0.96) = 2.3 \times 0.04/3$$

$$t_{1/2} = \frac{2.3 \times \log 2}{2.3 \times 0.04/3} = \frac{0.3 \times 3}{0.04} = 22.6 (年)$$

第38問　正解：1

a　正：GMP事例集24-5

b　誤：直接支援区域と直接支援区域に隣接する区域にはエアロックにより分離し，滅菌済み資材，滅菌が困難な資材等の受渡し及び必要な場合においては，除染作業等のためのパスルームやパスボックスを設ける．
無菌操作法による無菌医薬品の製造に関する指針（平成23年4月20日　事務連絡）

c　正：無菌操作法による無菌医薬品の製造に関する指針（平成23年4月20日　事務連絡）

d　誤：洗浄後の容器の乾燥作業又は滅菌作業を行う作業室は専用である必要があるが，洗浄後の容器が汚染されるおそれがない場合においては，この限りでない．（GMP省令第23条第2項）

第39問　正解：5

a　誤：グレードA及びグレードBにおける作業者には，例外なく，無菌性保証の観点から無菌操作に係る適格性を確認する必要がある．

b　誤：グレードAは原則，作業者の介入がない区域であり，作業者が常在することはできない．

c　正

d　正

第40問　正解：1

a　正

b　正

c　誤：バルクの水については，導電率（21μS・cm^{-1}（25℃）以下）及びTOC（500ppb以下）を限度値として設定することにより，導電率を無機塩類の総量として，また，TOCを有機不純物量の指標として用いて水質を管理することができる．

d　誤：ラベル表示と同様，承認申請書においても区別して記載する必要はない．

第1章　認定試験問題と解説

第41問　正解：4

a　誤：注射剤と同様，着色だけを目的とする物質の添加は認められていない．
b　正
c　正
d　誤：小容器（1 mL以下）または単回投与製剤については，根拠があれば，40℃相対湿度25％以下，3カ月間に相当する保存の後に，5％の水分損失があっても認められることがある．（医薬審発第0603001号）

第42問　正解：5

a　誤：日局16製剤総則において，腹膜透析用剤が規定された．
b　誤：日局16製剤総則において，"皮内，皮下及び筋肉内投与のみに用いるものを除く"とされた．
c　誤：日局16製剤総則において，"本剤の薬液"としており，凍結乾燥注射剤で容量規定されているものも含んでいる．「JPTI 2011」において解説．
d　正：日局16製剤総則

［応用編］必須問題／その他製剤

第43問　正解：4

a　正：日局16製剤総則．
b　誤：吸入液剤は，ネブライザーなどにより適用する液状の吸入剤である．
c　正：日局16製剤総則．
d　正：日局16製剤総則．

第44問　正解：3

a　正：日局16製剤総則．
b　誤：点鼻粉末剤に用いる容器は，通例，密閉容器とする．
c　正：日局16製剤総則．
d　誤：点鼻液剤に用いる容器は，通例，気密容器とする．

第45問　正解：2

a　硬膏剤：テープ剤は貼付剤に含まれる剤形であり，日局16から経皮吸収型製剤は剤形でないとの理由により削除され，貼付剤の中に含まれることとなった．
b　樹脂　：吸水性高分子を基剤とするのはパップ剤である．

第46問　正解：5

a　誤："経口液剤"にエタノール使用制限に関する記述はない．また，経口液剤の1つであるエリキシル剤はエタノールを含む．
b　誤：ドライシロップ剤は，水を加えて液状とする顆粒状または粉末状の製剤である．
c　正：白糖は最も一般的に用いられる甘味剤である．
d　正：日局16製剤総則．

第47問　正解：1

a　正：乳化カカオ脂に関する記述であり，レシチン（O/W型乳化剤）の添加により，O/W型乳化剤性基剤となる．
b　正：解熱鎮痛，鎮痙，抗てんかん，精神安定など，多様な薬剤が全身作用を期待する坐剤として用いられている．
c　誤：ハードファットからの薬物の放出性は，体温による基剤の溶融に依存する．
d　誤：マクロゴールからの薬物の放出性は，分泌液中への基剤の溶解に依存する．
e　誤：直腸下部からは門脈に入らないので，肝初回通過効果を低減できる．

第48問　正解：4

a　乳化剤
b　油相
c　水相

日局16製剤総則11.5クリーム剤（2）の項に記載．

［応用編］選択問題／固形製剤

第49問　正解：3

粉塵と有機溶剤のそれぞれの爆発下限濃度はあるが，粉塵と有機溶剤の混合着火下限濃度という用語はない．「実務者のための粉じん爆発・火災安全対策」（日本粉体工業技術協会　粉じん爆発委員会編）などを参照．

第50問　正解：3

a　誤：溶出試験では，$n=6$ の個々の値がいずれも基準を満たす必要がある．
b　正
c　誤：割れやすさの評価とともに，分割したものの質量偏差なども評価すべきである．
d　正：口腔内崩壊錠であっても，薬物の溶出試験は必要である．
e　誤：腸溶性製剤の場合は，酸性領域（pH 1.2）で溶出しないという保証も必要である．

第51問　正解：3

a　誤：バイオアベイラビリティは，$F_a \cdot (1 - E_h)$ で表される．
b　正
c　誤：製剤の腸溶化によって溶解性が低い結晶性薬物のバイオアベイラビリティが改善されることはない．
d　正
e　誤：有意差検定ではなく，両パラメータの対数値の平均値の差の90%信頼区間が，$\log(0.80) \sim \log(1.25)$ の範囲にあるとき，生物学的に同等と判定する．

第52問　正解：4

レイヤリングとは，芯物質の粒子の表面に薬物及び賦形剤を溶媒に溶解または懸濁させた溶液をスプレーし，層状にコーティングすることである．

a～fの装置のうち，この目的に最も適したものは，b転動型流動層装置とcワースター型流動層装置である．

aの遠心型造粒コーティング装置（CF）はレイヤリングやコーティングに用いられているが，乾燥能力が低く，送風量を大きくすると微粒子が一部舞い上がってしまい，コーティング効率と収率が悪くなる．すなわち，微粒子の製造に適しているとは言いがたい．しかし，徐放性製剤などを製造する目的で，時間をかけて緻密なレイヤリングやコーティングを行うことができ，湿潤状態で粒子を取り出して流動層乾燥する場合もある．d，e，fの装置はレイヤリングに適していないか，コーティング機能がない．

第53問　正解：5

a　誤：V型混合機は，混合時間が長すぎると混合物が分離することがある．
b　誤：撹拌造粒法では，かさ高い造粒物ではなく，球形に近い造粒物が得られる．
c　誤：通常，上杵にかかる応力のほうが大きい．
d　正
e　正

第54問　正解：4

a　誤：粒度分布が不適切な場合，打錠条件での対応は困難である．
b　正：これらを調整してフィード・シュー内に滞留する打錠用顆粒の量を減少させ，滑沢剤の過剰混合が進行する前に錠剤としてしまう措置である．ただし，滞留量を減少させると重量変動が増大することがあるので注意が必要であり，根本的には滑沢剤混合工程の最適化を実施すべきである．
c　誤：打錠圧力は打錠用顆粒の物性や打錠機の温度により変化するので，錠剤実重量を自動

測定し，PCDをキャリブレートするWAC（Weight Automatic Controller）装置が必要である．

d 誤：脱気の機能もあるが，最も重要な機能は本圧ローラーとの2段圧縮で，全圧縮時間を延長させ，錠剤硬度を上昇させたり，キャッピングを防止する機能である．

e 正：杵の長さを揃えないと，錠剤重量と打錠圧力の関係が崩れる．

第55問 正解：1

a 正：フィルムコーティングを円滑に行うために，可塑剤を添加することが多い．

b 正：シクロデキストリンは，複合体形成によって溶解性や安定性を改善する効果がある．

c 誤：ゼラチンカプセルは乾燥すると割れやすいが，HPMCカプセルは水分も少なく乾燥しても比較的割れには問題が少ない．

d 誤：キャッピングの場合には滑沢剤は減らしたほうがよいが，スティッキングでは逆である．

e 誤：賦形剤を含む添加剤は，公定書収載品が望ましいが，必須ではない．

第56問 正解：2

a 正：滑沢剤混合工程は独立ではなく，打錠工程でもフィーダー内での流動により滑沢剤の混合度が上昇し，錠剤品質が変わる．

b 誤：仕込み重量により滑沢剤の展延状態に変化が起こる．また小スケールの混合機と大スケールの混合機では回転速度も異なり，単に混合時間のみの調節では不十分である．

c 正：ステアリン酸マグネシウムの粒子径は滑沢性に大きく影響し，錠剤の溶出挙動や硬度に大きく影響する．

d 誤：滑沢剤の添加量を下限ギリギリに設定すると，原料のロット変動や工程変動を吸収できず，打錠障害の原因となることがある．これらの変動を吸収でき，かつ錠剤品質に影響が出ないような添加量とすべきである．

e 正：適正な滑沢剤の量は滑沢する顆粒の表面積に依存し，粒度が粗くなると適正量は減少する．打錠用顆粒の粒度管理は重要である．

［応用編］選択問題／無菌製剤

第57問 正解：1

A点に相当する温度と濃度の水溶液を冷却していくと，B点以下で先ず［a.自由水］が凍結する．冷却が進むにつれて，凝固点降下曲線に沿って［a.自由水］の凍結が進み，次第に溶質は濃縮される．［b.共晶］点であるE点に達すると水と薬物が個々独立に結晶化して［b.共晶］混合物を形成する．しかし，一般的に，注射用の薬物は水との親和性が大きいため，F点では

濃厚な［c.非晶体］として固化する場合が多い．このような過冷却現象は冷却過程と昇温過程でヒステリシスを生じることが多く，一度十分に冷却した後，［b.共晶］点より［d.やや低い］温度まで加温し，数時間エージングすることによって［b.共晶］を形成させることができる．このような製法を晶析凍結乾燥法，エージングプロセスを晶析工程と呼ぶ．

第58問　正解：5

a 誤：還元糖であるブドウ糖，果糖，マルトースは溶液中では一部開環してアルデヒド型で存在し，加熱滅菌処理あるいは長期保存中に分解し，3-デオキシグルコソン（3-DG）や不飽和オソンの重合による褐変現象を呈する．

b 正

c 正

d 誤：還元糖とアミノ酸は，重合して褐色色素を生成する．このメイラード反応はpHが高くなるほど速やかとなり，この反応は温度やリン酸塩，有機酸の共存により促進される．

e 誤：リン酸カルシウムは溶液がアルカリ性では溶解性が極めて低い$CaHPO_4$として存在し，酸性になるほど$Ca(H_2PO_4)_2$が生成しやすく，沈殿生成の可能性は低くなる．

第59問　正解：3

a 誤：亜硫酸ナトリウム類は酸性で速やかに分解し，効果を失うので注意を要する．

b 誤：最も汎用されている賦形剤で使用可能であるが，添加濃度に注意を要する．

c 正

d 正：不溶性異物の原因になることが多い．

第60問　正解：5

a 誤：フレークスは薬液のpHが高いほど生じやすい．

b 誤：針刺突性とコアリングの発生しやすさの間にはあまり関係がない．

c 正

d 正

第61問　正解：2

a 正

b 誤：オーガー攪拌方式，吸引吐出方式，いずれの充てん方式でも対象となる粉末のかさ比容積［cm^3/g］に応じて充てん機の部品を調整する必要があり，かさ比容積の影響は大きい．

c 正

d 誤：無菌操作の対象には接粉部品の組立ても含まれ，その作業はグレードAで行わねばならない．グレードBはグレードAに対する緩衝区域であり，この区域は作業を行う区域ではない．

第62問　正解：2

a 正
b 誤：発熱性物質量を 10^{-3} 以下に減少できる条件でよい．
c 正
d 誤：製品と接触する表面の除染では，6ログ以上の減少を実証する必要がある．

第63問　正解：5

a 誤：省略はできないが，「注」，「注用」又は「水懸注」の文字の記載をもって代えることができる．
b 正
c 誤：長期にわたる放出試験で保証する必要はないが，製剤開発の段階で設計された放出特性を有効期間内を通じて有すること，また製造バッチ間で同等の放出特性を有することを製剤の特性に応じた加速試験で保証する必要がある．
d 正

第64問　正解：3

除菌フィルターの完全性テスト法には以下の4種類がある．

1 バブルポイント試験：フィルターを水（試験液）などで湿潤させ，その後そのフィルターに空気圧を徐々に加える．ある空気圧に達したとき，フィルターのろ材の表面から気泡が連続的に出るようになる．そのときの空気圧を測定して，そのフィルターの完全性を確かめる．一般的には，ディスクタイプの除菌フィルターに適用される．
2 フォワード・フロー試験：水（試験液）などで湿潤したフィルターに空気または窒素などのガス圧（試験圧）を加え，そのときのフィルターを通過する空気流量を測定して，そのフィルターの完全性を確かめる．一般的には，カートリッジタイプの除菌フィルターに適用される．（正解）
3 ディフュージョン・フロー試験：水（試験液）などで湿潤したフィルターをバブルポイント以下の圧力で適切な気体により加圧したとき，拡散によって二次側に押し出される気体または液体の流量を適切な方法で測定することにより，そのフィルターの完全性を確かめる．
4 プレッシャーホールド試験：水（試験液）などで湿潤したフィルターを適切な気体で加圧した後，気体の供給を遮断し，規定時間内の圧力低下を測定することにより，そのフィルターの完全性を確かめる．

[応用編] 選択問題／その他製剤

第65問　正解：2
a　正：粉末吸入デバイスから排出される薬物量の均一性を評価する試験である．
b　誤：質量均一性試験であるが，吸入剤では必要とされない．
c　正：空気力学的中位径で，製剤特性の評価のために測定される重要な項目である．
d　正：含量均一性試験で，品質評価項目として実施される．

第66問　正解：5
　パップ剤には乾燥水酸化アルミニウムゲル，水酸化アルミニウム・マグネシウム及びアルミニウムグリシネートなどのアルミニウム化合物が架橋剤として用いられる．

第67問　正解：2
a　液体中での粒子（本問では内相）の浮上・沈降に関するストークスの式が正しい．アレニウスの式は，水溶液中における薬物の安定性予測に用いられる．アンドレードの式はニュートン流体の温度と粘度の関係式である．
b　多価アルコールが正しい．D相（界面活性剤相）乳化法では，1,3-ブタンジオールのような水溶性の多価アルコールにより非イオン性界面活性剤のHLB値を調整してD相を形成させ，これを乳化に利用する．

第68問　正解：2
a　正：リザーバー型製剤は外側より順に，バッキング，薬液を含む貯槽，放出制御膜，粘着層から構成されており，放出制御膜によって放出速度が制御される．
b　誤：マトリックス型製剤からの放出は一般にHiguchi式に従い，時間の平方根に比例する．
c　誤：皮膚水分量が上昇すると，角質層中に水路が形成されるため透過性が増加（亢進）することが多い．
d　誤：テープ剤が貼付されている部位では皮膚水分量が上昇するため，乾燥することはない．

第69問　正解：5
a　正：ステロイドの血管収縮作用に基づく反応である．「局所皮膚適用製剤の後発医薬品のための生物学的同等性試験ガイドライン」にも記載されている．
b　誤：アスコルビン酸は抗酸化剤であり，抗菌作用はない．保存剤にはパラオキシ安息香酸メチルや，パラオキシ安息香酸ブチルなどのパラベン類（USP）がよく使われる．
c　正：炭化水素ゲル軟膏基剤は物性が悪くなるため，通常，加温・溶融しない．
d　正：日局16製剤総則に規定される．

第70問 正解：4

a 誤：噴霧中，大粒子の賦形剤から分離した有効成分の微粒子が気道内に送達されるため，造粒されていることは少ない．
b 正：日局16製剤総則．
c 誤：塩素を含まないフッ化炭素のハイドロフルオロカーボン（HFC）がよく使用されている．ジメチルエーテルは外用スプレーの噴射剤として用いられるが，吸入剤には使用されない．
d 正：日局16製剤総則．

第71問 正解：1

a 甘味剤が正しい．白糖やD-ソルビトールは甘味剤として汎用される．
b 保存剤が正しい．パラオキシ安息香酸メチル及びパラオキシ安息香酸プロピルは保存剤として広く使用される．
c pH調整剤が正しい．クエン酸は酸味を付与するためのpH調整剤として使用される．

第72問 正解：3

a 正：どちらも石油から得た炭化水素類の混合物を精製したものであり，日局「黄色ワセリン」は黄色であることのほかは，「白色ワセリン」と同じ規格である．
b 誤：数%以下とは限らない．稠度調節の目的では，通常，数%～10数%配合される．
c 誤：融点測定法第3法が適用される．
d 正：局方に規定はないが，軟膏剤の評価法として用いられている（「最新製剤学」廣川書店）．
e 誤：親水クリーム，白色軟膏には配合されるが，マクロゴール軟膏には配合されない．

第3回製剤技師認定試験

基礎編

物理薬剤学

第1問 界面活性剤の溶液中のミセル形成に関する記述について，正しいものはどれか．

1. 水溶液中では形成しない．
2. 非極性溶媒中ではいかなる場合も形成しない．
3. ミセルはコロイド粒子の一種である．
4. 非イオン性界面活性剤では形成しない．
5. 陰イオン性界面活性剤では形成しない．

第2問 結晶多形及び非晶質をもつ同一の固体原薬の結晶状態による溶解度の大きさの順序について，正しいものはどれか．

1. 安定形結晶＞準安定形結晶＞非晶質固体
2. 非晶質固体＞準安定形結晶＞安定形結晶
3. 非晶質固体＞安定形結晶＞準安定形結晶
4. 準安定形結晶＞安定形結晶＞非晶質固体
5. 準安定形結晶＞非晶質固体＞安定形結晶

第3問 図に示した粒子の投影像において，A，B，Cに相当する粒子径の名称の正しい組合せはどれか．なお，線分yは，投影粒子面積を2等分する線分であり，点線の円は粒子と同じ投影面積をもつ．

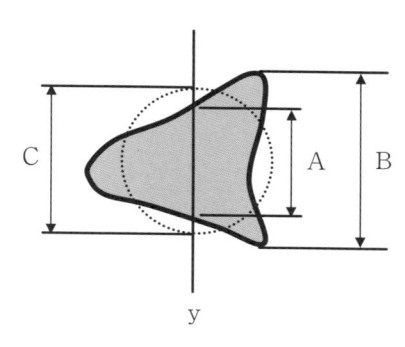

	A	B	C
1	マーチン径	ヘイウッド径	モード径
2	メジアン径	マーチン径	ヘイウッド径
3	マーチン径	フェレー径	ヘイウッド径
4	ヘイウッド径	モード径	フェレー径
5	フェレー径	ヘイウッド径	マーチン径

第4問 溶解度に関するファントホッフの式に関する記述のうち，正しいものの組合せはどれか．

a この式は，理想溶液ばかりでなく実在溶液においても成り立つ．
b 薬物の溶解度の自然対数を縦軸，絶対温度の逆数を横軸にプロットすると，右下がりの直線となる．
c 薬物の溶解度の自然対数を縦軸，絶対温度の逆数を横軸にプロットしたときの直線の傾きから，薬物の溶解熱が得られる．
d 複数の薬物の溶解度について，これらの薬物の溶解度の自然対数を縦軸に，また絶対温度の逆数を横軸にプロットしたとき，直線の傾きが大きい薬物ほど，溶解度が常に大きいことを示す．

1 (a, b)　　2 (a, c)　　3 (a, d)
4 (b, c)　　5 (b, d)

第5問 一次反応で分解する薬物の半減期と初期濃度との関係として正しいものはどれか．

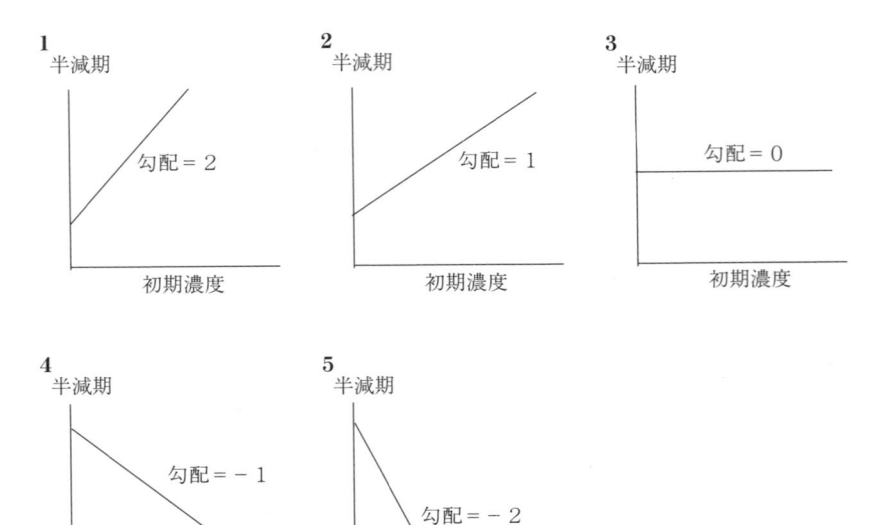

1 半減期 勾配＝2 初期濃度
2 半減期 勾配＝1 初期濃度
3 半減期 勾配＝0 初期濃度
4 半減期 勾配＝－1 初期濃度
5 半減期 勾配＝－2 初期濃度

第6問 臼中で空隙率が80％の粉体層を空隙率が10％になるまで圧縮したとき，粉体層のみかけ密度（かさ密度）は，もとの何倍になるか．最も近い数値を選べ．

ただし，粉体粒子の真密度は1.40g/cm^{3}であり，圧縮により真密度は変化しないものとする．

1 1.5
2 3.0
3 4.5
4 6.0
5 7.5

第7問 レオロジーに関する記述のうち，正しいものの組合せはどれか．

a ニュートン流動では，粘度はせん断速度に関係なく一定である．
b ダイラタント流動では，みかけの粘度はせん断速度の増加とともに減少する．
c チキソトロピーを示す流体は，せん断応力が働いているときに流体内部でゾル－ゲル転移を起こす．
d 準粘性流動を示す流体は，降伏値をもつ．

1 （a, b）	2 （a, c）	3 （a, d）
4 （b, c）	5 （b, d）	

第8問 ある弱酸性薬物のpKaが3.5, 分子形薬物の溶解度が0.1mg/mLであった. pH 4.5のときの薬物の溶解度（mg/mL）として最も近い数値はどれか.

1　0.1
2　0.2
3　0.5
4　1.1
5　1.6

生物薬剤学

第9問 1-コンパートメントモデルに従い, 半減期12時間で消失する薬物がある. この薬物2mgを静脈内に急速投与した直後の血中濃度は100ng/mLであった. この薬物2mgを投与間隔24時間で連続静脈内急速投与した時, 3回目投与直後の血中濃度（ng/mL）に最も近い値は次のどれか.

1　100
2　125
3　131
4　163
5　194

第10問 薬物の消失に関する次の記述のうち, 正しいものの組合せはどれか.

a　腎排泄のみによって消失する薬物も, 吸収過程では肝初回通過効果を受ける.
b　経鼻投与では, 肝初回通過効果を受けない.
c　腎臓における薬物の糸球体ろ過速度は, 薬物の血漿中タンパク結合率に依存する.
d　薬物の胆汁排泄は, すべて受動拡散による.
e　薬物の肝クリアランスは, 肝臓での代謝クリアランスと代謝物の胆汁中への排泄クリアランスの和で表される.

	1（a, c）	2（a, d）	3（b, c）
	4（b, e）	5（d, e）	

第11問 薬物の消化管吸収に関する次の記述の正誤について，正しい組合せはどれか．

a 小腸から吸収される薬物の場合，胃内容排出速度が大きいと薬物の吸収開始は遅くなる．

b ニューキノロン系抗菌薬であるノルフロキサシンは，牛乳の摂取によって吸収率が低下する．

c グリセオフルビンのような脂溶性薬物の吸収は，食事による影響が少ない．

d 促進拡散は，濃度勾配を駆動力としたトランスポーター介在性の輸送である．

e P-糖タンパク質は，小腸上皮細胞では刷子縁膜側に発現し，一次性能動輸送により薬物を細胞外に排出して吸収性を低下させる．

	a	b	c	d	e
1	誤	正	正	正	誤
2	正	誤	正	誤	誤
3	誤	正	正	誤	正
4	正	誤	誤	正	正
5	誤	正	誤	正	正

第12問 分布容積に関する次の記述のうち，正しいものはどれか．

1 分布容積は，薬物が分布した実際の臓器容積に相当する．

2 組織タンパク結合率は，分布容積に影響しない．

3 血漿タンパク結合率は，分布容積に影響しない．

4 分布容積とは，薬物が血漿中薬物濃度と同じ濃度で分布していると仮定した時の体液量である．

5 一般に，高齢者では脂溶性薬物の分布容積は減少する．

第13問 薬物の吸収に関する次の記述の正誤について，正しい組合せはどれか．

a 口腔粘膜は，透過しなければならない膜が薄く，速やかな吸収が期待できるが，肝初回通過効果を回避することができない．

b 鼻粘膜は，主に吸収を担う多列繊毛上皮細胞が互いに密に接着していることから，バリアー機能が高く，一般に薬物の吸収は不良である．

c 一般に，肺からの薬物吸収は，肺胞表面の95％を占めているⅠ型肺胞上皮細胞層を介した受動拡散によるものと考えられている．

d 皮膚の角質層の厚さは，部位によらずほぼ一定であるので，薬物の経皮吸収にも部位差はほとんどない．

e 直腸下部に投与された坐剤からの薬物吸収は，肝初回通過効果の回避が可能となる．

	a	b	c	d	e
1	正	誤	正	誤	誤
2	誤	正	誤	正	誤
3	誤	誤	正	誤	正
4	正	誤	誤	誤	正
5	誤	正	正	誤	誤

第14問 薬物の分布に関する次の記述の正誤について，正しい組合せはどれか．

a 血液脳関門とは，脳実質細胞同士が緊密な密着結合で接着して形成する透過障壁のことである．

b 血液脳脊髄液関門とは，脈絡層を形成している上皮細胞同士が緊密な密着結合で接着して形成する透過障壁のことである．

c 母体から胎児への物質移行は胎盤関門により厳しく制限されているので，母体に投与した薬物の胎児移行は極めて小さい．

d 血液中でアルブミンに結合した薬物は，肝臓のDisse腔には到達可能であり，したがって，肝実質細胞近傍にも接近できる．

e 一般に，血中薬物の臓器・組織分布を制御しているのは，血管透過性と臓器組織を形成している細胞膜透過性なので，血流速度の大小は薬物の臓器・組織分布にはほとんど影響を及ぼさない．

	a	b	c	d	e
1	正	誤	誤	誤	正
2	誤	正	誤	正	誤
3	誤	正	正	正	誤
4	正	誤	正	誤	誤
5	誤	誤	誤	正	正

第15問 腎排泄に関する次の記述の正誤について，正しい組合せはどれか．

a 薬物の糸球体ろ過は，主に膠質浸透圧とボーマン嚢内圧が，ろ過圧として働くことに

より起こっている．
b D-グルコースやアミノ酸は，健常人において，ほとんど尿中に排泄されることはないが，それはD-グルコースやアミノ酸が糸球体ろ過を受けないためである．
c 薬物の中には尿細管中に排泄された後，再び血中へと吸収されるものがあるが，その機構は濃度勾配に従った受動拡散に限られている．
d 一般に，尿細管分泌を受ける薬物の腎クリアランス値は，非結合形血漿中濃度の上昇に伴い，増大する傾向を示す．
e 一般に，弱酸性薬物の場合，尿のpHが低いほど尿細管再吸収が増大するため，尿中への排泄が低下する．

	a	b	c	d	e
1	正	誤	誤	誤	正
2	正	正	誤	誤	誤
3	誤	正	誤	正	誤
4	誤	誤	正	誤	正
5	誤	誤	誤	誤	正

第16問 ある薬物Aを5mg静脈内に急速投与したところ，血漿中濃度—時間曲線下面積AUCが495ng・hr/mL，未変化体の尿中への総排泄量は投与量の25%であった．この薬物の血漿中からの消失は，尿中への排泄と肝代謝によってのみ起こることがわかっている．薬物Aの肝クリアランス値（L/hr）として最も近い値は次のどれか．

1　100
2　10
3　25
4　7.5
5　2.5

製剤学

第17問 日本薬局方通則及び製剤総則に関する次の記述の正誤について，正しい組合せはどれか．

a 舌下錠は，有効成分を舌下で速やかに溶解させ，口腔粘膜から吸収させて全身で作用させる口腔用錠剤である．

b 定量に供する試料の採取量に「約」を付けたものは，記載された量の±5％の範囲をいう．
c 吸入液剤で多回投与容器に充てんするものは，適切な保存剤を加えることができる．
d 標準温度は20℃，室温は15〜25℃，そして冷所は1〜15℃の場所のことである．
e シロップ用剤とは，水を加えるとき，シロップ剤となる顆粒状又は粉末状の製剤で，ドライシロップ剤とは異なる．
f 経口投与する錠剤には，口腔内崩壊錠，チュアブル錠，発泡錠，分散錠及び溶解錠が含まれる．

	a	b	c	d	e	f
1	正	正	誤	正	正	誤
2	正	誤	正	誤	誤	正
3	誤	正	正	正	正	正
4	正	正	誤	誤	正	誤
5	誤	誤	誤	正	誤	誤

第18問 液状製剤に関する次の記述のうち，正しいものはどれか．

1 懸濁剤及び乳剤には，溶出試験法が適用される．
2 リモナーデ剤及びローション剤は，外用液剤である．
3 エリキシル剤及びリニメント剤は，経口液剤である．
4 酒精剤及びチンキ剤は，火気を避けて保存する．
5 点耳剤及び点鼻液剤には，別に規定するもののほか，着色だけを目的とする物質を加えてはならない．

第19問 製剤化の単位操作に関する次の記述のうち，正しいものの組合せはどれか．

a ジェットミルは熱に不安定な医薬品の粉砕にも利用できる．
b V型混合機では，混合時間を長くするほど粉体の良い混合状態が得られる．
c 硬カプセル剤の製造工程において，粉末や顆粒を加圧しながら充てんすることは認められていない．
d ロータリー型打錠機では，上杵の下降により圧縮成形が行われ，その間下杵は動かない．
e 流動層コーティング機は，気流で浮遊させた顆粒や錠剤にコーティング液を噴霧してコーティングを行う．

| 1 （a, b） | 2 （a, e） | 3 （b, c） |
| 4 （c, d） | 5 （d, e） | |

第20問 無菌製剤の製造工程に関する次の記述の正誤について，正しい組合せはどれか．

a エンドトキシンは発熱性物質の一つであるが，超ろ過法ではエンドトキシンは除去できない．

b クリーンルームの清浄度の「クラス100」とは，1立方メートルの空間に0.5μm以上の粒子が100個以下であることをいう．

c 無菌製剤を製造する場合は，必ず，最終容器に充てんした後に滅菌（最終滅菌）を行う必要がある．

d クリーンルームやクリーンベンチ内空間の除塵・除菌を行うHEPAフィルターは，0.3μm以上の粒子を99.97％以上除去する能力を有している．

e 乾熱滅菌法は，乾燥空気中で加熱して微生物のタンパク質を主として酸化変性させて殺滅する方法で，主にアンプル，バイアル，原薬，医薬品添加剤の滅菌に用いられる．

	a	b	c	d	e
1	誤	誤	誤	正	正
2	正	誤	正	誤	誤
3	誤	正	正	正	正
4	正	正	誤	誤	正
5	誤	誤	誤	正	誤

第21問 日本薬局方一般試験法に関する次の記述のうち，正しいものの組合せはどれか．

a 製剤均一性試験法は，個々の製剤の間での有効成分含量の均一性を試験する試験法である．

b 溶出試験法の適用を受ける製剤には，必ずしも崩壊試験法を適用する必要はない．

c 発熱性物質試験法は，発熱性物質の存在をカブトガニの血球抽出成分を用いて試験する方法である．

d 注射剤の不溶性異物検査法では，注射剤に含まれる不溶性異物の数と大きさを測定する．

e 無菌試験法の判定には，28日間以上の培養を要する．

| 1 （a, b） | 2 （a, e） | 3 （b, c） |
| 4 （c, d） | 5 （d, e） | |

第22問 DDS製剤に関する次の記述のうち，正しいものの組合せはどれか．

a 徐放性製剤は，通常の製剤に比べ薬理効果を長時間持続させることはできるが，副作用の発現を軽減することはできない．
b 時間治療用の製剤は，喘息などの疾患が最も強く発症する時間に薬物の血中濃度を最大にして，確かな効果の発現と副作用の軽減を可能にする．
c リュープロレリン酢酸塩を含有するポリ乳酸を用いたマイクロカプセル型注射剤は，4週間にわたって薬物を徐放できる長期徐放性注射剤である．
d ペプチド鎖の一部を修正したインスリングラルギンは等電点がpH 6.7で，pH 4.0の製剤では溶解しているが，pH 7.4の皮下投与部位では沈殿し，徐々に吸収されて24時間にわたって持続した作用が得られる．（数値はいずれもおおよその値である）
e 有効成分を胃内では放出せず小腸で放出するように設計された腸溶性製剤は，時限放出型製剤とは呼ばれない．

1 (a, c)　　2 (a, e)　　3 (b, d)
4 (b, e)　　5 (c, d)

第23問 リポソーム及びリポソーム製剤に関する次の記述のうち，正しいものの組合せはどれか．

a ダイズ油をレシチンで乳化した製剤である．
b 親水性薬物は内封されない．
c ポリエチレングリコールで被覆することで，静脈内投与後の肝臓への取り込みが低下する．
d アムホテリシンBを内封した注射剤が医薬品として使用されている．
e プロスタグランジンを内封した注射剤が医薬品として使用されている．

1 (a, b)　　2 (a, e)　　3 (b, c)
4 (c, d)　　5 (d, e)

第24問 プロドラッグに関する次の記述のうち，正しいものの組合せはどれか．

a カンデサルタンシレキセチルは，親化合物のカルボニル基に親水性側鎖が結合され消化管吸収性が高められたプロドラッグである．
b レボドパ（L-DOPA）は，中性アミノ酸のレセプターを介して血液脳関門を通過し，

脳内で親化合物であるドパミンに変化して作用を発揮する標的化プロドラッグである．

c アシクロビルは，ウイルスが有するウイルス性チミジンキナーゼによってウイルスの中で三リン酸化されることによって活性化される標的化プロドラッグである．

d アンピシリンのプロドラッグであるアセメタシンは胃障害がなく，肝臓で親化合物に代謝されて抗炎症効果を発揮する．

e クロラムフェニコールパルミチン酸エステルは，水に溶けにくく苦味をマスクでき，服用された後，消化管内で親化合物に変換され吸収されて抗菌作用を示す．

1 （a, b） 2 （a, c） 3 （b, d）
4 （c, e） 5 （d, e）

レギュレーション

第25問 薬価に関する次の記述の正誤について，正しい組合せはどれか．

a 新医薬品の薬価は，類似薬のあるなしにかかわらず，全て原価計算方式で算定され，画期的な医薬品については補正加算が行われる．

b 海外で既に販売されている医薬品が我が国で新医薬品として価格算定される場合，算定された薬価が海外における平均販売価格よりも高い場合のみ，引き下げ調整が行われる．

c 後発医薬品が初めて薬価基準に収載される場合，先発医薬品の薬価の70％と設定される．

d 補正加算のうち，画期性加算は（1）臨床上有用な新規作用機序を有すること，（2）類似薬に比して，高い有効性又は安全性を有することが客観的に示されていること，（3）当該新規収載品により，当該新規収載品の対象となる疾病又は負傷の治療方法の改善が客観的に示されていること，の3要件のうちの2要件を満たす新規収載品に適用される．

	a	b	c	d
1	誤	正	正	誤
2	誤	誤	正	正
3	正	誤	誤	正
4	誤	誤	正	誤
5	正	正	正	正

第26問 特許に関する次の記述の正誤について，正しい組合せはどれか．

a 同様の特許が複数出願された場合，我が国では特許となる技術・製品をどちらが早く発明したかで，特許となるか否かが決められる先発明主義が採用されている．

b 特許には，物質特許，製剤特許，製法特許や用途特許などがあるが，手術や診断などの技術も特許として認められる．

c 特許の継続期間は20年間と決められており，開発に長期間を要する新薬開発の場合，特許を取得しても権利として独占できる期間は限られてしまう．このような状況から医薬品の場合には，延長登録出願によって5年程度の特許期間の延長が認められている．

d 2種類の薬物を配合した医薬品が特許として認められることから，該当する2種類の薬物を薬剤部や薬局で配合・処方した場合，特許に抵触する．

e 特許は，次の3つの特許要件を満たしておりさえすれば，これを取得することが可能である．
（1）出願時に発明となるものが知られていないこと（新規性）
（2）同じ発明が特許出願されていないこと（先願性）
（3）産業に役立つこと（産業上の有用性）

	a	b	c	d	e
1	正	誤	正	誤	誤
2	誤	誤	正	誤	誤
3	誤	正	正	正	誤
4	誤	誤	正	正	正
5	誤	正	誤	誤	正

第27問 新たに医薬品の販売承認を得るために実施される臨床試験に関する次の記述の正誤について，正しい組合せはどれか．

a 治験とは，製薬企業が薬事法上の医薬品製造承認を得る目的のために，その医薬品の有効性・安全性をヒトで評価するために実施する臨床試験のことである．

b 臨床試験には，通常，その目的から臨床薬理試験，探索的試験，検証的試験，治療的使用がある．これらのうち検証的試験では，初めて少数の患者に目的とする治験薬を投与し，有効性，安全性，薬物動態，用法・用量などの検討が行われる．

c 臨床試験における倫理性，科学性，そして信頼性を確保するために遵守すべき基準として，「医薬品の臨床試験の実施に関する基準」（GCP）が定められている．

d 新薬の承認を得るために実施される臨床試験は，症例数が少ない，患者背景が均一，

投与期間が限定されているなど，承認後実際に医療の現場で必要となる安全性や有効性などの情報が必ずしも十分に含まれていない．そのため，市販後調査の実施が規定されており，この調査は再審査制度と副作用・感染症報告制度からなっている．

	a	b	c	d
1	正	誤	正	誤
2	正	正	誤	正
3	誤	正	誤	正
4	正	誤	正	正
5	誤	誤	正	誤

第28問 ICH（日米EU医薬品規制調和国際会議）に関する記述の正誤について，正しい組合せはどれか．

a ICHには，日米EUそれぞれの医薬品規制当局（日本：厚生労働省，米国：食品医薬品庁（FDA），EU：欧州委員会（EC））と産業界代表（日本製薬工業協会（JPMA），米国研究製薬工業協会（PhRMA），欧州製薬団体連合会（EFPIA））で構成されており，これら以外の参加は認められていない．

b ICHでは品質・有効性・安全性といった分野の協議テーマ（トピック）ごとに，各組織を代表する専門家が専門家作業部会で協議し，ガイドラインの作成などを行う．

c ICH会議は新医薬品の効率的な開発を目標としていることから，GMP課題は対象外である．

d 新ガイドラインの合意プロセスは，つぎの4つのステップのみである．
　・ステップ1：専門家作業部会のガイドライン案の作成と協議・合意
　・ステップ2：運営委員会でのガイドライン案の承認
　・ステップ3：パブリックコメントに基づき作業部会で協議・修正
　・ステップ4：ガイドライン案の最終採択と日米EU 3極による合意・調和

	a	b	c	d
1	正	正	誤	誤
2	誤	正	誤	正
3	正	誤	正	正
4	誤	正	誤	誤
5	正	正	正	正

第29問 日本の医薬品産業に関する記述の正誤について，正しい組合せはどれか．

a 2010年の医薬品の生産額は約6兆8,000億円であったが，このうち医療用医薬品は約8割を占めている．
b 新規候補化合物を創製してから，前臨床試験，臨床試験を経て，最終的に医薬品として承認されるのは，約1,000分の1（2006年から2010年の累計）である．
c 政府は2012年度までに，ジェネリック医薬品のシェアを数量ベースで30％以上に引き上げることを目標としているが，2011年9月現在の実績は22.8％（厚生労働省）に留まっている．
d 一般用医薬品は2009年6月の改正薬事法の全面施行により，新たな販売制度のもとに販売が行われているが，リスクの程度に応じて第1類，第2類の2つのグループに分けられ，それぞれに応じた適切な情報提供を行うことが求められている．

	a	b	c	d
1	正	正	誤	誤
2	正	正	正	正
3	正	誤	正	誤
4	誤	正	誤	正
5	誤	誤	正	誤

第30問 PIC/S（医薬品査察協定及び医薬品査察協同スキーム）に関する記述の正誤について，正しい組合せはどれか．

a PIC/Sは，査察当局間の公式の法的拘束力のある枠組みである．
b 加盟申請は査察当局ごととされているが，厚生労働省は，PMDA及び47都道府県を一つの査察当局として加盟申請した．
c アジアでは，現在，日本のほか，韓国，タイ，フィリピン，イラン，台湾，中国，インド等が加盟申請している．
d PIC/S GMPガイドは，基本的にEU GMPガイドと同一である．主な相違点は，EU GMPで規定されたQualified PersonがAuthorized Personとされている．

	a	b	c	d
1	正	誤	誤	正
2	正	正	誤	正
3	誤	正	誤	正
4	正	誤	正	誤
5	誤	誤	正	誤

応用編

必須問題／固形製剤

第31問 経口投与製剤の製造工程に関する次の記述のうち，正しいものの組合せはどれか．

a 造粒は，有効成分の溶出性や圧縮性などの物性改善に効果がある．
b スティッキングのような打錠障害の主な原因は，有効成分の物理的特性によるものであるから，対策として有効成分粒子のコーティングが最も効果的である．
c ロットサイズを変えずに生産性を上げるには，打錠速度を高めるのが最も効果的である．
d 有効成分の含量が少ない錠剤（たとえば1％未満）については，含量均一性の確保が課題となる．この対策として湿式造粒法が採用されることが多いが，直接粉末圧縮法（直打法）でも含量均一性を確保することは可能である．
e 錠剤の外観検査では，錠剤の側面まで観察する必要はない．

1 （a，b） 2 （a，d） 3 （b，e）
4 （c，d） 5 （c，e）

第32問 攪拌造粒法に関する次の記述のうち，正しいものの組合せはどれか．

a 流動層造粒法に比較して，大幅に圧縮成形性に優れた造粒物が得られる．
b 主軸のシールエアは，装置内を洗浄する際に水がシャフト内に浸入するのを防止するためのもので，造粒中に使用すると造粒物が乾燥する原因となるため使用してはならない．
c 攪拌モーターの消費電力は，造粒終点を決める目安とすることが多い．
d 実験室スケール（例えば，容積10L程度）で造粒条件が確立すれば，商用生産規模（例えば，容積300L程度）の造粒条件（攪拌速度，造粒時間）にそのまま適用でき，極めてスケールアップ性に優れた造粒法である．
e 流動層造粒法と比較すると，より緻密な造粒物が得られる．

1 （a，b） 2 （a，e） 3 （b，d）
4 （c，d） 5 （c，e）

第33問 固形製剤に用いられる添加剤とその用途に関する次の記述の正誤について，正しい組合せはどれか．

a　クロスカルメロースナトリウムは，セルロースの多価カルボキシメチルエーテル架橋物のナトリウム塩で，崩壊剤として用いられる．

b　クロスポビドンは，1-ビニル-2-ピロリドンの直鎖重合物で，滑沢剤として用いられる．

c　ヒプロメロースフタル酸エステルは，ヒプロメロースのモノフタル酸エステルで，錠剤の腸溶性コーティング剤として用いられる．

d　ヒプロメロースは，セルロースのメチル及びヒドロキシプロピルの混合エーテルで，結合剤として用いられる．

e　メチルセルロースはセルロースのメチルエステルであり，粘稠化剤，結合剤として用いられる．

f　カルボキシメチルスターチナトリウムは，デンプンのカルボキシメチルエーテルのナトリウム塩で，崩壊剤として用いられる．

	a	b	c	d	e	f
1	正	正	誤	正	誤	誤
2	正	誤	正	正	誤	正
3	誤	正	誤	正	誤	正
4	正	誤	正	誤	正	誤
5	誤	誤	正	誤	正	正

第34問 カプセル剤に関する次の記述のうち，正しいものの組合せはどれか．

a　カプセルの基剤としては，成形性に優れたゼラチンが従来から使用されてきたが，動物保護の観点から新たな基剤が開発されている．

b　ゼラチンに代わる基剤としてヒプロメロース，プルラン等が使用されている．

c　ゼラチンの短所の一つとして，アルデヒド化合物との反応によるカプセル基剤の不溶化が挙げられる．

d　硬カプセルのサイズについては規格がなく，金型を作製することにより，種々の形状・大きさのカプセルを製造することができる．

1　(a，b)　　2　(a，c)　　3　(a，d)
4　(b，c)　　5　(c，d)

必須問題／無菌製剤

第35問 薬物の溶解性に影響を与える因子に関する以下の記述のうち，正しいものの組合せはどれか．

- **a** 薬物の結晶を微粉化すると比表面積が増大し水に対する溶解速度は増大するが，非晶質化しない場合，溶解度そのものは変わらない．
- **b** 難溶性塩の飽和水溶液にこれと共通のイオンを有する他の物質を添加すると，溶解度積（K_{sp}）を一定に保つために難溶性塩の沈殿が起こり，その溶解度が低下する．
- **c** 針状結晶では曲率半径の小さい先端部分のほうが溶解度が高く，溶けやすい．
- **d** 2種類の溶媒を混合することによって，それぞれ単独の場合よりも著しく溶質を溶かす現象をコソルベンシーという．
- **e** 多くの非電解質では温度の上昇とともにその溶解度は上昇する．中には硫酸カルシウムや硫酸ナトリウムのようにある温度以上で溶解度が低下する物質もあるが，いずれの場合も，溶液中のイオンと平衡にある固相の化学組成（水和物を含む）は一定である．

1 （a, b, d）　　2 （a, c, e）　　3 （a, d, e）
4 （b, c, d）　　5 （b, c, e）

第36問 注射剤の一般的な処方設計手法に関する次の記述のうち，正しいものの組合せはどれか．

- **a** pH-溶解度プロファイル，pH-安定性プロファイル等より求めた至適pH（通常は4〜9の範囲）における製剤濃度及び投与液濃度での安定性を評価し，注射剤〔水溶液〕としての製剤化の可否を見極める．
- **b** 凍結乾燥製剤にする場合には，調製溶液のpHや凍結乾燥後の製剤中の水分の安定性への影響は少ないので，ケーキ形状の良好な凍結乾燥補助剤の検討を中心に行う．
- **c** 添加剤は注射剤に使用実績のあるものから選択することが望ましい．特に，メーカー／グレードの変更が製剤品質に著しく影響する可能性がある添加剤には留意が必要である．
- **d** 製法の第一優先は，無菌操作法を選択する．最終滅菌が可能な場合のみ，オートクレーブによる最終滅菌を採択する．

1 （a, b）　　　2 （a, c）　　　3 （a, d）
4 （b, c）　　　5 （c, d）

第37問 無菌製剤の製造に関する公的指針における次の記述のうち，正しいものはどれか．

1 精製水及び注射用水のバルク水について，インラインでの有機体炭素，導電率のモニタリングデータから適否を判定してよい．
2 重要区域並びに直接支援区域のHEPAフィルターの完全性は，最低でも半年に1回確認する．
3 連続式の滅菌装置については，コンベアベルトが無菌操作区域とこれより環境グレードの低い区域を行き来しても良い．
4 原料の脱パイロジェン処理を行う場合には，そのバリデーションを実施する．一般に脱パイロジェン工程は，添加したエンドトキシンを4〜6 log以上減少させることが要求される．
5 グレードAでは，浮遊菌の1回のサンプリング量は1 m³とする．落下菌の測定は，通例，直径90 mmのプレートを用い，最大曝露時間は4時間とする．

第38問 最終滅菌法により製する注射剤〔水溶液〕の処方成分の選定を行っている．この製剤は有効成分，緩衝剤，等張化剤を構成成分とする．有効成分及び緩衝剤成分の浸透圧への寄与があわせて30 mOsm/Lとするとき，製剤を等張（ここでは浸透圧比1.0〜1.2とする）とするために配合する等張化剤として正しいものは以下のどれか．

ただし，選定するpHは中性付近であり，また，この有効成分は還元糖とメイラード反応を起こす構造を有している．さらに，等張は280 mOsm/Lとし，有効成分及び緩衝剤成分は，等張化剤のイオン濃度及び活量に影響を及ぼさないものとする．

1 0.5 w/v%塩化ナトリウム
2 7.0 w/v%ショ糖
3 4.8 w/v%ソルビトール
4 200 mM塩化ナトリウム＋20 mM塩化カルシウム
5 5.0 w/v%ブドウ糖

必須問題／その他製剤

第39問 貼付剤に関する次の記述のうち，正しいものはどれか．

1 パップ剤の膏体基剤に使用される高分子は疎水性のものが多く，例えばポリアクリル酸ナトリウムが使用される．
2 テープ剤の膏体基剤に使用される高分子は親水性のものが多く，例えば合成ゴム系が使用される．
3 貼付剤の付着面を保護するために使用される薄いフィルムをライナーという．
4 テープ剤の製造方法として有機溶媒を使用する溶剤法と有機溶媒を使用しない乾式圧縮法が挙げられる．
5 パップ剤は，通例，密閉容器に包装する．

第40問 日本薬局方製剤総則に記載された皮膚などに適用する製剤に関する次の記述のうち，正しいものはどれか．

1 外用液剤，スプレー剤，軟膏剤，クリーム剤，ゲル剤及び貼付剤の6種の製剤に分類されている．
2 クリーム剤のうち，水中油型に乳化した製剤を油性クリームと称する．
3 テープ剤，パップ剤とも用いる容器は，通例，気密容器である．
4 軟膏剤は，皮膚に適用する上で適切な粘性を有する．
5 全身作用を期待する経皮吸収型製剤は，貼付剤に限定される．

第41問 軟膏基剤に関する次の記述の正誤について，正しい組合せはどれか．

a 単軟膏は，ミツロウと植物油からなる無色の軟膏である．
b 白色軟膏は，サラシミツロウと白色ワセリンを界面活性剤で乳化した軟膏である．
c 親水ワセリンには，吸水性を付与するためにコレステロールを添加している．
d 吸水クリームはw/o型の乳化基剤であるため，一般的に防腐剤は含まない．
e 親水クリームやマクロゴール軟膏は，水で容易に洗い落とせる特徴がある．

	a	b	c	d	e
1	誤	正	誤	正	誤
2	正	誤	正	誤	誤
3	誤	誤	正	正	正
4	正	正	誤	誤	正
5	誤	正	正	誤	正

第42問 日本薬局方のシロップ剤に関する次の記述のうち，正しいものはどれか．

1 シロップ剤には用時溶解又は懸濁して用いるドライシロップ剤は含まれない．
2 シロップ剤には，通常，腐敗や発酵を防ぐため糖類や甘味料は使用されない．
3 シロップ剤の増量などに使用される単シロップは，白糖の水溶液である．
4 懸濁したシロップ剤には，溶出試験法は適用されない．
5 シロップ剤に用いる容器は，通例，密閉容器である．

ここまでは全問必須です

◆3分野（固形製剤・無菌製剤・その他製剤）・全30問から
任意に18問を選択して解答してください

選択問題／固形製剤

第43問 経口投与製剤の製剤設計に関する次の記述のうち，正しいものの組合せはどれか．

a 識別性とは，用量の違いがわかるようにすることである．
b 配合剤の設計では，有効成分同士の相反する物性や相互作用の発現などにより，配合性は設計上の大きなポイントとなる．
c フィルムコーティング錠にするかどうかは，光に対する安定性の結果いかんによって決める．
d 有効成分の溶解性改善は，吸収改善（バイオアベイラビリティの向上）の目的のために行う．
e フィルムコーティング錠では，素錠とフィルム層の接触が避けられないため，両者の配合性が悪い場合は，他の剤形を選択しなければならない．

| 1 （a，b） | 2 （a，c） | 3 （b，d） |
| 4 （c，e） | 5 （d，e） | |

第44問 経口投与する製剤の品質評価に関する次の記述のうち，正しいものの組合せはどれか．

a 溶出試験が規格項目として設定されている場合，工程管理において崩壊試験は不要である．

b 含量均一性試験は，製剤中の有効成分の含量が1個中25mg以上で，かつ有効成分の割合が25％以上であっても必要となる場合がある．

c 質量偏差試験のみで製剤の含量均一性を評価することは認められない．

d 錠剤の脆さは硬度と相関があるため，脆さ又は硬度のいずれか一つの評価で差し支えない．

e 腸溶性製剤の溶出試験では，酸性にて一定時間の非溶出性を評価し，さらにその製剤での中性の試験液での溶出性の評価が必要である．

| 1 （a，b） | 2 （a，e） | 3 （b，c） |
| 4 （c，d） | 5 （d，e） | |

第45問 経口投与する製剤の容器・包装に関する次の記述のうち，正しいものの組合せはどれか．

a 水分に不安定な製剤の場合，包装でも安定化を図ることができる．

b 気候区域Ⅳでの包装には，防湿包装形態が必須である．

c PVCが好まれなくなったのは，ダイオキシン問題が背景にある．

d 有効成分と包装材料との相互作用は，賦形剤との配合性ほど留意する必要はない．

e 輸送試験では，実際に最終包装形態で輸送して評価しなければならない．

| 1 （a，b） | 2 （a，c） | 3 （c，d） |
| 4 （b，e） | 5 （d，e） | |

第46問 滑沢剤混合に関する次の記述の正誤について，正しい組合せはどれか．

a 滑沢剤は1錠中でのその含量を保証するために，混合工程で均一に混合する必要がある．

b 滑沢剤混合では混合時間が最も重要な変動要因であり，実験スケールで最適化した混

合時間を生産スケールでも使用すべきである．

c ステアリン酸マグネシウムを滑沢剤として使用する場合，その粒子径は非常に重要な変動要因である．

d 滑沢剤は，不足するとDie Frictionの原因となる．

e 滑沢剤の適正添加量は，滑沢剤を混合する顆粒の粒度に強く影響を受ける．

	a	b	c	d	e
1	正	正	誤	正	誤
2	正	誤	誤	誤	正
3	誤	正	正	正	正
4	正	正	正	誤	誤
5	誤	誤	正	正	正

第47問 打錠工程における次の記述のうち，正しいものの組合せはどれか．

a 打錠工程は錠剤の品質を決定する工程であり，先行する造粒工程や混合工程などはその前処理工程である．したがって，クオリティ・バイ・デザインの観点から打錠工程に最も注力して製剤化研究を行う必要がある．

b 打錠工程でキャッピングが発生した．この原因は錠剤の硬度不足であるため，当面の対応として，本圧の打錠圧力を強める対策を行う．

c PCD（Pressure Control Device）装置が有する錠剤質量自動調整機能を有効に活用するためには，打錠用顆粒の粒度分布を最適化するなど，打錠用顆粒の物性に注意を払う必要がある．

d 予圧ローラーは打錠用顆粒内に包含されている空気を脱気するためのものであり，みかけ密度が大きくて包含空気量の少ない打錠用顆粒に対しては作動させる意義は小さい．

e PCD装置には個々の錠剤の打錠圧力の実測値に基づき，パラメータ（上限排除，増量，減量，下限排除など）が自動設定されるモードがある．この設定値を有意なものとするためには，杵の長さについて適正にキャリブレーションを実施し，全ての杵の長さを一定範囲内に維持管理しておくことが必要である．

1 （a，b）　　2 （a，d）　　3 （b，c）
4 （c，e）　　5 （d，e）

第48問 溶出試験に関する次の記述の [　　] 内に入れるべき字句の正しい組合せはどれか.

溶出試験は，経口製剤について溶出試験規格に適合しているかどうかを判定するために行うものであるが，併せて著しい [a] を防ぐことを目的としている．本試験における試料とは，[b] に相当するもので，錠剤では1錠，カプセル剤では1カプセル，その他の製剤では規定された量を意味する．装置としては，回転バスケット法，パドル法，及び [c] 法の装置がある．回転バスケット法とパドル法では，試験液が緩衝液の場合，pHを規定値の [d] 以内に調整する．規定された容器に規定された容量（±1%）の試験液を入れ，試験液を [e] に保つ.

	a	b	c	d	e
1	生物学的非同等	最小投与量	フローセル	± 1.0	37 ± 1℃
2	ロット間変動	最小用量	フローセル	± 1.0	37 ± 0.5℃
3	生物学的非同等	最小投与量	フロースルーセル	± 0.05	37 ± 1℃
4	ロット間変動	最小用量	フローセル	± 0.05	37 ± 1℃
5	生物学的非同等	最小投与量	フロースルーセル	± 0.05	37 ± 0.5℃

第49問 固形製剤の製造に関する次の記述のうち，正しいものの組合せはどれか.

a ロータリー型打錠機，エキセントリック型（単発型）打錠機のいずれにおいても，錠剤の質量は充てん時の上杵の位置で調整できる.

b 転動造粒法は，転動している粉体に結合剤溶液を噴霧するもので，円柱形に近い粒子が得られる.

c 乾式顆粒圧縮法（スラッグ法）は，有効成分が水分や熱に不安定な場合に利用される.

d 押出し造粒法は，得られる造粒物の球形度が低いため，顆粒剤の製造には用いることができない.

e 攪拌造粒法は，粉体を容器に入れて攪拌しながら結合剤の溶液や水などを添加して粒子を凝集させる方法で，重質で比較的球形に近い粒子が得られる.

1 （a，b）　　2 （a，c）　　3 （b，d）
4 （c，e）　　5 （d，e）

第50問 経口剤のバイオアベイラビリティに関する次の記述のうち，正しいものの組合せはどれか.

a 肝臓を1回通過したときの薬物濃度の減少率を肝抽出率（E_h）といい，経口投与時の

バイオアベイラビリティは，$(1-E_h)$より大きくなる．
b 膜透過性が高い薬物ほど，小腸吸収過程において非攪拌水層の影響を大きく受ける．
c 単純拡散による膜透過は，Fickの法則に従う濃度勾配に比例する輸送系であり，促進拡散は担体を介して輸送され，濃度勾配に逆らった輸送系である．
d 小腸のパイエル板から微粒子やタンパク質などが吸収されるが，充分な薬理効果を得るための通常の薬物吸収ルートとしては利用することは少ない．
e 絶対的バイオアベイラビリティは，経口投与時の血中薬物濃度−時間曲線下面積（AUC）と静脈内投与時のAUCの比から求められ，絶対的バイオアベイラビリティが等しい同一の有効成分を同量含む2つの製剤は，生物学的に同等である．

1 (a, b)　　2 (a, c)　　3 (b, d)
4 (c, e)　　5 (d, e)

第51問 錠剤の製造法に関する次の記述のうち，正しいものはどれか．

1 直接粉末圧縮法（直打法）は，吸湿性の高い薬物や熱に不安定な薬物を錠剤化するには適さない．
2 乾式顆粒圧縮法（スラッグ打錠法，ローラー圧縮成形法）では乾式顆粒を製する際，圧縮圧を出来るだけ高くしておくことにより，最終の錠剤において十分な錠剤硬度が得られる．
3 湿式顆粒圧縮法（湿式造粒圧縮法）では，直接粉末圧縮法に比べ，通常，含量均一性や溶出性に優れた錠剤を得ることができる．
4 押し出し造粒法により製した打錠前顆粒のみかけ密度は，流動層造粒法で得た打錠前顆粒のみかけ密度より低い．
5 錠剤の質量変動は打錠前顆粒の粒度分布に影響されるが，打錠条件の最適化や打錠圧力制御装置によりその影響を小さくすることができる．

第52問 製剤開発に関する次の記述のうち，正しいものの組合せはどれか．

a デザインスペースはスケールアップや製造所を変更した際に活用可能である．
b クオリティ・バイ・デザイン（以下，QbD）の実施にあたっては，デザインスペースやリアルタイムリリース試験は常に必要である．
c リアルタイムリリース試験は，すべての最終製品試験が不要となることを意味する．
d QbDアプローチを用いて開発した場合，製品の管理戦略は必要ない．
e 最小限の開発手法（従来の手法）とQbDによる開発手法では製品規格は，原則異な

らない.

1 (a, c) 2 (a, e) 3 (b, c)
4 (b, d) 5 (d, e)

選択問題／無菌製剤

第53問 凍結乾燥過程における薬物水溶液の相図において，各状態を太線のA～Dの領域で示した．これらの状態を正しく説明している以下の記述a～eの組合せはどれか．下表の1～5の中から選べ．

a 温度が共晶点に到達すると水と薬物が別々に結晶化し共晶混合物が形成される．

b 凍結乾燥すると非晶質体あるいは結晶化度が低い製剤が得られ，製造開始時の薬物結晶と比較して物理化学的に不安定になる傾向がある．

c ある温度及び濃度の水溶液が冷却されると自由水が先に凍結する．その後，凍結の進行に伴い溶質は徐々に濃縮される．

d 残存する少量の非晶質部分は一次乾燥工程中に融解し，染みの発生により変色したり徐々に分解したりして品質低下を引き起こす．

e 十分に冷却した後，凍結物を加温し共晶点より少し低い温度で数時間エージングを行い，アニーリング処理することにより共晶が得られる．

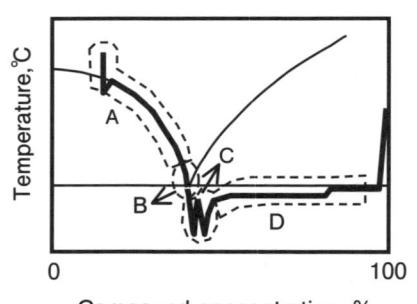

	A	B	C	D
1	b	e	d	a
2	b	d	e	c
3	c	a	e	d
4	a	c	d	e
5	c	e	a	b

第54問 日本薬局方一般試験法に関する次の記述において、[　]内に入れるべき字句の正しい組合せはどれか.

注射剤の採取容量試験法は，表示量よりやや過剰に採取できる量が容器に充てんされていることを確認する試験法である．アンプル，プラスチックバッグなどの単回投与容器又は分割投与容器で提供される注射剤は，通常，表示量を投与するのに十分な量の注射液が充てんされており，[a]は製品の特性に応じて決まる．
懸濁性注射剤及び[b]注射剤では，内容物を採取する前及び[c]を測定する前に振り混ぜる．[d]注射剤及び粘性を有する注射剤では，必要ならば表示された方法に従って加温，内容物を移し替える直前に振り混ぜてもよい．測定は，[e]に冷やした後に行う．

	a	b	c	d	e
1	容量	非水性	密度	粘弾性	20～25℃
2	容量	粘弾性	質量	乳濁性	15～20℃
3	過量	乳濁性	密度	非水性	20～25℃
4	質量	非水性	容量	乳濁性	15～20℃
5	過量	乳濁性	質量	非水性	20～25℃

第55問 ブローフィルシールを用いた無菌製剤の製法に関する次の記述のうち，正しいものの組合せはどれか．

a ブローフィルシールに必要な容器内表面に接触する空気は，ろ過滅菌用エアフィルターを通した空気を用いる．圧縮空気を使用する場合は，油分や水分などの管理を行うことが重要であり，また生菌数及び微粒子数に係る清浄度レベルは，グレードA相当で管理する．

b 容器の成型，充てん及び熔閉は連続して密閉環境において行うが，通常，製品の熔閉後の滅菌（高圧蒸気滅菌等）を行うことによって無菌性を保証する．

c プラスチック容器の成型，充てん及び熔閉操作を行う作業域が局部的にグレードAの清浄度に維持されていても，空気の清浄度レベルがグレードAの無菌室は必要である．

d 熔融及び成型の温度及び時間は，樹脂の成型のみならず，樹脂由来の微生物滅菌の観点からも重要であり，プラスチックの熔融及び成型に至る時間及び温度が乾熱滅菌（プラスチックペレットが熔融され，成型される工程は，水分のない乾熱状態となる．）の条件としても妥当である必要がある．

1	(a, b)		**2**	(a, c)		**3**	(a, d)	
4	(b, c)		**5**	(b, d)				

第56問 凍結乾燥製剤の製造に関する次の記述の正誤について，正しい組合せはどれか．

a 凍結乾燥機の大小にかかわらず，棚からの伝導熱等を棚間及び機内で均一にすれば，乾燥機壁面からの輻射熱を全バイアルに均等にかけることができる．

b 凍結乾燥工程のバリデーションでは温度管理幅や圧力管理幅の設定を行うため，あらかじめ設定した温度・圧力・時間条件から少しずれた条件でも凍結乾燥が可能なことを検証する．

c 一次乾燥工程では，凍結乾燥ケーキの崩壊を予防するため，少なくとも昇華表面が崩壊温度より低くなるように真空度を制御する．

d 凍結乾燥工程では多くの薬物が非晶質の乾燥体となるが，物理的な安定性を良くするため，乾燥工程で薬物を結晶化させる方法が採用されることがある．

e 凍結乾燥時間やバイアルの破損リスクを考慮すれば，充てん液量は多い方が良く，粘性や充てん性に影響がなければ薬液を低濃度化するのが好ましい．

	a	b	c	d	e
1	誤	正	誤	正	誤
2	誤	正	正	誤	正
3	正	正	誤	誤	誤
4	正	誤	誤	誤	正
5	誤	正	正	正	誤

第57問 無菌製剤を製造するための清浄区域に係る構造設備の設計に関する次の記述の正誤について，正しい組合せはどれか．

a 天井は効果的にシールされていること．

b 無菌操作法に係る作業については，無菌操作区域外から観察できないような構造とすること．

c 注射剤とその他の無菌製剤を同一作業室で製造する場合においては，注射剤の調製，充てん，又は閉塞作業を行う製造設備は専用かつ閉鎖式とし，構造上開放される箇所は汚染を防止する処置を施すこと．

d 清浄区域の室圧は扉などで隣接する清浄度レベルの低い区域の室圧よりも高く設定すること．ただし，封じ込め施設の場合はこの限りではない．

e 更衣する部屋の微粒子清浄度は，その着衣により作業する部屋の作業時と同じとする

こと．

	a	b	c	d	e
1	正	正	誤	正	正
2	正	誤	正	正	誤
3	誤	正	正	正	誤
4	正	正	誤	誤	正
5	誤	誤	誤	正	誤

第58問 無菌製剤の製造を目的とするアイソレータに関する次の記述の正誤について，正しい組合せはどれか．

a アイソレータ設備の内表面の除染手順については，適用する除染剤に対して抵抗性の高い芽胞の4～6 logの減少が達成されることを検証したものであること．

b アイソレータを設置する環境の空気の清浄度レベルは，少なくともグレードCとすること．

c 運転中は差圧について連続的にモニタリングを行い，圧力異常低下時においては警報を発するようにされていること．

d アイソレータの差圧は，設置室に対して最低5 Pa程度を保持すること．

e アイソレータなどのヒトの介在や曝露の程度が小さい場合など，環境由来の微生物汚染リスクが低い場合においては，周辺環境はグレードBである必要はない．

	a	b	c	d	e
1	正	正	誤	正	正
2	正	誤	正	誤	正
3	誤	正	正	正	誤
4	正	正	誤	誤	正
5	誤	誤	誤	正	誤

第59問 プロセスシミュレーションに関する次の記述のうち，正しいものはどれか．

1 最も重要な充てん工程のみを対象とするもので，ろ過工程，凍結乾燥工程，閉塞工程等は対象とする必要はない．

2 無菌作業従事者は必要な教育訓練を受けていれば，必ずしもプロセスシミュレーションに参加した経験がなくてもよい．

3 培養条件については，第16改正日本薬局方で規定が緩和されたので，作業室と同じ条件とする等，各社が状況に応じて適切に設定すればよい．

4 培養中の観察回数は，第16改正日本薬局方で2回から最終日のみへと変更されたので，途中の観察は参考にはならない．
5 無菌性保証に影響を与える設備又は装置の変更は，標準部品の交換であっても，初期評価に準じる回数の培地充てん試験を実施する．

第60問 次に示す注射剤の剤形名のうち，日本薬局方製剤総則中に記載されていないものの組合せはどれか．

a 粉末注射剤
b 油性注射剤
c カートリッジ剤
d 埋め込み注射剤
e 徐放性注射剤

1 （a, c）　　2 （a, e）　　3 （b, d）
4 （b, e）　　5 （c, d）

第61問 タンパク質を有効成分とする注射剤の処方・製法検討に関する次の記述のうち，一般的に不適切と考えられるものの組合せはどれか．なお，このタンパク質製剤の製剤検討で課題となるのは，タンパク質の凝集による微粒子生成である．

a タンパク質の等電点（pI）により近いpHを薬液のpHとして選定した．
b 界面活性剤を少量配合した．
c 機械的なストレスにより白濁を生じることが予めわかっていたので，充てん方式としてペリスタ式ではなく，ピストン式を選択した．
d 薬液調製中の撹拌による凝集体生成を防止するため，均一性を確認した上で撹拌速度を低くし，撹拌時間を短くした．
e 薬液中のタンパク質濃度を下げた．

1 （a, c）　　2 （a, e）　　3 （b, d）
4 （b, e）　　5 （c, d）

第62問 「無菌操作法による無菌医薬品の製造に関する指針」の滅菌，無菌操作に関する次の記述の正誤について，正しい組合せはどれか．

a　オーバーキル法とは，D値1.0以上のバイオロジカルインジケーターを用い，指標菌を10^{-8}以上減少させるに等しい滅菌条件であり，バイオバーデンや菌の熱抵抗性に関係なく滅菌条件が設定できる方法である．

b　高圧蒸気滅菌サイクルのバリデーションにおいて，熱浸透試験は滅菌対象物の載荷パターン（ローディングパターン）の最大負荷状態では最低3回実施する必要があるが，最小負荷状態に対しては必要に応じて実施すればよい．

c　薬液のろ過滅菌においては，製造ロット毎にフィルター完全性試験を実施するが，完全性試験は微生物捕捉性能データとの相関性が実証された非破壊試験によることが求められる．

d　無菌操作法により製する凍結乾燥注射剤においては，ろ過後の薬液に直接接触する容器・設備・器具に加え，直接接触する気体も無菌管理されていなければならない．

	a	b	c	d
1	正	誤	誤	正
2	誤	正	正	誤
3	誤	正	誤	正
4	正	誤	正	誤
5	誤	正	正	正

選択問題／その他製剤

第63問 皮膚適用製剤の後発医薬品のための生物学的同等性試験ガイドラインに関する次の記述の正誤について，正しい組合せはどれか．

a　原則として，先発医薬品の3ロットについて *in vitro* 放出試験を行い，最も遅い放出性を示すロットの製剤を標準製剤とする．

b　後発医薬品の試験製剤は，実生産ロットと同じスケールで製造された製剤であることが望ましいが，実生産ロットの1/10以上の大きさのロットの製剤でもよい．

c　生物学的同等性の許容域は，同等性評価パラメータが対数正規分布するとみなせる場合には，試験製剤と標準製剤のパラメータの母平均の比で表すとき，作用が強い医薬品では0.80〜1.25，作用が強い医薬品以外の医薬品では0.70〜1.43である．

d　生物学的同等性の許容域は，同等性評価パラメータが正規分布するとみなせる場合には，試験製剤と標準製剤のパラメータの母平均の差を標準製剤の母平均に対する比として表すとき，作用が強い医薬品では−0.20〜＋0.20，作用が強い医薬品以外の医薬品では−0.30〜＋0.30である．

	a	b	c	d
1	正	正	誤	誤
2	誤	誤	正	正
3	誤	誤	正	誤
4	誤	正	正	正
5	正	誤	誤	正

第64問 吸入剤に関する記述の正誤について，正しい組合せはどれか．

a 吸入粉末剤は薬剤の噴射と吸気との同調が難しい患者に適している．
b 有効成分の送達量の均一性は，日本薬局方一般試験法に設定されている．
c リザーバー型の粉末吸入デバイスは，使用時に静電気が発生しやすい．
d 吸入粉末剤用の薬物粉末は，ジェットミル法やスプレードライ法を用いて製造されることが多い．
e 吸入エアゾール剤の製造等は，高圧ガス保安法の適用を受けない．

	a	b	c	d	e
1	正	誤	正	誤	誤
2	誤	正	正	誤	誤
3	正	誤	正	正	誤
4	誤	正	誤	正	正
5	誤	誤	正	正	正

第65問 吸入剤及び吸入デバイスに関する記述の正誤について，正しい組合せはどれか．

a 代替フロンは，地球温暖化にはほとんど影響を与えない．
b ネブライザーには，ジェット式，超音波式，メッシュ式がある．
c 粉末吸入デバイスには，ユニットドーズタイプとマルチドーズタイプがある．
d 吸入エアゾール剤は，吸入力が弱い人には適していない．
e キャリア粒子に乳糖を用いた吸入粉末剤は，有効成分を乳糖に弱く吸着させる必要がある．

	a	b	c	d	e
1	正	誤	正	正	誤
2	正	誤	正	誤	誤
3	正	誤	正	誤	正
4	誤	正	正	誤	正
5	誤	誤	正	誤	正

第66問 ホットメルト法又は溶剤法でテープ剤を製造する際に，次に示す記述のうち，正しいものの組合せはどれか．

a ホットメルト法は，溶剤法に比べ揮発性の有機溶媒を用いていないので，製造時に爆発などの危険性がない．
b ホットメルト法では，主にアクリル系高分子を基剤としている．
c 溶剤法で製造できる製剤は，放出制御膜を有するリザーバー型製剤のみである．
d ホットメルト法あるいは溶剤法で製造したテープ剤は，水をほとんど含まない．

1 (a, b)　　2 (a, c)　　3 (a, d)
4 (b, c)　　5 (b, d)

第67問 パップ剤の特長に関する次の記述の中で，[ ]内に入れるべき字句の正しい組合せはどれか．

パップ剤には冷感タイプと[a]等を配合した温感タイプとがある．パップ剤は多量の水分を安定的に含むため，患部の[b]効果に優れている一方，薬物の加水分解には留意する必要がある．製造法における留意点としては，[c]を水に分散させる際のママコ生成の防止や，膏体製造時の架橋条件も重要な因子である．

	a	b	c
1	メントール	鎮痛	水溶性高分子
2	ハッカ油	消炎	非水性高分子
3	トウガラシエキス	冷却	水溶性高分子
4	メントール	冷却	水溶性高分子
5	トウガラシエキス	鎮痛	非水性高分子

第68問 軟膏剤，クリーム剤，ゲル剤の製造法に関する次の記述の正誤について，正しい組合せはどれか．

a マクロゴール基剤は自動酸化により過酸化物が生じることが知られているため，必要以上の温度をかけないようにして製造する．
b 白色ワセリンは45℃以上で溶融が起こり，また低温では硬度が高いため，軟膏剤を製する場合は流動パラフィンなどを加えて硬度の変動を小さくしている．
c クリーム剤の製造方法としては，転相乳化法，D相乳化法，液晶乳化法などがある．
d 水性ゲル剤では，カルボキシビニルポリマーなどの親水性高分子をゲル化剤に使用し

ており，無機物質であるベントナイトなどは使用しない．
e クリーム剤の製造では，アジホモミキサー，高圧ホモジナイザーなどの機器の種類や性能に依存することも多い．
f 油脂性基剤として用いられている，ゲル化炭化水素（プラスチベース®）は，ワセリン基剤と異なり稠度の温度依存性が小さいが，高温で融解した場合，冷却しても元のゲル状態に戻らないことがある．

	a	b	c	d	e	f
1	正	誤	誤	正	正	誤
2	正	誤	正	誤	正	正
3	誤	正	正	誤	正	正
4	正	正	誤	誤	正	誤
5	誤	誤	正	正	誤	正

第69問 坐剤に関する次の記述の正誤について，正しい組合せはどれか．

a 坐剤の投与は，投与部位に対する局所作用を目的とする場合に限られる．
b 直腸上部から吸収される薬物は，肝臓における初回通過効果を受けにくい．
c 油脂性基剤の例として，カカオ脂やハードファット（ウイテプゾール®）が挙げられる．
d 水溶性基剤の例としては，マクロゴール基剤やグリセロゼラチンが挙げられる．
e 水溶性坐剤は分泌液により基剤が溶解するので，必ずしも体温で融解しないものでもよい．

	a	b	c	d	e
1	誤	正	誤	正	正
2	正	誤	正	誤	正
3	誤	誤	正	正	誤
4	誤	正	正	正	正
5	誤	誤	正	正	正

第70問 皮膚などに適用する製剤の基剤に関する次の記述のうち，正しいものの組合せはどれか．

a 軟膏などの基剤に使用される白色ワセリンは疎水性であり，刺激性が少ない．
b ゲル化炭化水素（プラスチベース®）は流動パラフィンを含み，温度変化による稠度の変動が小さい．
c 親水ワセリンは，水相を欠く o/w 型乳剤性基剤である．

d 水溶性の溶媒を含む水を水溶性高分子でゲル化したものを，オルガノゲルという．
e 親水クリームの調製では，冷却中にo/w型からw/o型への転相を起こさせる．

1 （a，b）　　2 （a，c）　　3 （b，d）
4 （c，e）　　5 （d，e）

第71問 気管支及び肺に適用する製剤に関する次の記述の正誤について，正しい組合せはどれか．

a 吸入エアゾール剤では，有効成分は噴射剤中に懸濁させず，必ず溶解させている．
b 吸入エアゾール剤の噴射剤には，液化ガス，圧縮ガスが使用されている．
c 吸入エアゾール剤の1回の噴出量をコントロールする装置を，定量バルブという．
d 吸入粉末剤は，通例，噴射剤を利用せず患者自身の力で吸入する．
e 吸入粉末剤は有効成分のみからなり，添加剤は使用しない．
f 気管支から肺に至る部分は無菌であるので，吸入剤は無菌製剤である．

	a	b	c	d	e	f
1	誤	正	誤	正	正	誤
2	正	誤	正	誤	誤	正
3	誤	正	正	正	誤	誤
4	正	正	誤	誤	正	誤
5	誤	正	正	正	誤	正

第72問 鼻に適用する製剤に関する次の記述のうち，正しいものの組合せはどれか．

a 点鼻粉末剤を製するには，有効成分の粒子径を1μm以下にする必要がある．
b 点鼻粉末剤の添加剤は，吸収されることを考慮して，注射剤で使用前例のある添加剤から選択しなくてはならない．
c 点鼻粉末剤の添加剤は，鼻粘膜繊毛に障害を与えないために，粘膜付着性のないものを選択すべきである．
d 水性の点鼻液剤で多回投与容器に充てんするものには，適量の保存剤を加えることができる．
e 水性の点鼻液剤の浸透圧は，等張である必要はない．

1 （a，b）　　2 （a，c）　　3 （b，e）
4 （c，d）　　5 （d，e）

第3回製剤技師認定試験　正解と解説

[基礎編] 物理薬剤学

第1問　正解：3

1　誤：水溶液中ではミセルを形成する．
2　誤：非極性溶媒中では逆ミセルを形成する．
3　正：会合コロイド（ミセルコロイド）は界面活性剤溶液でみられる．
4　誤：すべての界面活性剤（イオン性，両性，非イオン性）は，ミセルを形成する．
5　誤：すべての界面活性剤は，ミセルを形成する．

第2問　正解：2

固体の溶解度の大きさは，一般に非晶質固体＞準安定形結晶＞安定形結晶の順になる．熱力学的に不安定なものほど溶解度は大きい．

第3問　正解：3

A：マーチン（Martin）径（定方向面積等分径）：すべての粒子に対して同一方向に引いた1本の線によって2つの等しい投影面積に分割する点における粒子の長さ．
B：フェレー（Feret）径（定方向接線径．グリーン（Green）径ともいう）：すべての粒子に対して同一方向に引いた仮想的平行線間の距離．
C：ヘイウッド（Heywood）径（投影面積円相当径）：粒子と同じ投影面積をもつ円の直径．
以上より，3が正解となる．

ちなみにモード径（最頻粒子径）とは，出現頻度が最も大きい粒子径，または分布の極大値に相当する粒子径をいい，メジアン径（中位径）とは，積算分布の中央値（50％）に相当する粒子径をいう．

第4問　正解：2

医薬品の製剤設計にあたって原薬の溶解度の温度依存性に関するデータを収集するために，ファント・ホッフの式を理解しておくことは重要である．

a　正：ファント・ホッフの式は，

$$\frac{d\ln x_s}{dT} = \frac{\Delta_{sol}H}{RT^2}$$

$\Delta_{sol}H$：溶解のエンタルピー（溶解熱）として表すことができる．この式を積分すると次式となり，

$$\ln x_s = \frac{\Delta_{sol}H}{RT} = C \quad \text{ここで,\ } C\text{は積分定数}$$

溶解度の対数と溶解熱の関係が示される．

溶解熱とは，薬物が溶媒に溶解する際に生成する熱であり，近似的には融解熱と溶媒和熱の和である．よって，溶解熱は薬物と溶媒との分子間相互作用を含んだ値であり，理想溶液だけでなく，分子間相互作用を有する実在溶液にも成り立つ．

b 誤：溶解に伴う反応が，吸熱であるか（負の傾き），発熱であるか（正の傾き）により，傾きが逆になる．

c 正

d 誤：傾きは，溶解度の温度依存性の大きさ，すなわち溶解熱の大きさを示す．

第5問 正解：3

医薬品が1次反応で分解する際の分解速度（dC/dt）は，$dC/dt=-kC$であり，そのときの薬物濃度（C）に比例して減少するが，半減期（$t_{1/2}$）と分解速度定数の関係は，$t_{1/2}=\ln2/k$で，初期濃度に影響されない．よって，半減期は初期濃度に関係なく一定となる．

第6問 正解：3

粉体層の空隙率 ε（%）は，$\varepsilon=(1-\rho/\rho_0)\times100$で表される．ただし，$\rho$は粒子のみかけ密度，$\rho_0$は真密度である．空隙率80%，10%のときのみかけ密度を求めると，空隙率80%のときのみかけ密度は0.28g/cm^{3}で，空隙率10%のときのみかけ密度は1.26g/cm^{3}である．よって，圧縮したときのみかけ密度は，もとの1.26/0.28＝4.5倍になる．

第7問 正解：2

a 正

b 誤：ダイラタント流動では，みかけの粘度はせん断速度の増加とともに著しく大きくなる．

c 正：チキソトロピーを示す流体は，せん断応力が働いているときにゾル－ゲル転移を起こし，みかけの粘度が低下して流動性が増加する．

d 誤：準粘性流動を示す流体は，降伏値をもたない．

第8問 正解：4

弱酸性薬物の溶解度は以下の式で表される．

$C_s = C_0\,(1+10^{\mathrm{pH}-\mathrm{p}Ka})$

ここで，C_sは薬物の溶解度，C_0は分子形薬物の溶解度である．

よって，$C_s=1.1$mg/mLとなる．

[基礎編] 生物薬剤学

第9問　正解：3

　半減期12時間なので，1回目の投与24時間後には血中濃度は25ng/mLになる．2回目投与直後の最高血中濃度は1回目投与24時間後に血中に残存する25ng/mLに100ng/mLを足し合わせた125ng/mLとなり，その24時間後には31.25ng/mLとなる．したがって，3回目投与直後の最高血中濃度は131.25ng/mLである．

第10問　正解：3

a　誤：腎排泄のみで消失する薬は肝臓で代謝されないので，初回通過効果も受けない．
b　正：鼻粘膜から吸収されたものは，直接，毛細血管から静脈中に移行するため，肝初回通過効果を免れる．
c　正：糸球体ろ過速度に血漿中薬物のタンパク結合していない割合（遊離形分率）を乗じた値が薬物の糸球体ろ過速度になる．
d　誤：胆汁排泄にはトランスポーターによる輸送が関与することがある．
e　誤：肝クリアランスは肝臓での代謝クリアランスと未変化体の胆汁中への排泄クリアランスの和で表される．

第11問　正解：5

a　誤：胃から小腸への移行速度（胃内容排出速度）が大きいと，吸収開始は早くなる．
b　正：難溶性のキレートの形成により，ニューキノロン系抗菌薬やテトラサイクリン系抗生物質の吸収は悪くなる．
c　誤：脂溶性物質の吸収は食事による影響を受けやすく，グリセオフルビンの場合，食後投与は胆汁分泌に伴う溶解度の増大により吸収は促進されるが，空腹時には十分な吸収が得られない．
d　正：促進拡散はトランスポーターによって媒介される膜輸送であるが，エネルギーを必要とせず，濃度勾配に従った輸送をする．グルコースを輸送するGLUTファミリーはこの例である．
e　正：P-糖タンパク質はABCトランスポーターに分類される排出トランスポーターであり，ATP結合部位をもつ一次性輸送担体である．

第12問　正解：4

1　誤：分布容積は薬物が血漿中薬物濃度と同じ濃度で分布していると仮定したときの体液量で，実際の臓器容積に一致しない．
2　誤：分布容積（V_d）は，血漿中遊離形分率（f_p）と組織中遊離形分率（f_t）の比を用いて

次式で表される．$V_d = V_p + (f_p/f_t) \times V_t$．ここで，$V_p$, V_t はそれぞれ血漿及び組織の実容積である．したがって，薬物の組織タンパク結合率の増大（遊離形分率 f_t の低下）及び血漿中遊離形分率（f_p）の増大によって分布容積は増大する．

3　誤：血漿中タンパク質との結合率が高い場合，薬物は主に血漿（約3L）と細胞間隙（約12L）にのみ分布する（カッコ内の数字は70kgのヒトに相当）．一方，分布容積の大きい薬物の場合，上記の式に従って，タンパク結合率に依存して分布容積は変動する．

4　正：分布容積の定義である．

5　誤：高齢者では体脂肪／体水分量の値が上昇するため，脂溶性薬物の分布容積は増大する．

第13問　正解：3

a　誤：口腔粘膜からの吸収は速やかで，かつ肝初回通過効果を回避できる．

b　誤：鼻粘膜は，バリアー機能が低いため，高分子薬物の吸収も期待できる．

c　正：肺からの吸収は，主にⅠ型細胞を介した受動拡散によるものと考えられている．

d　誤：皮膚の角質層の厚さは，部位によって大きく異なっており，薬物の吸収にも部位差が認められている．

e　正：直腸下部からの吸収では，薬物は下大静脈から全身循環に直接入るため，肝臓による初回通過効果を回避できる．

第14問　正解：2

a　誤：血液脳関門は，脳の毛細血管内皮細胞が緊密な密着結合で接着することにより形成する透過障壁である．

b　正

c　誤：胎盤関門は，物質移行をそれほど厳密に制限しておらず，脂溶性の高い小分子であれば，胎児にかなり移行すると考えられる．

d　正：肝臓内の血管であるシヌソイド（類洞）は，数百nmの間隙があることが知られており，アルブミンに結合している薬物でも，組織間隙であるDisse腔へ到達できる．

e　誤：血流速度も，薬物の組織分布に影響を及ぼす，重要な因子の1つである．

第15問　正解：5

a　誤：糸球体ろ過のろ過圧は，主に毛細血管内圧に依存したものである．

b　誤：D-グルコース，アミノ酸が尿中にほとんど排泄されないのは，近位尿細管から能動的に再吸収されるからである．

c　誤：遠位尿細管からは，尿が濃縮されることにより形成される濃度勾配に従った受動拡散による再吸収が起こる場合があるが，それはpH分配仮説に従うこととなる．一方，薬物の中には，近位尿細管から輸送担体を介した能動輸送により再吸収されるものも

ある．例えば，セファレキシンはH⁺／ペプチド共輸送系により再吸収される．
d 誤：尿細管分泌を受ける薬物の腎クリアランスは，血漿中濃度の上昇に伴い分泌の飽和が起こるため，減少する傾向を示す．
e 正

第16問 正解：4

全身クリアランス CL_{total} = Dose/AUC

腎クリアランス CL_r = Dose × 0.25/AUC

したがって，肝クリアランス CL_h は，

$CL_h = CL_{total} - CL_r$ = Dose×(1−0.25)/AUC = 5000000×(1−0.25)/495/1000 = 7.58 L/hr

［基礎編］製剤学

第17問 正解：2

a 正：口腔粘膜から吸収させ，局所作用ではなく全身作用を目的とした製剤であり，作用の即効性が期待できる．局方にはニトログリセリン錠と硝酸イソソルビド錠が収載されている．
b 誤：定量に供する試料の採取量に「約」を付けたものは，記載された量の±10％の範囲をいう．
c 正：微生物の発育を阻止するに足りる適切な保存剤を加えることができる．
d 誤：室温は1〜30℃で，15〜25℃は常温のことである．
e 誤："ドライシロップ剤"は"シロップ用剤"の別称であり，これらは同じものである．
f 正：用時分散あるいは溶解して服用できる錠剤も含まれている．

第18問 正解：4

1 誤：懸濁剤は，別に規定するもののほか，溶出試験法に適合するが，乳剤に溶出試験法は求められていない．
2 誤：ローション剤は有効成分を水性の液に溶解または乳化もしくは微細に分散させた外用液剤であるが，リモナーデ剤は甘味及び酸味のある澄明な液状の経口液剤である．
3 誤：エリキシル剤は甘味及び芳香のあるエタノールを含む経口液剤であるが，リニメント剤は皮膚にすり込んで用いる液状または泥状の外用剤である．
4 正：酒精剤及びチンキ剤は，高濃度のエタノールを含有する製剤で，火気を避けて保存する．したがって，容器はいずれも気密容器である．
5 誤：注射剤，点眼剤及び点耳剤は，別に規定するもののほか，着色だけを目的とする物質を加えてはならないが，点鼻液剤にはこの規定がない．

第19問　正解：2

a　正：ジェットミルは，圧縮空気が断熱膨張する際に熱を奪うので（ジュール・トムソン効果），低温下での粉砕が可能となり，熱に不安定な医薬品の粉砕にも利用できる．

b　誤：V型混合機では，分割と合一を繰り返すことで混合が進むが，粉末の混合割合，粒子密度及び粒子径に著しい差がある場合，混合時間を長くすると偏析が進むことがある．

c　誤：硬カプセル剤の製造工程において，流動性の良い場合はそのまま充てんされるが，流動性が悪い場合は軽く圧縮しながら充てんするか，または軽く圧縮した成形物をカプセルに充てんする方法がとられる．

d　誤：ロータリー型打錠機では，上杵の下降及び下杵の上昇により圧縮成形が行われる（両側圧縮）．本問の内容は単発式打錠機（片側圧縮）の記述である．

e　正：本機ではコーティングと乾燥が同時に行える

第20問　正解：5

a　誤：超ろ過法とは，限外ろ過及び逆浸透法のことで，エンドトキシンを除去できる．

b　誤：空間清浄度の「クラス100」とは，1立方メートル（m^3）でなく1立方フィート（ft^3）の空間に$0.5\mu m$以上の粒子が100個以下であることをいう．

c　誤：無菌製剤を製造する場合，使用する原料及び容器をあらかじめ滅菌しておき，バリデートされた無菌環境と操作法により調製を行う無菌操作法によって製造した場合，最終滅菌は必ずしも必要としない．

d　正：JIS Z 8122に規定されている，主に直径$1 \sim 10\mu m$以下のガラス繊維でできているろ紙で，クラス100 〜 10,000までのクリーン度に対応する．

e　誤：乾熱滅菌法は，通常，250℃，20分間の加熱によって行われ，パイロジェンの除去が可能でガラス容器や金属性機器の滅菌に用いられるが，分解しやすい原薬や添加剤の滅菌には使用されない．

第21問　正解：1

a　正：製剤均一性試験法は，個々の製剤の間での有効成分含量の均一性を試験する試験法で，含量均一性試験と質量偏差試験がある．

b　正：固形製剤における薬物の放出性の評価法としては，直接薬物の放出を試験できる溶出試験法が崩壊試験法より優れていると考えられるので，崩壊試験法も併せて適用することの意義は乏しいと考えられる．

c　誤：発熱性物質試験法は，ウサギの体温上昇を利用する方法であり，カブトガニの血球抽出成分を用いて試験する方法は，エンドトキシンとの特異的な反応を利用するエンドトキシン試験法である．

d 誤：注射剤の不溶性異物検査法は，注射剤中の不溶性異物の有無を肉眼で調べる．不溶性微粒子の数と大きさを測定するのは注射剤の不溶性微粒子試験法である．
e 誤：無菌試験法の判定には，14日間以上の培養で実施する．

第22問　正解：3

a 誤：徐放性製剤は，通常の製剤に比べ，血中濃度の急激な上昇を抑えて副作用を軽減することもできる．
b 正：疾患の発症ピークが夜間の就寝時（夜間発作型喘息など）や早朝に起こるような場合（血圧のモーニングサージなど）には従来型の製剤では対応しにくいことから，このような製剤が開発されている．
c 誤：リュープロレリン酢酸塩を含有する生分解性ポリマーを用いたマイクロカプセル型注射剤は，ポリマーの生分解性に依存した徐放期間を示し，分子量14000程度のポリ乳酸を用いた製剤は12週間以上にわたって薬物を徐放でき，3～4カ月型徐放性注射剤として用いられている．
d 正：インスリングラルギンはインスリンのA鎖21位のAsnがGlyに置換され，B鎖C端にArgが2個付加されたもので，等電点がpH 6.7と高くなり，投与部位の皮下（pH 7.2～7.4）で沈殿し，徐々に溶解，吸収されて24時間の持効性が得られている．
e 誤：腸溶性製剤は，有効成分を酸性の胃内では放出せず，中性～弱アルカリ性の小腸内で放出するように，コーティング基剤の溶解性のpH依存性を利用したもので，時限放出型製剤の一種と定義されている．なお，本製剤は日局16第二追補において「腸溶性製剤は，有効成分の放出開始時間を遅らせた放出調節製剤である放出遅延製剤に含まれる．」が追加された．

第23問　正解：4

a 誤：リポソームはレシチンその他からなる脂質二分子膜で構成される小胞体である．ダイズ油をレシチンで乳化した製剤は，リピッドマイクロスフェアと呼ばれる．
b 誤：親油性薬物は脂質二分子膜に，親水性薬物はリポソームの内部あるいは脂質膜間の水相内に取り込まれた状態で内封される．
c 正：ポリエチレングリコールでリポソーム表面を被覆することで，肝細胞の異物認識性が低下し，肝臓への取り込みが低下する．
d 正：アムホテリシンBを内封した注射剤が深在性真菌症治療薬として使用されている（アムビゾーム®）．
e 誤：プロスタグランジンをシクロデキストリンに包接もしくはリピッドマイクロスフェアに内封させた注射剤が医薬品として使用されているが，リポソーム製剤は使用されていない．

第24問　正解：4

プロドラッグの化合物が特定されないと解答が難しいが，医薬品の製剤開発に携わる者にとって必要な知識である．

a　誤：親化合物のカルボニル基に疎水性側鎖が結合されたプロドラッグで，分子全体の疎水性が高められ消化管吸収性が高められた．
b　誤：レセプターではなく，中性アミノ酸のトランスポーターを介して血液脳関門を通過する標的化プロドラッグである．
c　正：標的のウイルスの酵素によって活性化される標的化プロドラッグである．
d　誤：アセメタシンは，インドメタシンの副作用軽減を目的としたプロドラッグである．なお，アンピシリンのプロドラッグとして，セリバンピシリン，バカンピシリン，タランピリシンなどが知られている．
e　正：親化合物の溶解性を低下させた苦味マスキングを目的としたプロドラッグである．

[基礎編] レギュレーション

第25問　正解：4

a　誤：新医薬品の薬価は，類似薬のあるものは類似薬比較方式で，類似薬のないものは原価計算方式で算定される．
b　誤：海外平均価格調整は，算定された薬価が海外の平均価格の1.5倍を上回る場合には引き下げ調整が，0.75倍を下回る場合には引き上げ調整が行われる．
c　正
d　誤：画期性加算は，この3要件がすべて満たされる新規医薬品に適用される．

第26問　正解：2

a　誤：わが国では，どちらが先に特許出願したかで決まる先願主義が採用されている．
b　誤：手術などは，産業上利用可能な発明として認められていない．
c　正
d　誤：薬剤部や薬局で配合・処方する場合は特許に抵触しない．
e　誤：特許要件として，このほかに（4）進歩性（出願時に知られていたものから予測できない効果の優位性を示すこと）が求められている．

第27問　正解：1

a　正：本選択肢中，「医薬品製造承認」とあり，これは「医薬品製造販売承認」の誤記ではあるが，設問に「販売承認」と記載されており，文意は正解である．
b　誤：説明されている内容は，検証的試験ではなく，探索的試験の内容である．

c　正
d　誤：市販後調査は，再審査制度，副作用・感染症報告制度のほか，再評価制度から構成されている．

第28問　正解：4

a　誤：オブザーバーとしての3組織（世界保健機関（WHO），カナダ保健省，欧州自由貿易連合（EFTA））のほか，非ICH地域で規制調和を図っている地域の代表者や招待国（韓国，台湾，オーストラリア，中国，インドなど）の行政担当者が参加している．ただし，議決権は3極6団体に限定されている．
b　正
c　誤：原薬GMPガイドラインがQ7Aで規定されている．
d　誤：ステップ4に続き，日米EU3極において，それぞれの手続きに従ってガイドラインが実施されるステップ5がある．日本では，厚生労働省医薬食品局から通知される．

第29問　正解：5

a　誤：医薬品生産額は6兆7,791億円で，このうち90.7％（約9割）の6兆1,489億円が医療用医薬品である．
b　誤：約30,000分の1である（「DATA BOOK 2012」，日本製薬工業協会編）．
c　正
d　誤：リスクの程度に応じて第1類，第2類，第3類に分けられている．
　今回の設問では，数値の正誤が問われている．このような製薬の概況を知っていることは重要であるが，こうした数値は時間とともに変化し，引用した資料により若干異なる場合があるので，本問は採点の際に適切な配慮がなされた．

第30問　正解：3

a　誤：査察当局間の非公式の法的拘束力がない協力の枠組みである．例えば，セミナーや合同査察プログラムなどの教育活動，他国査察情報や出荷された医薬品の品質不良に関する情報交換などがある．
b　正：日本は一つの査察当局として申請したが，理論的には1＋47の48査察機関として申請は可能であった．
c　誤：2012年インドネシア（NADFC）が加盟したことにより，加盟機関は41査察当局39カ国となった．中国やインドはまだ加盟申請していない．
d　正：本問はPIC/Sに関するものでよく理解しておくことが大切であるが，そのなかに加盟国に関する正誤が含まれている．この加盟国はその時々で変化しているので，本問は採点の際に適切な配慮がなされた．

[応用編] 必須問題／固形製剤

第31問　正解：2

a　正
b　誤：滑沢剤・結合剤の種類・量の調整，有効成分の微粉の割合検討，杵の加工などいろいろな手段があり，必ずしも有効成分のコーティングを行う必要はなく，その有効成分の特性に応じた最適なものを選ぶべきである．
c　誤：律速となる工程が打錠工程の場合には効果があるが，それ以外の工程が律速であれば，その工程において対応方法を考えるべきである．また，安易に打錠速度を上げると，打錠障害を起こす危険性がある．
d　正：有効成分の粒度や添加剤の粒度，有効成分の多段階での希釈混合など，原料の前処理や製造方法を最適化することで直打法においても含量均一性は確保可能となる．
e　誤：側面に欠けや異物があるときもあり，検査は必要である．側面を検査できる検査機もある．

第32問　正解：5

a　誤：流動層造粒法で得られる造粒物のほうが圧縮成形性に優れる．
b　誤：主軸のシールエアは，粉末が軸部に侵入するのを防止するために必要不可欠であり，造粒中にも使用しなければならない．
c　正：撹拌モーターの消費電力は，作業量の目安として造粒終点を決めるのに使用されることがある．
d　誤：スケールアップするには，撹拌速度や造粒時間は改めて最適化検討する必要がある．
e　正：撹拌造粒では，造粒物に強制撹拌力が作用するため，流動層造粒と比較して緻密な造粒物となる．

第33問　正解：2

a　正
b　誤：1-ビニル-2-ピロリドンの架橋重合物で，崩壊剤として用いられる．
c　正
d　正
e　誤：セルロースのメチルエステルではなくメチルエーテルである．
f　正

第34問 正解：4

a 誤：ゼラチンはウシ海綿状脳症（BSE）に対する対応のため，種々の制約があるが，動物保護の観点ではない．
b 正
c 正
d 誤：硬カプセルのサイズについては000号から5号までの規格化された8種の形状が通常，使用される．

［応用編］必須問題／無菌製剤

第35問 正解：4

a 誤：以下のオストワルド-フロイントリッヒの式に従い，粒子径が小さくなるとその粒子の化学的ポテンシャルが増大するため，粒子径が小さい粒子ほど高い溶解度を示す．
$RT \cdot \ln(C_{s,r} / C_{s,\infty}) = 2\gamma V_m / r = 2\gamma M / \rho r \ (>0)$
$C_{s,r}$：半径rの微粒子の溶解度，$C_{s,\infty}$：半径無限大の粒子の溶解度（一般にいう溶解度），V_m：試料結晶のモル体積，M：モル質量，ρ：粒子の真密度，γ：界面張力

b 正：難溶性塩である塩化銀（AgCl）の飽和溶液に塩化カリウム（KCl）を添加した場合，共通イオンであるCl^-の濃度が増大するため，溶液はAgClに対して過飽和状態となり析出する．このような他物質の効果を，共通イオン効果という．
c 正：上記 a の解説参照
d 正：水に難溶な薬物は，水に適量のエタノール，プロピレングリコール，マクロゴールなどを添加することによって，その溶解性を向上させることができる．
e 誤：硫酸ナトリウムは32℃以下では十水和物（$Na_2SO_4 \cdot 10H_2O$）が安定相であり，溶解は吸熱的（$\Delta H > 0$）に進行する．一方，32℃以上では無水塩が安定相となる．無水塩では，解離の際に要するエネルギーを水和熱で十分に補えるため，溶解は発熱過程となる（$\Delta H < 0$）．このため，32℃以上では硫酸ナトリウムの溶解度は温度上昇とともに減少する．

第36問 正解：2

a 正
b 誤：凍結乾燥製剤にする場合には，溶液の至適pHにおいて凍結乾燥補助剤の検討を行い，選択した凍結乾燥補助剤についてのpH-安定性試験を実施する．安定性に及ぼす水分の影響の検討も重要である．
c 正
d 誤：製法の第一優先は，オートクレーブによる最終滅菌を採択する．最終滅菌が不可の場

合のみ，無菌操作法を選択する．

第37問　正解：5

いずれの設問も，GMPの基本的な考え方を踏まえたうえで，無菌製剤に関する深い知識として正しく認識しておくべき内容である．

1　誤：インラインのデータの活用については，精製水などの使用目的，設備，及び設備の管理状況などを総合的に判断する必要があり，一律にインラインデータの結果をもって品質部門による試験を省略することはできない．（第16改正日本薬局方の制定に伴う医薬品等の承認申請等に関する質疑応答集（Q＆A）について，平成23年4月8日）
2　誤：最低でも1年に1回確認する．（無菌操作法による無菌医薬品の製造に関する指針，平成23年4月20日）
3　誤：連続式の滅菌装置については，コンベアベルトが無菌操作区域とこれより環境グレードの低い区域を行き来することがあってはならない．ただし，ベルト自体が常時滅菌される場合（トンネル式乾熱滅菌機など）はこの限りではない．（無菌操作法による無菌医薬品の製造に関する指針，平成23年4月20日）
4　誤：3 log以上減少
5　正：（無菌操作法による無菌医薬品の製造に関する指針，平成23年4月20日）

第38問　正解：3

浸透圧比1.0～1.2とするとき，製剤の浸透圧の設計範囲は280～336 mOsm/Lとなるため，この範囲を満足する処方であればよい．

1　誤：約 $280 \times (0.5/0.9) + 30 =$ 約190 mOsm/L
　　　＜280 mOsm/L　となり低張．
2　誤：約 $280 \times (7/10) + 30 =$ 約226 mOsm/L
　　　＜280 mOsm/L　となり低張．
　　　ショ糖は二糖のため分子量は単糖の約2倍．したがって，5％で等張となる単糖の約2倍の濃度（w/v％）が必要．ショ糖は非還元糖のためメイラード反応を起こさないが，最終滅菌による加熱時に分解し，グルコース及びフルクトースが生成するため，メイラード反応の原因となる．
3　正：約 $280 \times (4.8/5) + 30 ≒ 300$ mOsm/L
　　　となり設計範囲内．
4　誤：$200 \times 2 + 20 \times 3 + 30 = 490$ mOsm/L
　　　＞280 mOsm/L　となり高張．
5　誤：約 $280 \times (5/5) + 30 ≒ 310$ mOsm/L　となり設計範囲内であるが，還元糖でありメイラード反応が起きる．

[応用編] 必須問題／その他製剤

第39問　正解：3

1　誤：パップ剤の膏体基剤としては，疎水性高分子ではなく親水性高分子が多く使用される．
2　誤：テープ剤の膏体基剤としては，親水性高分子ではなく合成ゴム系などの疎水性高分子が多く使用される．
3　正
4　誤：有機溶媒を使用しない場合，乾式圧縮法ではなくホットメルト法が用いられる．
5　誤：パップ剤は気密容器，テープ剤は密閉容器が使用される．

第40問　正解：4

1　誤：皮膚などに適用する製剤には外用固形剤も含まれ，全部で7種の製剤である．
2　誤：油中水型（w/o型）に乳化した製剤を油性クリームと称する．
3　誤：テープ剤は，通例，密閉容器である．
4　正
5　誤：より広義な製剤が全身作用を期待する製剤として含まれる．例えば，全身作用を期待した軟膏剤が市販されている．

第41問　正解：5

a　誤：黄色の軟膏である．
b　正
c　正：ステアリルアルコールとともに，コレステロールは吸水性を増加させる．
d　誤：防腐剤を含む．
e　正

第42問　正解：3

1　誤：ドライシロップ剤は第16改正でシロップ用剤として定義され，シロップ剤に含まれる．
2　誤：通例，糖類や甘味料を含む．
3　正：「単シロップ」は白糖850gに精製水を加えて1000mLとしたもので，医薬品各条に収載されている．
4　誤：別に規定するもののほか，溶出試験法は適用される．
5　誤：シロップ剤は気密容器，シロップ用剤は密閉容器である．

[応用編] 選択問題／固形製剤

第43問 正解：3

a 誤：識別性は同じ品目での用量違いのみならず，他製品との識別も必要である．
b 正
c 誤：苦味防止や識別性のほか，腸溶化のためにフィルムコーティング錠にすることもある．
d 正
e 誤：フィルム層の成分と有効成分の配合性が悪い場合には，両者の間にさらに別の成分よりなる層を設けることで対応が可能である．

第44問 正解：3

a 誤：規格項目として設定された溶出試験は出荷試験に適用される試験である．一方，崩壊試験は工程が正常に維持されているかどうかを確認する工程管理に非常に有用であり，打錠工程の当初及び中間，再稼働時，終了時などにおいて適切に実施すべき試験であり，不要とはいえない．
b 正：有効成分含量が25mg/25%の閾値以上の製剤であっても，溶出が崩壊律速とならない製剤については，含量均一性試験が必要となる．
c 正：製剤均一性試験法においては，含量均一性試験が第一選択肢であり，有効成分含量が多い場合にのみ質量偏差試験が第二選択肢として適用できるが，あくまでも製剤全体の質量での評価であり，含量均一性の直接評価とはならないので，製剤開発の段階でよく見極めたうえで製剤均一性試験法を設定する必要がある．
d 誤：目的とするところが異なるため，いずれの評価も必要である．
e 誤：試験液として，日局ではそれぞれ溶出試験第1液及び第2液を用い，異なる製剤についてそれぞれ独立して即放性製剤の項と同じ操作にて評価する．（なお，本問は本試験の問を改変して記載している．）

第45問 正解：2

a 正
b 誤：気候区域 IVとは，高温多湿の気候区域（30℃/70%RH）を指し，主要な都市としてバンコック，ジャカルタ，マニラ，リオデジャネイロ，台北などがあげられているが，水分に不安定でなければ防湿包装にする必要はない．
c 正
d 誤：有効成分の包装材料との接触は，賦形剤などの添加剤ほどではないが，包装材料とも収着などの相互作用を起こす場合があるので，確認は必要である．
e 誤：輸送を想定した代替試験法でも評価できる．

第46問　正解：5

a　誤：滑沢剤はあまり均一に混合すると過剰滑沢となり，錠剤硬度の低下や崩壊時間の遅延などの問題が発生する．

b　誤：混合機の大きさにより設定される回転数が異なるため，混合時間のみで滑沢剤混合条件を一律に規定できない．また仕込み重量の影響も考慮して混合条件を最適化すべきである．

c　正：比表面積は滑沢状態に大きく影響する．原料メーカーがウシ海綿状脳症（BSE）対策でステアリン酸を植物由来に切り替えた際，比表面積が大きくなり，錠剤品質に重大な影響が出たことは記憶に新しい．

d　正：いわゆる滑沢剤不足の状態であり，錠剤と臼壁面との間の摩擦が過大となり，錠剤がキシミ音とともに臼から放出されるのみならず，錠剤側壁に条痕が生じる．打錠機の下軌道や下杵底部にも負荷がかかり，安定した生産に支障をきたすことがある．

e　正：適正な滑沢剤の添加量は，滑沢される顆粒の表面積に依存し，粒度が粗くなると表面積の減少に伴い，適正添加量は減少する．

第47問　正解：4

a　誤：造粒工程が不適切で，打錠用顆粒の粒度分布が不適切な場合や，粒度別含量が不適切な場合は，錠剤の質量変動や含量均一性に問題が生じるが，打錠工程でこれらに対応することは困難で，造粒工程での最適化が必要である．すなわち，打錠工程で問題が発生しない造粒物を設計する心がけが必要である．

b　誤：打錠工程でキャッピングが発生する場合，①造粒物に原因がある場合，②打錠条件に原因がある場合，③臼の磨耗など装置に原因がある場合などが考えられるが，②の場合は，過大な圧縮力が原因となっている可能性があり，むしろ，圧縮力を弱める処置をとるのが一般的である．

c　正：選択肢aとも関連するが，打錠用顆粒の物性が不適切であれば最新の自動制御機器であってもその制御が追随できなくなる．

d　誤：脱気の機能もあるが，最も重要な機能は本圧ローラーとの2段圧縮で，全圧縮時間を延長させ，錠剤硬度の上昇やキャッピングを防止する機能である．

e　正：杵の長さを揃えないと錠剤質量と打錠圧力の関係が崩れる．このため，自動設定された数値には杵長さのバラツキが大きく反映されることとなり，質量制御のためのパラメータとしての意味が失われる．

第48問　正解：5

　経口製剤の溶出試験については，溶出試験規格に適合しているかどうかを判定するために行うものであるが，併せて著しい生物学的非同等を防ぐことを目的としている．本試験における

試料とは，最小投与量に相当するものである．装置としては，回転バスケット法，パドル法，フロースルーセル法の装置がある．回転バスケット法及びパドル法では，試験液が緩衝液の場合，pHを規定値の±0.05以内に調整する．試験液は37±0.5℃に保つ．

第49問　正解：4

a　誤：錠剤の質量は，充てん時の下杵の位置で調整できる．
b　誤：転動造粒法では，球形に近い造粒物が得られる．
c　正
d　誤：得られる造粒物の球形度は低いが，整粒，篩過などの工程を経ることにより，顆粒剤の製造にも用いられる．
e　正

第50問　正解：3

a　誤：経口投与時のバイオアベイラビリティは，肝臓以外の消化管などでの代謝も考慮すると，通常，$(1-E_h)$ より小さくなり，大きくなることはない．
b　正
c　誤：促進拡散では担体を介して輸送されるが，能動輸送と異なり，濃度勾配には逆らわずエネルギーを必要としない輸送系である．
d　正
e　誤：絶対的バイオアベイラビリティでは吸収速度の比較ができないため，必ずしも生物学的に同等であるとはいえない．

第51問　正解：3

1　誤：乾燥工程で有効成分が分解したり，吸湿性が強く造粒が過度に進行するような場合は，湿式造粒工程を伴わず，熱や水分の影響を受けない直接粉末圧縮法が適している．
2　誤：乾式顆粒の製造時に圧縮圧を高くすると，最終錠剤の硬度は低下する．
3　正：湿式顆粒圧縮法は直接粉末圧縮法に比べ，打錠前粉末が顆粒のため薬物の偏析が少なく，また濡れが改善されるため，含量均一性，溶出性ともに改善する．
4　誤：押し出し造粒法により製した打錠前顆粒のみかけ密度は，流動層造粒法で得た打錠前顆粒のみかけ密度より大きい．
5　誤：打錠前顆粒の粒度分布が不適切で錠剤の質量変動が大きくなった場合，打錠条件で対応することは困難である．打錠圧力制御装置も大きな質量変動に対しては制御が困難で，造粒工程や整粒工程で打錠前顆粒の粒度分布を適切に維持する必要がある．

第52問 正解：2

a 　正：適用可能である．ただし，製造所やスケールに依存しないデザインスペースであることを説明できなければならない．

b 　誤：ICH Q 8・製剤開発に関するガイドラインで推奨されているクオリティ・バイ・デザイン（QbD）は，製品及び工程の理解ならびに工程管理に重点をおいた，立証された科学及び品質リスクマネジメントに基づく体系的な開発手法であり，その手法を採用した結果として，デザインスペースの設定やリアルタイムリリース試験が可能となる．しかし，QbDで開発したからといって，必ずしもデザインスペースの設定やリアルタイムリリース試験を採用しなければならないというわけではなく，開発する製剤の特性に応じて適宜内容は異なってくる．

c 　誤：リアルタイムリリース試験は最終製品試験の替わりとなり得るが，GMP下でバッチ出荷に要求される照査及び品質管理の手続の替わりとなるものではない．また，安定性試験，薬事規制上の試験，製造施設の変更などの際には，最終製品試験が必要となる．

d 　誤：管理戦略は，製造プロセスの稼働性能及び製品品質を保証する計画された管理手法の一セットである．管理戦略は"最小限の開発手法"で開発された製品と"より進んだQbD手法"で開発された製品の場合で異なってくる．前者では工程内で離散的にサンプリングされた検体の評価と最終製品の出荷試験に重点が置かれるが，後者では科学的，体系的なアプローチにより管理が行われ，例えば製造プロセスの稼働性能ではPATツールなどによりat line, in line, on lineでの連続的でリアルタイムな管理が行われることが多い．いずれにせよ，製品の開発手法の違いによらず管理戦略は必要である．

e 　正：原則として異ならない．最小限の手法であってもQbDの手法であっても，求められる製品規格は同一である．

参考：製剤開発に関するガイドライン（平成18年9月1日付け薬食審査発第0901001号）並びに「製剤開発に関するガイドライン」，「品質リスクマネジメントに関するガイドライン」及び「医薬品品質システムに関するガイドライン」に関する質疑応答（Q&A）（平成22年9月17日事務連絡）

[応用編] 選択問題／無菌製剤

第53問 正解：3

薬物水溶液の濃度と温度の関係を示す相図において，凍結乾燥時のサンプルの状態は相図上のA→B→C→Dの過程を経て完了する．各状態A～Dの解説は，以下のとおり．

A：ある温度及び濃度の水溶液が冷却されると自由水が先に凍結する．その後，凍結の進行に

伴い溶質は徐々に濃縮される．（ c ）
B：温度が共晶点に到達すると，水と薬物が別々に結晶化し共晶混合物が形成される．（ a ）
C：十分に冷却した後，凍結物を加温し共晶点より少し低い温度で数時間エージングを行い，アニーリング処理することにより共晶が得られる．（ e ）
D：残存する少量の非晶質部分は一次乾燥工程中に融解し，染みの発生により変色したり徐々に分解したりして品質低下を引き起こす．（ d ）

したがって，3「A ＝ c ，B ＝ a ，C ＝ e ，D ＝ d の組合せ」が正解となる．
記述 b は該当なし．

第54問　正解：3

不均一系の注射剤では試料を採取する前に振り混ぜて均一性を確保する．さらに，密度測定のためにピクノメーターに試料を充てんする前にも，均一性を確保するため採取した試料を振り混ぜる必要がある．ピクノメーターに試料を充てんしたあとであれば，質量測定の前に振り混ぜる必要はない．

a　過量
b　乳濁性
c　密度
d　非水性
e　20 ～ 25℃

第55問　正解：3

「無菌操作法による無菌医薬品の製造に関する指針」による清浄度区分は以下のとおりである．

グレード	1 m³当たりの最大許容微粒子数		FDA ガイダンス クラス
	≧0.5 μm	≧5 μm	
A	3,520	3,520	100
B	3,520	352,000	10,000
C	352,000	3,520,000	100,000

a　正
b　誤：容器の成型，充てん及び熔閉を連続して密閉環境において行うので，充てん中は作業者の介入がまったくなく，高度な無菌環境が維持されるため，通常，製品の熔閉後の滅菌（高圧蒸気滅菌など）を行わずに無菌性を保証できる．
c　誤：プラスチック容器の成型，充てん及び熔閉操作を行う作業域は，成型及び充てんに係る部分の局所小空間がグレードAの清浄度レベルに保持されていればよく，空気の清

浄度レベルがグレードAの無菌室は，必ずしも必要ではない．
d　正

第56問　正解：5

a　誤：凍結乾燥機の大小にかかわらず，棚からの伝導熱などが棚間及び機内で均一であっても，乾燥機壁面からの輻射熱が全バイアルに均等にかかるわけではない．したがって，庫内の品温バラツキを考慮したバリデーションに基づく温度管理が必要である．
b　正
c　正
d　正
e　誤：凍結乾燥時間やバイアルの破損リスクを考慮すれば，充てん液量は少ないほうがよく，粘性や充てん性に影響がなければ薬液を高濃度化するのが好ましい．

第57問　正解：2

a　正
b　誤：無菌操作法に係る作業を無菌操作区域外から観察できるように，ガラスなどの窓，ビデオカメラなどを適切に設置すること．
c　正
d　正：封じ込め施設の場合は高薬理活性物質などの漏出を最小限とするため，内向き気流を確保する．このため，清浄度レベルの高い区域でも，その室圧は周囲よりも低く設定する必要がある．
e　誤：清浄度は，その着衣により作業する部屋の「非作業時」の微粒子清浄度と同じとすること．

（無菌操作法による無菌医薬品の製造に関する指針，平成23年4月20日）

第58問　正解：2

a　正：（無菌操作法による無菌医薬品の製造に関する指針，平成23年4月20日）
b　誤：空気の清浄度レベルは，少なくともグレードD
c　正：（無菌操作法による無菌医薬品の製造に関する指針，平成23年4月20日）
d　誤：最低17.5Pa程度
e　正：（第16改正日本薬局方）

第59問　正解：3

いずれの設問も無菌製剤のプロセスシミュレーションに関する知識として，正しく認識しておくべき内容である．

1 誤：プロセスシミュレーションの対象は，無菌医薬品に係る製品の製造工程全般となる．
2 誤：少なくとも，年に1回の頻度で培地充てん試験に参加する必要がある．
3 正
4 誤：培養期間の早い段階での観察は，結果の事前予測に有用である．
5 誤：標準部品の交換は，初期評価条件の適用から除外される．

第60問 正解：4

b 誤：油性注射剤ではなく，非水性注射剤である．
e 誤：徐放性注射剤ではなく，持続性注射剤が製剤総則中に記載されている．

第61問 正解：1

　タンパク質の凝集を抑制するために，界面活性剤の配合（b），調製中のシェアストレスの軽減（d），タンパク質濃度の低減（e）などが実施される．したがって，不適切な処方・製法は，（a）と（c）で，pIに近いと静電的な反発が弱くなるため凝集しやすく，シェアストレスが強いピストン式より弱いシェアのペリスタ式が適している．

第62問 正解：5

a 誤：「10^{-8}以上」ではなく，「10^{-12}以上」減少させるのが正しい．
b 正
c 正
d 正

[応用編] 選択問題／その他製剤

第63問 正解：4

a 誤：最も放出の遅い製剤ではなく，中間の放出性を示す製剤を標準製剤とする．
b 正
c 正
d 正

第64問 正解：3

a 正：吸気の動作によって粉末薬剤が呼吸器内に噴射されるため，同調が得やすい．
b 誤：統一的な試験法は設定されていないが，製剤の特性に応じた適切な方法によって送達量の均一性を保証できるような試験条件の設定が必要と考えられる．
c 正

d　正：薬物粉末は微粒子とする必要があるため，微粒化技術が必要である．
e　誤：噴霧に高圧ガスを使用するため，その製造には高圧ガス保安法の適用を受ける．

第65問　正解：4

a　誤：影響を与える．すなわち，代替フロンはオゾン層を破壊する作用はないが，地球温室効果ガスの１つで1997年に京都議定書で規制品目に指定され，排出抑制が決定されている．
b　正：ネブライザーの３つの噴霧方式のうち，ジェット式は，コンプレッサーによる加圧エアを細かい噴射口に送り込み，薬液をエアゾール化するものである．２つ目のメッシュ式は，能動的・受動的振動メッシュにより，薬液をエアゾール化するもので，発熱がなく，開口部は細かいメッシュで覆われているので，傾けても薬液がこぼれず，乳幼児を寝かせた状態でも使用できるメリットがある．３つ目の超音波式は，周波数1.7〜2.5MHzの圧電気振動で，薬液表面からエアゾールを発生させるものである．
c　正
d　誤：適している．一般に，吸入粉末剤は薬剤の噴射と吸気との同調が難しい人に，吸入液剤は吸入力が弱く，吸気との同調が難しい乳幼児に，また吸入エアゾール剤は吸入力が弱い人に適用され，それぞれ患者層に適した剤形が選定される．
e　正：吸気の力で有効成分が乳糖から脱離する必要があるため，軽く吸着している必要がある．

第66問　正解：3

a　正
b　誤：ゴム系高分子を用いることが多い．
c　誤：リザーバー型製剤とマトリックス型製剤の両方が製造可能である．
d　正

第67問　正解：3

　温感タイプのパップ剤は，通常，温感成分としてトウガラシエキスなどを含有する．また水分を多量に含むため，患部の冷却効果に優れている．パップ剤は基剤として，ポリアクリル酸ナトリウムなどの水溶性高分子を用いて製造する．

第68問　正解：2

a　正
b　誤：白色ワセリンは38℃以上で溶融する．
c　正

d 誤：無機物質を用いた水性ゲル製剤もある．
e 正
f 正

第69問　正解：5

a 誤：投与部位から吸収させ，全身作用を目的とするものもある．
b 誤：肝初回通過効果を受けにくいのは「直腸上部」ではなく「直腸下部」からの吸収で，直腸上部から吸収された薬物は一部門脈に流れ肝代謝を受けるが，下部から吸収される薬物は直接下大静脈に流入し，肝臓を通過しないので肝初回通過効果を受けにくい．
c 正
d 正
e 正

第70問　正解：1

a 正
b 正
c 誤：o/w型でなくw/o型乳剤性基剤である．
d 誤：オルガノゲルでなくヒドロゲルの説明である．オルガノゲルはシリコンゲルや加硫ゴムのように分散媒に有機溶媒を含んだゲルをいう．
e 誤：w/o型からo/w型への転相を起こして調製する．

第71問　正解：3

a 誤：溶液だけでなく懸濁状のものもある．
b 正
c 正
d 正
e 誤：少量投与の高活性薬物の充てん性や，デバイスからの排出性を高めるために，乳糖などの賦形剤も使用する．
f 誤：無菌製剤とは規定されていない．

第72問 正解：5

a　誤：鼻腔に沈着する粒子径は10μm以上であり，有効成分を1μm以下にしてはいけない．
b　誤：外用剤であるため，注射剤の添加剤とは無関係である．
c　誤：繊毛障害性と粘膜付着性とは無関係で，効果の持続性を高めるために粘膜付着性を付与できる添加剤が使用されることがある．
d　正
e　正

第4回製剤技師認定試験

基礎編

物理薬剤学

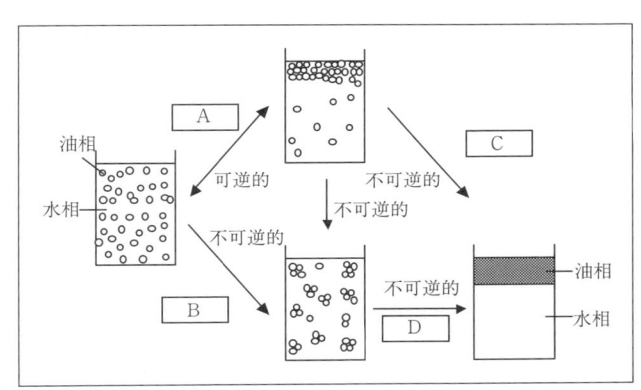

第1問 下図はエマルションの不安定化の経路を示したものである．□ 内を埋めるべき用語の組合せとして正しいものはどれか．

エマルションの不安定化の経路

	A	B	C	D
1	ケーキング	コアセルベーション	凝集	合一・相分離
2	クリーミング	凝集	合一・相分離	合一・相分離
3	クリーミング	合一・相分離	ケーキング	ケーキング
4	凝集	クリーミング	クリーミング	ケーキング
5	合一・相分離	コアセルベーション	凝集	凝集

第2問 液体クロマトグラフィーに関する次の記述の正誤について，正しい組合せはどれか．

a 固定相としてシリカゲルを用いる順相吸着クロマトグラフィーでは，極性の大きい溶質が先に溶出する．
b 固定相としてオクタデシルシリル化したシリカゲルを用いる逆相分配クロマトグラ

フィーでは，極性の大きな溶質が先に溶出する．
c 陽イオン交換クロマトグラフィーでは，陽イオンの価数の大きな溶質が先に溶出する．
d サイズ排除クロマトグラフィーでは，分子量の大きな溶質が先に溶出する．

	a	b	c	d
1	正	誤	正	誤
2	誤	正	誤	正
3	誤	誤	正	正
4	正	誤	誤	正
5	誤	正	正	誤

第3問 粉体の物性及びその測定法に関する次の記述の正誤について，正しい組合せはどれか．

a 賦形剤の粒子に滑沢剤のような微小粒子を添加した混合粉体の安息角は，試料中の微粒子の含量（w/w%）に比例して低下する．
b レーザー回折法による粒子径測定法は，乾式法，湿式法のいずれも適用が可能である．
c 同一試料については，一般に流動性が良くなるほど，容器中への充てん時のかさ密度は低下する．
d 多孔性の微粒子試料を空気透過法とガス吸着法で測定した時に得られる比表面積径は，前者の方が後者よりも大きくなる．
e Elderの仮説によれば，"臨界相対湿度（CRH）をもつ2種以上の水溶性医薬品粉末を混合すると，その混合試料のCRHは各成分のCRHの積に等しい．"とされるが，この仮説は成分の混合比に関係なく成立する．

	a	b	c	d	e
1	正	正	誤	正	誤
2	正	誤	正	誤	正
3	正	誤	誤	正	正
4	誤	正	誤	正	正
5	誤	誤	正	誤	誤

第4問 界面活性剤及びその水溶液の現象に関する次の記述のうち，正しいものの組合せはどれか．

a 臨界ミセル濃度（cmc）以上では，すべての界面活性剤分子はミセル状態で存在する．
b 非イオン性で同族列の界面活性剤については，アルキル基の炭素数が増加するほど，cmcは低下する．

c ミセル形成は水溶液中でのみ起こり，非極性溶媒中では起こらない．
d HLB値が18〜8の範囲内にある界面活性剤は，o/w型乳化剤として用いられる．
e クラフト点は，非イオン性界面活性剤がこの温度以上で水溶液中での界面活性剤の溶解度が急激に上昇するのに対して，曇点はイオン性界面活性剤について，この温度以上で水溶液中の界面活性剤の溶解度が急激に低下する．

1 （a，b）　　2 （a，c）　　3 （b，d）
4 （c，e）　　5 （d，e）

第5問 固体医薬品の結晶形に関する次の記述のうち，正しいものはどれか．

1 全ての固体医薬品は複数の結晶形を示す．
2 結晶多形を示す医薬品について，準安定形結晶のDSC（示差走査熱量測定法）測定を行うとき，昇温過程におけるチャート上のピークの典型的な発現順序は，準安定形結晶の発熱ピーク→準安定形結晶の吸熱ピーク→安定形結晶の吸熱ピークである．
3 ある薬物の水和物の水に対する溶解度は，一般に同じ薬物の無水物の溶解度より高い．
4 多形転移は，一般に温度，湿度のほかに，固相を取り巻く溶媒の種類などの因子によって起こるが，機械的外力の影響は受けない．
5 粉末X線回折測定法において，原則として測定試料を微粉末にするのは，入射X線に対して試料の各結晶面が配向性のない結晶の集合体として取り扱えるからである．

第6問 流体の粘性に関するレオグラムを縦軸にせん断速度（D），横軸にせん断応力（S）として表すとき，両者の間に $S-S_0 = \eta \cdot D$（ただし，η は定数，S_0 は試料の物性に応じた固有値）の関係が成立する流動様式は，次のうちのどれか．

1 ダイラタント流動　　2 塑性流動　　3 擬塑性流動
4 純粘性流動　　5 準粘性流動

第7問 液体中における医薬品の分解反応に関する次の記述のうち，正しいものの組合せはどれか．

a 1次反応に従って分解する医薬品の懸濁液については，溶解速度が分解速度より大きい場合，この製剤が懸濁状態で存在する限り，分解率は時間に比例して増加する．
b ある温度範囲内で2種類の医薬品の安定性を比較する場合，これらの医薬品の分解に関係する活性化エネルギーを把握しておくだけで，安定性の優劣を判定することがで

c 触媒作用を示す物質を添加すると，一般に分解速度定数は減少するので，無添加の場合より安定化される．

　d 可逆1次反応によって分解する医薬品Aの正反応（A→B）過程と逆反応（B→A）過程での分解速度定数を，それぞれk_1及びk_2とするとき，反応の平衡定数はk_2/k_1で表される．ただし，Bは分解物である．

　e アレニウス式は，反応次数によらず成立する．

　　1 （a，b）　　　2 （a，d）　　　3 （a，e）
　　4 （b，c）　　　5 （c，e）

第8問 医薬品の溶解に関する次の記述のうち，正しいものの組合せはどれか．

　a 固体医薬品の溶解度は，固相と液相が共存している平衡状態における溶液濃度であるので，共存する固相の量によって変化する．

　b 弱電解質医薬品の水に対する総溶解度（イオン型の濃度＋分子型の濃度）は，その薬品のpK_aに等しいpHにおいて分子型溶解度の2倍となる．

　c クロラムフェニコールのプロドラッグとして開発されたクロラムフェニコールパルミチン酸エステルは，前者の溶解性を改善することによって体内での吸収性向上を図ったものである．

　d 固体医薬品の溶解速度は，溶解初期においては時間に無関係で一定である．

　e 固体医薬品の溶解熱が正であれば溶解過程は発熱であり，したがって温度が高くなるほど溶解度は逆に低下する．

　　1 （a，b）　　　2 （a，c）　　　3 （b，d）
　　4 （b，e）　　　5 （c，d）

生物薬剤学

第9問 抗生物質の経口投与製剤からの吸収に関する次の記述の正誤について，正しい組合せはどれか．

　a カナマイシンは注射剤のほか，カプセル剤やシロップ剤も市販されているが，カナマイシン自体は消化管からはほとんど吸収されない．

b　アモキシシリンは脂溶性が低く消化管からはほとんど吸収されないため，経口投与する場合はプロドラッグ化修飾が必要である．

c　ベンジルペニシリンは脂溶性が低くまた消化管内で不安定なため，このままでは経口投与製剤として投与することができない．

d　セフォチアムは消化管吸収改善のため，専らシレキセチル（ヘキセチル）エステルとして経口投与される．

e　クリンダマイシンは消化管吸収改善のため，パルミチン酸エステル塩酸塩として経口投与される．

	a	b	c	d	e
1	正	誤	正	正	誤
2	誤	誤	正	誤	誤
3	誤	正	正	誤	正
4	正	正	誤	誤	正
5	誤	誤	誤	正	正

第10問 経口投与後の薬物吸収に関する次の記述の正誤について，正しい組合せはどれか．

a　難溶性薬物の場合，食後投与されると消化管に分泌される胆汁酸によって薬物の溶解性が向上し吸収促進につながることがある．

b　薬物の吸収は主に小腸において行われるが，小腸の運動性や小腸内移行性が変動しても薬物の吸収には変化はない．

c　薬物吸収の障壁は小腸上皮細胞の脂質二重膜であるので，血流速度が変化しても薬物吸収が影響を受けることはない．

d　小腸上皮細胞に発現しているCYP3A4は，肝臓に比べて発現レベルは非常に低いものの，経口投与後の薬物のバイオアベイラビリティに影響することが知られている．

e　P-糖タンパク質は促進拡散輸送系に分類される輸送担体で，薬物が小腸上皮細胞に取り込まれ高濃度に蓄積された場合にのみ，P-糖タンパク質を介して濃度勾配に従って小腸管腔中に分泌される．

	a	b	c	d	e
1	正	正	誤	誤	誤
2	誤	誤	正	誤	正
3	誤	正	誤	正	正
4	正	誤	誤	正	誤
5	誤	誤	正	誤	誤

第11問 薬物の吸収に関する次の記述の正誤について，正しい組合せはどれか．

a 鼻粘膜は，バリアー機能も低く，肝初回通過効果も回避できるため，全身作用を目的とした投与経路としても有用である．

b 肺は有効表面積が小腸に匹敵するほど大きいが，上皮細胞と毛細血管の距離が小腸の場合よりも離れており，速やかな吸収は期待できない．

c 密封療法とは，角質層の水和度を高めることで，薬物の経皮吸収を促進する方法である．

d 経皮吸収における透過障壁は角質層であるので，角質層を回避可能な付属器官を介した吸収が，薬物の経皮吸収にとって最も重要である．

e 脂溶性の高い薬物の場合，小腸に取り込まれたのちリンパ系へ移行するものがあるが，その後門脈に合流するので，肝初回通過効果を回避することはできない．

	a	b	c	d	e
1	正	誤	正	誤	誤
2	誤	正	誤	正	誤
3	誤	誤	正	誤	正
4	正	誤	誤	誤	正
5	誤	正	誤	正	正

第12問 ヒトにおける薬物代謝に関する次の記述の正誤について，正しい組合せはどれか．

a CYP2D6の遺伝的多型が関与するイミプラミンのpoor metabolizer（PM）では，活性代謝物の生成が増大する．

b N－アセチル転移酵素のうち，NAT2には遺伝的多型が存在し，日本人では約10％がイソニアジドのアセチル化が速い群に属する．

c CYP2C19には遺伝的多型と関係した人種差があり，オメプラゾールのpoor metabolizer（PM）は，白人種と比べて日本人では出現率が高い．

d モルヒネはUGT2B7によって3位と6位の水酸基がグルクロン酸抱合され，このうち6位抱合体はモルヒネより強い鎮痛作用を示す．

e クラリスロマイシンはそれ自体がCYP3A4のヘム鉄と複合体（ニトロソアルカン）を形成し，CYP3A4の代謝活性を不可逆的に阻害する．

	a	b	c	d	e
1	正	正	誤	正	誤
2	正	誤	正	正	誤
3	誤	正	正	誤	正
4	正	誤	誤	正	正
5	誤	誤	正	誤	正

第13問 排泄に関する次の記述の正誤について，正しい組合せはどれか．

a 腎臓の近位尿細管における分泌は，血液－尿細管濃度勾配に従った受動拡散によるものである．

b 腎糸球体ろ過は，糸球体内に発生した圧力による強制的なものであり，血漿中タンパク質と結合している薬物も容易にろ過される．

c 一般に，糸球体ろ過速度GFRは，血漿中薬物濃度に比例する．

d 肝実質細胞の血管側膜には多くの輸送担体が発現しており，多くの薬物を能動的に取り込むことが知られている．

e 肝実質細胞の毛細胆管側膜から毛細胆管への薬物の排出は，主に濃度勾配に従った受動拡散により起こることが知られている．

	a	b	c	d	e
1	正	誤	誤	誤	誤
2	正	正	正	誤	正
3	誤	正	正	正	誤
4	正	誤	正	誤	正
5	誤	誤	誤	正	誤

第14問 薬物Aを静脈内投与した後の体内動態は1-コンパートメントモデルにより記述でき，血中からの半減期が7時間であることがわかっている．薬物Aを$k_0 = 10$mg/hrの速度で点滴静注すると，定常状態における血中濃度を目的の濃度にできるという．点滴開始と同時に定常状態を形成するためには，負荷投与量として何mgを静脈内瞬時投与すればよいか．

1　1.5　　　　2　10　　　　3　15
4　100　　　　5　150

第15問 薬物の分布に関する次の記述の正誤について，正しい組合せはどれか．

a α1-酸性糖タンパク質は血漿中タンパク質中に占める割合が1％未満であり，薬物

の血漿中タンパク結合に寄与することはほとんどない．
b 一般に血漿中タンパク質と高い結合率を示す薬物は，タンパク質に対する親和性が高いため，薬物の血漿中濃度によらず高い結合率を示す．
c ある薬物の血漿中タンパク結合についてScatchard plotを作成したところ，右下がりの直線が得られたので，実質的な結合サイトの種類は1種類と考えられた．
d エバンスブルーは血中においてほぼ全てがアルブミンと結合するため，その分布容積は血漿体積にほぼ一致する．
e 弱塩基性薬物は肺へ高い分布を示すことが知られており，その原因としてフォスファチジルセリンとの結合があげられている．

	a	b	c	d	e
1	正	正	誤	誤	正
2	誤	正	誤	誤	誤
3	誤	正	正	正	正
4	正	誤	正	誤	誤
5	誤	誤	正	正	正

第16問 ある患者の血漿中クレアチニン濃度が1.0mg/dL，24時間採取した尿の総量が1.0 L，尿中クレアチニン濃度は0.72mg/mLであった．この患者の糸球体ろ過速度（mL/min）として最も近い値は次のどれか．

1　30.0　　　2　36.0　　　3　50.0
4　72.0　　　5　144.0

製剤学

第17問 日本薬局方通則に関する次の記述の正誤について，正しい組合せはどれか．

a 標準温度は25℃，常温は1〜30℃，室温は15〜25℃とする．
b 「0.10gを正確に量る」とは，0.095〜0.104gを量ることを意味する．
c ある溶媒に「極めて溶けにくい」医薬品は「ほとんど溶けない」医薬品よりも溶解度が低い．
d 定量に供する試料の採取量に「約」を付けたものは，記載された量の±10％の範囲をいう．
e 気密容器の規定がある場合には密封容器を，密封容器の規定がある場合には密閉容器

を用いることができる．

	a	b	c	d	e
1	正	正	誤	正	正
2	誤	正	誤	正	誤
3	誤	正	正	誤	正
4	正	誤	正	誤	誤
5	正	誤	正	正	誤

第18問 日本薬局方に記載された製剤に関する次の記述の正誤について，正しい組合せはどれか．

a　トローチ剤及びバッカル錠は，局所作用を目的として使用される．
b　注射剤，点眼剤，点耳剤には，別に規定するもののほか，着色だけを目的とする物質を加えてはならない．
c　吸入エアゾール剤には定量バルブを，外用エアゾール剤には連続噴射バルブを装着する．
d　通例，テープ剤の容器は気密容器，パップ剤の容器は密閉容器を用いる．
e　チンキ剤及び酒精剤は，いずれも火気を避けて保存する．

	a	b	c	d	e
1	正	正	誤	正	正
2	正	誤	正	誤	誤
3	誤	正	正	誤	正
4	正	正	誤	誤	正
5	誤	誤	誤	正	誤

第19問 日本薬局方に収載された試験法に関する次の記述のうち，正しいものはどれか．

1　製剤均一性試験法において，完全に溶解した液や単一組成の固形製剤には質量偏差試験を適用することができる．
2　崩壊試験法において，腸溶性の錠剤は，崩壊試験第1液中で所定の時間崩壊しないことを確認した後，その錠剤が崩壊試験第2液中で所定の時間内に崩壊することを確認する．
3　注射剤の不溶性異物検査法において，用時溶解して用いるものは，添付された溶解液のみを検査する．
4　熱質量測定法により，結晶多形の有無を確認することができる．

5 輸液用ゴム栓試験法は，全ての輸液のゴム栓に適用される．

第20問 DDS製剤に関する次の記述の正誤について，正しい組合せはどれか．

a アムビゾーム®点滴静注用（アムホテリシンB）はリポソーム製剤で，主薬単独に比べて腎機能障害などの副作用が軽減でき，慢性動脈閉塞症の治療に用いられる．

b ニトロダーム®TTS（ニトログリセリン）は膜制御型の経皮吸収型製剤で，狭心症発作の予防を目的として1日1回投与される．

c ドキシル®注（ドキソルビシン塩酸塩）はリピッドマイクロスフェア製剤で，主薬単独に比べて全身クリアランスが小さく，エイズ関連カポジ肉腫の治療に用いられる．

d サンディミュン®内用液（シクロスポリン）は自己乳化型製剤で，主薬が同じネオーラル®内用液より吸収性が高い．

	a	b	c	d
1	正	誤	誤	正
2	正	正	正	誤
3	誤	正	誤	誤
4	正	誤	正	正
5	誤	正	誤	正

第21問 医薬品添加剤に関する次の記述のうち，正しいものの組合せはどれか．

a 滑沢剤とは粉末の流動性を良くし，圧縮打錠時の成形性の改善あるいはカプセル内への粉体の充てん性を高めるために添加されるもので，ベントナイト，アラビアゴムなどがある．

b 結合剤とは，錠剤や顆粒剤を製造するときに，成分粒子同士を結合させる目的で添加されるもので，ヒドロキシプロピルセルロース，ポビドン，ヒプロメロースなどがある．

c 賦形剤とは，内用固形製剤が消化液中で水を吸って膨潤し，崩壊するのを促進させるもので，デンプン，カルメロース，低置換度ヒドロキシプロピルセルロースなどがある．

d 保存剤とは，微生物による製剤の汚染・分解を阻止するためのもので，ピロ亜硫酸ナトリウム，アスコルビン酸，エデト酸ナトリウムなどがある．

e 等張化剤とは，注射剤あるいは点眼剤などで薬物溶液の浸透圧を血液あるいは涙液と等しくする目的で添加されるもので，塩化ナトリウム，ブドウ糖，グリセリン，ホウ酸などがある．

| 1 （a, c） | 2 （a, d） | 3 （b, d） |
| 4 （b, e） | 5 （c, e） | |

第22問 プロドラッグに関する次の記述の正誤について，正しい組合せはどれか．

a　カンデサルタンシレキセチルは，消化管吸収性を高めるために疎水性の側鎖を結合させて分配係数を高めたプロドラッグである．

b　体内移行性を改善できたプロドラッグとしてL-DOPA（レボドパ）があるが，これは脳毛細血管の核酸トランスポーターを介して脳内に移行し，錘体外路中枢の脱炭酸酵素によって活性化合物のドパミンになり作用が高められている．

c　パラシクロビルはアシクロビルの吸収改善とウイルス標的化を目的としたプロドラッグで，消化管吸収され，標的部位のウイルスのチミジンキナーゼによってリン酸化されて抗ウイルス作用を発揮する．

d　5-アミノサリチル酸はそのまま投与するとほとんど小腸で吸収され大腸まで到達しないが，大腸指向性プロドラッグのサラゾスルファピリジンは極性が高く小腸ではほとんど吸収されず，大腸菌のアゾ基還元酵素によって親化合物に復元し潰瘍性大腸炎の治療が可能になっている．

e　ロキソプロフェンは副作用の減弱を目的としたプロドラッグで，消化管から吸収された後にエステラーゼでインドメタシンに変換されるので，消化管障害の副作用が減弱されている．

	a	b	c	d	e
1	誤	正	誤	誤	誤
2	正	誤	正	誤	正
3	正	誤	正	正	誤
4	誤	正	正	誤	正
5	正	誤	誤	正	誤

第23問 製剤の特徴及び製造法に関する次の記述の正誤について，正しい組合せはどれか．

a　顆粒剤とは粒状に製した経口投与される製剤で，有効成分と添加剤との混合物を圧縮成形した後に一定の粒子径に粉砕する方法と，混合物に滑沢剤を加えて練合・造粒・乾燥する方法がある．

b　流動層造粒法は，粉体を空気で浮遊（流動）させながら，結合剤溶液を噴霧し造粒するもので，得られた造粒物は比較的軽質であるため圧縮成形性に優れている．

c　有核錠とは錠剤の中心部に別の錠剤を含有させたもので，錠剤中成分の化学反応を抑

制する目的や，両錠剤成分のそれぞれの放出速度を変化させる目的などで使用される．

d 吸入剤とは有効成分をエアゾールとして吸入し気管支又は肺に適用する製剤で，吸入粉末剤，吸入液剤，吸入エアゾール剤がある．吸入粉末剤には微細化された有効成分を付着させるキャリアとしてステアリン酸マグネシウムが使用されている．

e 注射剤の重要な製造工程の一つに滅菌があるが，高圧蒸気法，乾熱法，ろ過法などがあり，高圧蒸気法はアンプルやバイアルなどに使用され，微生物だけではなく発熱性物質（パイロジェン）の不活化も可能である．

	a	b	c	d	e
1	誤	正	正	誤	誤
2	誤	正	誤	誤	正
3	正	誤	正	正	誤
4	誤	正	正	誤	正
5	正	誤	誤	正	正

第24問 DDSに関する次の記述の正誤について，正しい組合せはどれか．

a DDSの主な目的としては，薬物の有効性の増強，副作用の低減，及び治療における患者の利便性の向上を図るものである．

b PEG修飾されたインターフェロンαは，静脈内投与された後の血液中での持続性が高く，週1回の注射で慢性C型肝炎の治療に使用され，副作用の低減と有効性の向上が得られている．

c 骨髄由来の幹細胞を分離・増殖させ，元の患者に静脈内投与することによって脳梗塞の症状を緩和することができるとされているが，このような治療法を遺伝子治療という．

d 喘息の発作は体力が低減する就寝時に多く発生するので，寝る前に服薬すると効果が増強するが，これを時間治療という．

e 腫瘍部位では，通常多くの血管が新生され，その血管の透過性が亢進しているので，血液から高分子やナノサイズの粒子が漏出されやすい．また，リンパ系が未発達であるため，腫瘍組織に取り込まれた粒子等が貯留されやすい．

	a	b	c	d	e
1	正	正	誤	正	誤
2	誤	誤	正	誤	正
3	誤	正	正	正	正
4	正	正	誤	誤	正
5	誤	誤	誤	正	誤

レギュレーション

第25問 過去に日本及び米国で発生した薬害に関する記述の正誤について，正しい組合せはどれか．

a　サリドマイド事件は，催眠剤サリドマイドを妊娠初期の妊婦に投与した結果，催奇形性で四肢の奇形を有する新生児が多数生まれた事件で，米国では承認申請段階で審査官が安全性資料に不備があるとして認可しなかったことから，被害は最小限に留まった．

b　スモンとは，「亜急性脊髄視神経末梢神経障害」（subacute myelo-optico neuropathy）の頭文字から由来したもので，整腸剤であるフルルビプロフェンを服用した結果，消化器障害，知覚障害が起こった疾患である．

c　2007年に米国で発生したヘパリン製剤による死亡事故は，製造工程における無菌性保証に問題があったことが原因であった．

d　クロロキン網膜症は，降圧剤として開発されたクロロキンの副作用により網膜症が発生したもので，開発段階で得られた副作用情報が，医療現場に十分周知されなかったことから被害が拡大した．

e　ソリブジン事件は，1993年帯状疱疹治療薬であるソリブジンとフルオロウラシル系抗がん剤を併用した時に，薬物間相互作用により死亡者が発生した事件である．ただ，開発段階では，この現象は全く認められていなかったため防ぐことができなかったとされている．

	a	b	c	d	e
1	正	誤	正	誤	誤
2	誤	正	正	誤	正
3	誤	正	正	正	誤
4	正	誤	誤	正	誤
5	正	正	誤	誤	正

第26問 医薬品開発において実施される非臨床試験に関する記述の正誤について，正しい組合せはどれか．

a　新有効成分含有医薬品の製造販売承認申請において必要となる非臨床試験は，毒性試験と薬理試験の2試験のみである．

b　医薬品の製造販売承認申請において提出される毒性試験（安全性薬理試験を含む）の

信頼性を確保するために，薬事法に基づき「医薬品の安全性に関する非臨床試験の実施の基準に関する省令」が定められている．これをGLP基準と呼んでいる．

c 毒性試験を実施するGLP施設は，事前に適合性調査を受ける必要があるが，継続して試験を行うためには5年ごとに確認更新が必要である．

d 医薬品開発におけるヒト初回投与試験に当たり実施される，動物モデルを用いた非臨床試験によって，ヒトにおける安全性又は有効性を十分評価することができる．

e 非臨床試験に関する国際調和に関して，日米EU医薬品規制調和国際会議（ICH）ではSafety（安全性）の中で議論され，数々のガイドラインが発行されている．

	a	b	c	d	e
1	正	誤	正	誤	正
2	誤	誤	正	誤	誤
3	誤	正	誤	正	誤
4	正	誤	正	正	正
5	誤	正	誤	誤	正

第27問 医薬品の「市場への出荷」に関する次の記述の正誤について，正しい組合せはどれか．

a 医薬品の「市場への出荷」は，製造販売業者の責任で行う．

b 医薬品の「市場への出荷」は，製造販売業者から販売業許可を有する者に出荷された時点である．

c 卸売販売業としての許可を得た物流センターの倉庫に製品を移動させる場合，その倉庫が自社内であれば「市場への出荷」ではない．

d 製造販売業者が製造業者に市場出荷を行わせる場合は，GQP省令に基づきあらかじめ締結する取り決め事項の中に明記しておく必要がある．

	a	b	c	d
1	正	正	誤	正
2	誤	誤	正	誤
3	誤	誤	正	正
4	正	正	誤	誤
5	誤	誤	誤	正

第28問 医療用医薬品の製造販売承認申請時の添付資料の取扱いに関する次の記述の正誤について，正しい組合せはどれか．

a 既承認医薬品と剤形が異なる医薬品を申請する場合の安定性試験については，原則と

して長期保存試験，加速試験，苛酷試験成績が必要である．

b バイオ後続品を申請する場合の安定性試験については，原則として長期保存試験成績が必要であるが，加速試験と苛酷試験成績は個々の医薬品によって判断される．

c 製造方法欄の設定及び記載を行うために承認申請の際に提出されるデータは，生産設備で収集されたものでなければならない．

d 既承認医薬品の添加剤として使用前例のある添加剤は，当該添加剤の品質，安全性等に関する資料を提出する必要はない．

	a	b	c	d
1	正	誤	誤	正
2	正	誤	正	誤
3	誤	正	正	正
4	正	正	誤	誤
5	誤	誤	誤	正

第29問 平成24年（2012年）人口動態統計概況（厚生労働省）による，我が国の主な死因別にみた死亡率の年次推移に関する次の記述の正誤について，正しい組合せはどれか．

a 平成24年（2012年）現在で，死亡率が最も高い疾患①は悪性新生物である．

b 平成24年現在で，死亡率が2番目に高い疾患②は肝硬変などの肝疾患である．

c 昭和24年（1949年）頃を境に急速に低下している死亡原因⑧は，不慮の事故である．

d 昭和55年（1980年）頃から徐々に死亡率が上昇し，平成24年現在で3番目となっている疾患③は肺炎である．

e 疾患③とは逆に，昭和45年（1970年）頃を頂点に，以後徐々に死亡率が低下している疾患④は結核である．

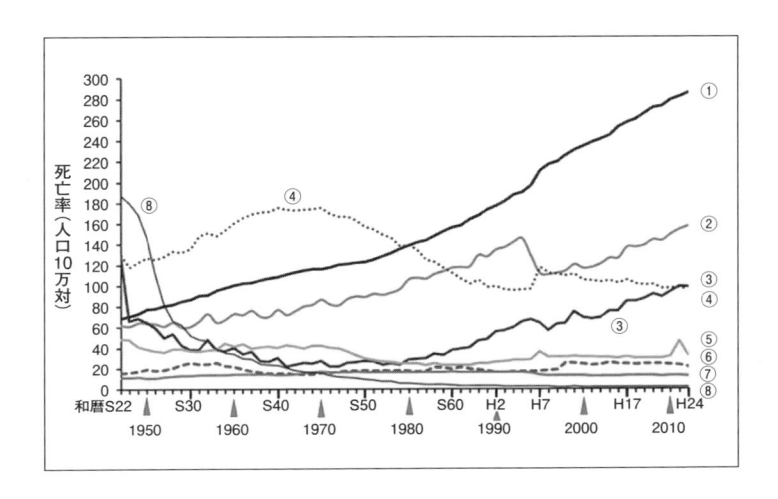

	a	b	c	d	e
1	正	誤	誤	正	誤
2	正	正	誤	正	正
3	誤	正	正	誤	正
4	誤	正	誤	正	誤
5	正	誤	正	誤	正

第30問 PIC/S（医薬品査察協定及び医薬品査察協同スキーム）に関する次の記述の正誤について，正しい組合せはどれか．

a PIC Scheme（Pharmaceutical Inspection Co-operation Scheme：医薬品査察共同スキーム）は，査察当局間の非公式の法的拘束力のない協力の枠組みである．

b Pharmaceutical Inspection Convention（医薬品査察協定）は，医薬品製造査察の相互承認に関する協定で，EU以外の国も加盟できる．

c PIC/Sに加盟しても，治験薬の品質確保は従来どおり「治験薬の製造管理，品質管理等に関する基準（治験薬GMP）について」（治験薬GMP通知）に従うべきであり，PIC/SのGMPガイドラインを活用する必要はない．

d 規制当局にとって加盟の主なメリットは，GMP査察官の訓練の機会が得られること，GMPに関する国際調和に関与できること，ネットワークの構築による情報共有，緊急通知・リコールシステムなどがある．

e 2013年10月時点で，米国はPIC/Sに加盟していない．

	a	b	c	d	e
1	誤	正	正	誤	正
2	正	誤	正	誤	正
3	誤	正	正	正	誤
4	正	誤	誤	正	正
5	正	誤	誤	正	誤

応用編

必須問題／固形製剤

第31問 製剤の包装に関する次の記述の正誤について，正しい組合せはどれか．

a 包装によって防湿だけでなく，脱湿を図ることも可能である．

b PTPのアルミピロー包装の場合，製品の品質は最終包装形態において保証されていればよい．

c PTPの防湿性能に影響を及ぼすものとして，ポケット部の大きさやポケット部の肉厚があるが，3年程度の長期安定性において防湿性能に最も影響を及ぼすのはシートの材質であり，その選定には注意を要する．

d 包装形態でtamper resistanceとは，流通時の製剤の改ざん防止を目的とするものである．

e ダイオキシン問題によりPTPシート基剤としてPVC（ポリ塩化ビニル）を使用することは禁止されており，現在PP（ポリプロピレン）が主流となっている．

	a	b	c	d	e
1	誤	正	誤	誤	正
2	正	誤	正	正	正
3	正	正	誤	誤	正
4	正	誤	正	正	誤
5	誤	正	正	正	誤

第32問 固体医薬品の粉砕に関する次の記述の正誤について，正しい組合せはどれか．

a 固体医薬品の表面積が増大することにより，溶解速度が上昇する．

b 通常，他の成分との混合性が向上するが，粉砕後の粒子径が非常に細かい場合には静電気による凝集などにより，混合性が低下する場合もある．

c 固体医薬品の安定性が向上する．

d 付着・凝集性が減少する．

e 粉体表面への空気の吸着が抑制され，ぬれ性が改善される．

f 球形度の高い顆粒が得られる．

	a	b	c	d	e	f
1	正	正	誤	誤	誤	正
2	誤	誤	正	正	誤	誤
3	誤	正	正	正	誤	正
4	正	誤	誤	誤	正	正
5	誤	正	正	正	正	誤

第33問 造粒法の一般的特徴に関する次の記述の正誤について，正しい組合せはどれか．

a 押出し造粒法によって得られた粒子の密度は，流動層造粒法によって得られた粒子の密度より大きい．

b 押出し造粒法によって得られた粒子の強度のばらつきは，流動層造粒法によって得られた粒子のばらつきより大きい．

c 押出し造粒法によって得られた粒子の強度は，流動層造粒法によって得られた粒子の強度より大きい．

d 流動層造粒法によって得られた粒子の球形度は，通常，攪拌造粒法によって得られた粒子の球形度より高い．

e 押出し造粒法によって得られた粒子は，平板状である．

	a	b	c	d	e
1	正	正	誤	誤	誤
2	正	誤	正	誤	誤
3	誤	正	誤	正	正
4	正	誤	正	正	正
5	誤	正	誤	正	誤

第34問 GMP（Good Manufacturing Practice）に関する次の記述のうち，正しい組合せはどれか．

a GMPは，わが国へ輸出するための医薬品，医薬部外品を製造する海外の製造所にも適用される．

b バリデーションとは，医薬品の品質，有効性及び安全性を確保するために，最終製品の品質を検査することをいう．

c GMPでは製造部門の中に品質部門を配置し，それぞれ製造部門に製造管理責任者を，品質部門に品質管理責任者を置く．

d GMPの目的の一つは，医薬品を製造するに当たっての人為的な誤りを最小限とすることであり，そのために製造管理等に関する基準書を作成し，これに基づいて業務を行うことが大切である．

e 後発医薬品（ジェネリック医薬品）の製造に当たっては，GMPは適用されない．

f GMPは医薬品及び医薬部外品の製造販売承認の要件として，医薬品及び医薬部外品の製造所における製造管理及び品質管理の基準を定めた厚生労働省令である．

	a	b	c	d	e	f
1	正	誤	正	正	正	正
2	正	誤	誤	誤	正	正
3	誤	正	正	誤	誤	誤
4	正	誤	誤	正	誤	正
5	誤	正	正	誤	正	誤

必須問題／無菌製剤

第35問 ある凍結乾燥注射剤の処方成分の選定を行っている．この製剤は有効成分，緩衝剤，賦形剤，等張化剤を構成成分とする時，添加剤の選定に関する次の記述の［　　］内に入れるべき字句の正しい組合せはどれか．

有効成分のpH-安定性プロファイルの検討から，pH 6.0を目標pHとすることが妥当と考えられたため，緩衝剤として［　a　］を選択した．また，予備的検討によって結晶性の高い糖類は有効成分の安定性を損なう結果が得られていたため，賦形剤として［　b　］を選択した．

	a	b
1	酢酸	D-マンニトール
2	乳酸	D-ソルビトール
3	クエン酸	白糖
4	酢酸	白糖
5	クエン酸	D-マンニトール

第36問 弱塩基性薬物Aの溶解度に及ぼすpHの影響を調べたところ，pH 3における溶解度は210 μg/mLであり，pH 6以上の条件下で溶解度は10 μg/mLとなりほぼ一定であった．この薬物AのpK_aはいくらか．ここで，弱塩基性物質の溶解度Sは，非解離型分子の溶解度をS_0とするとき，その酸解離定数K_aと溶液中の水素イオン濃度$[H^+]$を用いて下の式により計算することができるものとする．ただし，log 2 = 0.3，log 3 = 0.5とする．

$$S = S_0\left(1 + \frac{[H^+]}{K_a}\right)$$

1 1.7　　**2** 2.5　　**3** 3.3　　**4** 4.3　　**5** 4.5

第37問 滅菌に関する次の記述のうち，正しいものの組合せはどれか．

a　D値とは微生物の死滅率を表す値で，供試微生物の90%を死滅させ，生存率を1/10に低下させるのに要する時間（decimal reduction time，分）又は1/10に低下させるのに要する線量（decimal reduction dose）をいう．

b　同じ菌種であっても，菌の由来やバイオロジカルインジケーター（BI）の製造方法が異なれば，滅菌に対する抵抗性は変化するため，滅菌手法に対応したBIを用いることが重要である．

c　オーバーキル法とは，被滅菌物上のバイオバーデン数や検出菌の当該滅菌法に対する抵抗性に応じて，10^{-6}以下の無菌性保証レベルが得られる条件下で滅菌を行う方法である．

d　絶対バイオバーデン法を採用する場合には，バイオバーデン管理において，菌数計測及び検出菌の当該滅菌法に対する抵抗性測定を最低半年に1回は行う必要がある．

1　（a，b）　　2　（a，c）　　3　（a，d）
4　（b，c）　　5　（c，d）

第38問 擬1次反応で加水分解する薬物AとBの等モルを含む水溶液製剤（アンプル）がある．A及びBの加水分解反応の活性化エネルギーは，それぞれ94 kJ/mol及び58 kJ/molであった．この製剤を40℃で加熱した時，両者の分解速度は同じであった．このとき，次の記述の正誤について，正しい組合せはどれか．

a　ICH安定性試験ガイドラインの長期保存試験条件下では，AのほうがBより安定である．
b　高圧蒸気滅菌に対しては，AのほうがBより安定である．
c　室温では，AのほうがBより半減期が短い．
d　室温におけるBの反応速度定数は，Aの反応速度定数よりも小さい．
e　ICH安定性試験ガイドラインの加速試験条件下では，AとBの半減期は等しい．

	a	b	c	d	e
1	正	誤	誤	誤	正
2	正	誤	正	誤	正
3	誤	正	正	正	誤
4	正	正	誤	誤	正
5	誤	正	誤	正	誤

必須問題／その他製剤

第39問 日本薬局方製剤総則の皮膚などに適用する製剤に関する次の記述の正誤について，正しい組合せはどれか．

a 軟膏剤とクリーム剤の違いは，脂溶性の製剤であるか，水溶性の製剤であるかである．
b ゲル剤には水性ゲル剤と油性ゲル剤がある．
c スプレー剤に用いる容器は，すべて耐圧性の容器である．
d 皮膚に適用する製剤には，皮膚を通して有効成分を全身循環血流に送達させることを目的とした経皮吸収型製剤も含まれる．
e 貼付剤はプラスター剤及び硬膏剤のみを指す．

	a	b	c	d	e
1	誤	正	誤	正	誤
2	正	誤	正	誤	誤
3	誤	誤	正	誤	誤
4	正	誤	誤	誤	正
5	誤	正	誤	正	正

第40問 内用の液剤に関する次の記述のうち，誤っているものはどれか．

1 経口投与する液状又は流動性のある粘稠なゲル状の製剤を経口液剤という．
2 懸濁剤は有効成分を微細均質に懸濁した経口液剤であり，別に規定するもののほか，溶出試験法に適合する．
3 乳剤は有効成分を微細均質に乳化した経口液剤であり，別に規定するもののほか，溶出試験法に適合する．
4 経口投与する白糖又は甘味剤を含む，粘稠性のある液状又は固形の製剤をシロップ剤という．
5 経口投与する流動性のない成形したゲル状の製剤を経口ゼリー剤という．

第41問 吸入剤に関する次の記述の正誤について，正しい組合せはどれか．

a 吸入剤の気道内での沈着部位は，吸入された粒子の空気力学的粒子径に大きく依存する．
b 気管支や肺胞は無菌状態であるので，吸入剤は無菌製剤でなければならない．

c 粉末吸入剤の添加剤としては，微細な結晶セルロースがよく使用されている．
d ネブライザーなどにより適用する液状の吸入剤を吸入液剤という．
e 吸入エアゾール剤の噴射剤として，HFA（ハイドロフルオロアルカン）が多く使用される．
f 肺胞まで効率よく薬物を送達できれば，全身循環血流中への吸収が可能である．

	a	b	c	d	e	f
1	誤	正	正	誤	誤	誤
2	正	誤	誤	正	誤	正
3	誤	正	正	誤	正	誤
4	正	誤	正	正	誤	誤
5	正	誤	誤	正	正	正

第42問 点眼剤に関する次の記述の正誤について，正しい組合せはどれか．

a 点眼剤は白色光源で3000～5000 lxの明るさの位置で，肉眼でたやすく検出される不溶性異物があってはならない．
b 顕微鏡を用いた点眼剤の不溶性微粒子試験法によれば，不溶性微粒子の限度は300μm以上のものは10mL中に1個以下である．
c 懸濁性点眼剤中の粒子は，通例，最大粒子径75μm以下でなければならない．
d 結膜嚢の容積は約30μLであり，多くの場合，点眼液1滴は約25～50μLである．
e 点眼剤のpHはpH 7.4付近に調整しなければならない．

	a	b	c	d	e
1	誤	正	誤	誤	正
2	正	誤	正	正	誤
3	誤	正	正	正	誤
4	正	正	誤	誤	正
5	正	誤	誤	正	誤

ここまでは全問必須です

◆3分野（固形製剤・無菌製剤・その他製剤）・全30問から
任意に18問を選択して解答してください

選択問題／固形製剤

第43問 経口用固形製剤の処方設計・評価の考え方に関する次の記述のうち，正しいものの組合せはどれか．

a 水溶性フィルムコートの成分は，すべて水溶性でなければならない．
b 薬物の溶解度，吸収速度，排泄速度がわかれば，徐放性製剤を設計することが可能である．
c 打錠用顆粒の粒度分布と関連する可能性がある重要な錠剤品質特性の一つに含量均一性がある．
d 水に不安定な薬物を含む製剤の水分測定には，水分活性の測定も加えるのがよい．
e 難溶性薬物の製剤化には界面活性剤などの可溶化剤の添加は必須である．

1 （a, b）　　2 （a, c）　　3 （b, e）
4 （c, d）　　5 （d, e）

第44問 滑沢剤混合に関する次の記述の正誤について，正しい組合せはどれか．

a 滑沢剤は打錠障害を回避するために均一に混合する必要があるが，PAT（Process Analytical Technology）の考え方に従い，NIR（Near Infrared）などによって滑沢剤の混合状態をリアルタイムにモニタリングし，その完全な均一混合の終点を検出することが望ましい．
b 滑沢剤混合では，操作条件として混合時間がもっとも重要な変動要因であり，小スケールでの混合実験における最適混合時間は生産スケールでも活用できる．
c ステアリン酸マグネシウムを滑沢剤として使用する場合，その粒度は重要な変動要因である．
d 滑沢剤は錠剤物性，とりわけ溶出特性や錠剤硬度などに悪影響を及ぼすものであり，添加率は打錠用顆粒の重量に対して1.2％を超えて使用してはならない．

	a	b	c	d
1	誤	誤	正	誤
2	正	正	誤	正
3	正	正	誤	誤
4	正	誤	正	正
5	誤	誤	正	正

第45問 生物学的同等性試験に関する次の記述の［　］内に入れるべき字句の正しい組合せはどれか．

後発医薬品の生物学的同等性試験ガイドラインにおいて，バイオアベイラビリティは，"有効成分の未変化体又は活性代謝物が体循環血中に入る［ a ］と［ b ］"と記載されている．

生物学的同等の許容域は，AUC及びC_{max}が対数正規分布する場合には，試験製剤と標準製剤のパラメータの母平均の比で表すとき0.80～［ c ］である．試験製剤と標準製剤の生物学的同等性評価パラメータの対数値の平均値の差の90%信頼区間が，log（0.80）～log（［ c ］）の範囲にあるとき，試験製剤と標準製剤は生物学的に同等と判定する．

上記の判定基準に適合しない場合でも，試験製剤と標準製剤の生物学的同等性評価パラメータの対数値の平均値の差がlog（0.90）～log（［ d ］）であり，かつ，溶出試験で溶出挙動が類似している（徐放性製剤では溶出挙動が同等）と判定された場合には，生物学的に同等と判定する．

ただし，この規定が適用されるのは，本試験で総被験者数20名（1群10）以上，あるいは本試験及び追加試験を併せて総被験者数［ e ］名以上が用いられた場合に限られる．

	a	b	c	d	e
1	速度	量	1.25	1.11	40
2	吸収速度	吸収率	1.20	1.10	30
3	速度	量	1.25	1.11	30
4	吸収速度	吸収率	1.20	1.10	40
5	速度	吸収率	1.20	1.10	30

第46問 湿式造粒法に関する次の記述のうち，正しいものの組合せはどれか．

a 撹拌造粒法におけるスケールアップでは，小スケールでの撹拌翼先端の周速度あるいは加速度を基準として，スケールアップ後の撹拌速度を決める場合が多いが，この方法は造粒時間も算出できるため大変有用である．

b 押し出し造粒法の場合，パンチング板の板厚みを薄くすると造粒速度は速くなるが，

造粒物の緻密性は低下する．

c 押し出し造粒法は，押し出し時に熱が発生するため，白糖など溶解度が温度で大きく変化する原料を多量に使用する場合は，適切な冷却方法を考慮する必要がある．

d 流動層造粒法では送風温度，送風量，スプレー速度を制御することは，造粒中の造粒物水分を制御することと同義である．すなわち水分制御のみに着目すれば，流動層造粒のスケールアップ検討を単純化でき，また通常生産においてもロット間変動を抑制することができる．

1 (a, b)　　2 (a, c)　　3 (a, d)
4 (b, c)　　5 (c, d)

第47問 打錠工程に関する次の記述のうち，正しいものの組合せはどれか．

a 打錠用顆粒の粒度分布を適正に管理しないと，錠剤の重量変動が大きくなる．この場合でもPCD（Pressure Control Device）やWAC（Weight Automatic Controller）などの装置が装備されていれば，錠剤重量の自動制御が可能となるため，打錠用顆粒の粒度分布によらず重量変動の小さな錠剤が製造可能である．

b ある製品で，打錠中に錠剤硬度が徐々に低下することがわかった．これは打錠中にフィードシュー内で滑沢剤の混合が過剰に進行しているためである．当面の対応として，ホッパー出口と回転盤の隙間やフィードシューと回転盤の隙間，フィードシューの堰の調整などを行い，打錠機内に滞留する打錠用顆粒の量を減量させる必要がある．

c 適切にメンテナンスされた打錠機本体及び周辺設備とPCD装置があれば，錠剤重量を平均値及び個々の値で管理できるため，長時間無人運転が可能である．

d 予圧圧縮は打錠用顆粒内に包含されている空気を加圧脱気することが目的であり，結果として錠剤硬度上昇やキャッピングの防止に有効である．したがって，包含空気の少ない重質な打錠用顆粒に対しては予圧圧縮の意義は非常に小さい．

e PCD装置に設定されるパラメータ（上限排除，増量，減量，下限排除など）は自動で設定することができるが，有効な設定値となるように，杵の長さを揃えるなどのキャリブレーションが必要となる．

1 (a, b)　　2 (a, d)　　3 (b, e)
4 (c, d)　　5 (c, e)

第48問 経口用固形製剤に用いられる添加剤とその主な用途に関する次の記述の正誤について，正しい組合せはどれか．

a　クロスカルメロースナトリウムはカルメロースナトリウムの架橋重合物で，崩壊剤として用いられる．

b　ヒプロメロースフタル酸エステル（ヒドロキシプロピルメチルセルロースフタレート）は，直接打錠法の結合剤として用いられる．

c　メチルセルロースはセルロースのメチルエーテルであり，粘稠化剤，結合剤として用いられる．

d　デンプングリコール酸ナトリウム（カルボキシメチルスターチナトリウム）は，デンプンのカルボキシメチルエーテルのナトリウム塩で，可溶化剤として用いられる．

e　カルメロースはセルロースのメチル及びヒドロキシプロピルの混合エーテルで，崩壊剤として用いられる．

	a	b	c	d	e
1	誤	正	誤	誤	正
2	正	誤	正	誤	誤
3	正	誤	正	正	誤
4	正	正	誤	正	正
5	誤	誤	正	正	誤

第49問 日本薬局方製剤試験法に関する次の記述の正誤について，正しい組合せはどれか．

a　蛍光光度法において，溶液中の蛍光物質の濃度が十分に希薄であれば，蛍光強度は蛍光物質の濃度に比例する．

b　粉末X線回折測定法は，結晶物質の定性的及び定量的な分析に用いられるが，非晶質と結晶の割合の評価はできない．

c　溶出試験法には，回転バスケット法，パドル法，フロースルーセル法があり，試験に用いる方法及び条件は医薬品各条で規定されている．

d　素錠の製剤均一性試験法において，有効成分含量が25 mg以上で，かつ製剤中の有効成分の割合が質量比25%以上の場合は，含量均一性試験と質量偏差試験のいずれも適用できる．

e　製剤の粒度の試験法は，製剤総則中の製剤の粒度の規定を試験する方法で，30号（500 μm）及び60号（250 μm）のふるいを用いて試験を行う．

	a	b	c	d	e
1	誤	誤	誤	正	誤
2	正	誤	正	誤	誤
3	誤	正	誤	誤	正
4	正	正	誤	誤	正
5	正	誤	正	正	誤

第50問 固形製剤の製造に関する次の記述の正誤について，正しい組合せはどれか．

a 噴霧乾燥造粒法は，熱風気流中に有効成分と添加剤からなる溶液もしくは懸濁液を噴霧し，急速に乾燥する方法であるので，球形度が低く密度の高い造粒物が得られる．

b 攪拌造粒法は，攪拌翼を高速回転させながら，結合剤溶液を添加して造粒する方法であるので，重質で球形の造粒物が得られる．

c ジェットミルは，気体の流体エネルギーによって粉砕を行うもので，主として粒子と粉砕機内壁間の高速衝突によって粉砕が促進される．

d V型混合機は，容器本体が回転することによって粉粒体の集合と分割を交互に繰り返すため，混合時間が長すぎると混合物が分離することがある．

e 単発式打錠機の臼に粉体を充てんし，上杵を下降させて製錠するとき，上杵と下杵にかかる応力を同時に測定し比較すると，通常，上杵にかかる応力の方が大きい．

	a	b	c	d	e
1	正	誤	正	正	誤
2	正	正	誤	誤	正
3	正	誤	正	誤	誤
4	誤	正	正	正	誤
5	誤	正	誤	正	正

第51問 薬物の吸収及びバイオアベイラビリティに関する次の記述の正誤について，正しい組合せはどれか．

a 血中薬物濃度時間曲線下面積（AUC）は循環血中に取り込まれた薬物の総量に比例するので，AUCはバイオアベイラビリティの指標となる．

b 薬物の生体膜透過機構のうち，促進拡散ではトランスポーターを介し，ATPの加水分解で産生されるエネルギーを必要とする．

c 経口投与時の相対的バイオアベイラビリティとは，その経口投与時のAUCと静脈内投与時のAUCの比から求める．

d 肝代謝のみで消失し，肝抽出率が大きな薬物のバイオアベイラビリティは，肝固有ク

リアランスが小さくなると大きくなる．

e 膜透過性の高い薬物は，小腸吸収過程において小腸粘膜上皮の非攪拌水層の影響を受けない．

	a	b	c	d	e
1	正	正	誤	正	誤
2	正	誤	正	誤	誤
3	正	誤	誤	正	誤
4	誤	正	誤	誤	正
5	誤	正	正	誤	正

第52問 固形製剤の単位工程に関する次の記述のうち，正しいものはどれか．

1 滑沢剤は，通常，添加量を増やせば，粉粒体の流動性や錠剤の硬度を向上させる働きがある．
2 湿式造粒法における打錠用顆粒への滑沢剤の添加は，通常，造粒中に行う．
3 打錠時に錠剤表面の一部が杵表面に付着する現象をキャッピングという．
4 流動層造粒装置は，混合と造粒を連続的に行うことができるが，できた湿った造粒物の乾燥には別装置が必要である．
5 乾式造粒法は，芳香成分が揮散しやすい生薬や水に不安定な薬物を造粒するのに適した方法である．

選択問題／無菌製剤

第53問 無菌医薬品製造区域の環境モニタリング法に関する次の記述の正誤について，正しい組合せはどれか．

a 各製造区域の清浄度レベルは，環境空気の単位体積当たりの粒子径0.5μm以上の浮遊微粒子によって表される．粒子径5.0μm以上の浮遊微粒子は清浄度管理においては有効ではない．
b 落下菌数測定は得られる結果が定性的又は半定量的であるが，長時間モニタリングできる利点がある．
c 空中微生物と表面付着微生物を適正にモニタリングしていれば，空中浮遊微粒子のモニタリングは必要ではない．
d 処置基準値の瞬時逸脱が観測された場合，その原因にかかわらず，該当箇所に関連す

る製造工程において製造された製品ロットは出荷停止としなければならない．

	a	b	c	d
1	正	誤	正	誤
2	正	誤	正	正
3	誤	正	誤	正
4	誤	正	誤	誤
5	誤	誤	誤	正

第54問 無菌医薬品の製造環境における清浄化及び消毒に関する次の記述のうち，正しいものの組合せはどれか．

a 清浄化及び消毒の方法は，製造毎の汚染状態に応じて決定する必要があり，あらかじめ定めておくものではない．

b いずれの清浄度区分においても，清浄化及び消毒は統一した方法で行うべきである．

c 日常の環境モニタリングのデータは，清浄化及び消毒の方法の評価・是正に活用できる．

d 消毒法とは，生存する微生物の数を減らすために用いられる処置法で，必ずしも微生物をすべて殺滅したり除去するものではない．

e 消毒剤はいずれもそれ自体に抗菌作用があるため，有効期限の設定は不要である．

1 （a，b）　　2 （a，c）　　3 （c，d）
4 （b，e）　　5 （d，e）

第55問 「無菌操作法による無菌医薬品の製造に関する指針に基づくアイソレーターシステムの一般要件に関する次の記述において，下線部の正誤の正しい組合せはどれか．

a 無菌医薬品に係る製品の製造を目的としてアイソレーターを設置する場合，その環境の空気清浄度レベルは<u>少なくともグレードC</u>とすること．

b 製品搬出口等の開口部にあっては外部からの汚染を防ぐことができる構造とし，<u>常にアイソレーター内部から外部へ向かう気流を確保すること</u>．

c アイソレーター設備の内表面の除染手順については，適用する除染剤に対して抵抗性の高い芽胞の<u>6 log以上</u>の減少が達成されることを検証したものであること．

d 製品と接触する表面の除染手順については，除染前のバイオバーデンをできるだけ低く抑える方策を講じると共に，<u>6 log以上</u>の減少を達成できる条件とすること．

e あらかじめ定めた基準に基づいて<u>リーク試験</u>を実施すること．

	a	b	c	d	e
1	誤	誤	正	正	誤
2	誤	正	誤	正	正
3	正	誤	正	誤	正
4	正	誤	正	誤	誤
5	誤	正	誤	誤	正

第56問 最終滅菌医薬品の無菌性保証に関する次の記述の［　　］内に入れるべき字句の正しい組合せはどれか．

最終滅菌医薬品における無菌性保証水準は［　a　］を通して証明できるものであり，［　b　］によって証明できるものではない．

	a	b
1	培地充てん試験	滅菌工程のバリデーション
2	滅菌製品の無菌試験	環境モニタリング
3	滅菌工程のバリデーション	滅菌製品の無菌試験
4	滅菌製品の無菌試験	滅菌工程のバリデーション
5	環境モニタリング	培地充てん試験

第57問 「無菌操作法による無菌医薬品の製造に関する指針」及び「最終滅菌法による無菌医薬品の製造に関する指針」に関する次の記述の正誤について，正しい組合せはどれか．

a 放射線滅菌での滅菌線量の決定においては，できるだけ高い線量でのSAL（Sterility Assurance Level）10^{-6}達成を検討する必要がある．

b 最終滅菌製剤の充てん・閉そく区域の清浄度はグレードCでよいが，この区域での職員の介入は最小限とすることが求められる．

c 無菌操作区域のうち，直接支援区域の空気の清浄度レベルはグレードBが求められるが，グレードBでの非作業時の最大許容微粒子数（個/m³）は5.0μm以上の微粒子に対しては29個である．

d ドジメトリックリリースとはパラメトリックリリースの一種で，放射線滅菌における線量計の測定結果のみに基づいて製品の無菌性を保証し出荷判定を行うことである．

e RABS（Restricted Access Barrier System，アクセス制限バリアシステム）のうち強固な障壁と隔離性能を有するものは，アイソレーターと同等の高度な無菌性環境が達成されているとみなされるため，設置する環境の空気の清浄度レベルはグレードCとしてよい．

	a	b	c	d	e
1	正	誤	誤	誤	正
2	誤	誤	正	正	誤
3	正	誤	正	誤	正
4	誤	正	誤	正	正
5	誤	正	正	正	誤

第58問 培地充てん試験（プロセスシミュレーション）に関する次の記述において，下線部の正誤の正しい組合せはどれか．

a 初期評価においては，それぞれの充てんラインでの実製造を反映できる十分な個数の容器を用い，培地充てん試験を<u>少なくとも連続3回，別々の日</u>に実施する．

b 再評価においては，それぞれの充てんラインの各作業シフトについて<u>少なくとも半年ごと</u>に培地充てん試験を実施する．

c 充てんラインを<u>3箇月以上</u>使用しなかった場合は，その充てんラインを再使用する前に初期評価に準じる回数の培地充てん試験を実施する．

d 初期評価及び再評価において，<u>充てん容器数が5000以下の場合に限り汚染容器数はゼロ</u>を目標とする．

e 無菌重要工程作業者は，無菌操作に関する教育訓練を受け，<u>少なくとも年1回</u>の頻度で培地充てん試験に参加することが必要である．

	a	b	c	d	e
1	正	正	誤	誤	正
2	正	誤	誤	誤	正
3	誤	誤	正	正	誤
4	誤	正	正	正	正
5	誤	誤	誤	正	誤

第59問 ろ過滅菌工程に関する次の記述のうち，正しいものの組合せはどれか．

a バリデートされたフィルターの完全性試験は，フィルターアセンブリーを分解せずに，ろ過（使用）前に実施すること．

b 特定のろ過工程がバリデートされたのち，その製造工程においても同じフィルターが使用されることの保証が重要であり，その完全性を保証するために必ずバブルポイント試験を実施しなければならない．

c ろ過設備の滅菌は，工程開発において確立された妥当な操作により微生物の増殖を防止するために，洗浄工程後速やかに行うこと．

d フィルター素材やサポート材を変更する場合，製品（薬液）との適合性試験やチャレンジ試験の再バリデーションが必要である．

e ろ過滅菌工程のバリデーションには，製品（薬液）とフィルターとの適合性，最大ろ過時間又は最大製品接触時間，最大ろ過量，最大流量，温度及び最大差圧を考慮に入れ，予想されるワーストケースの操作条件下において実施すること．

1 （a, b）　　　2 （a, d）　　　3 （b, e）
4 （c, d）　　　5 （c, e）

第60問 凍結乾燥注射剤の設計に関する次の記述の正誤について，正しい組合せはどれか．なお，この薬液のバイアルへの充てん量は8.0mLとし，ゴム栓は未滅菌品を購入するものとする．

a 10mL無色ガラスバイアルを容器として選択した．

b ゴム栓が含有する水分は凍結乾燥工程で無視できる程度まで減少するため，ゴム栓の高圧蒸気滅菌サイクルの開発時に乾燥時間を考慮する必要はない．

c 乾燥時の乾燥ケーキのコラプスを防ぐため，熱処理（アニーリング）工程を凍結乾燥工程に加えることを検討した．この熱処理工程では氷晶が大きくなり，均一化されることによって乾燥効率が改善することが期待できる．

d 一次乾燥温度及び庫内圧力は，一次乾燥中の品温がガラス転移温度（T_g'）及びコラプス温度（T_c）より低く保たれるように設定した．

e 総凍結乾燥時間を短縮するために，一次乾燥工程における庫内圧力を10Paから8Paへ変更した．

	a	b	c	d	e
1	誤	誤	正	正	誤
2	誤	誤	正	誤	正
3	正	正	誤	正	誤
4	誤	誤	誤	正	正
5	正	正	誤	誤	正

第61問 次の注射剤のエンドトキシン規格値（EU/mL）として正しい計算値はどれか．この注射剤は水性注射剤であり，有効成分濃度は2mg/mLである．用法・用量は最大で1日1回100mgを30分かけて点滴静注するものとし，平均体重は60kgとして計算する．ただし，発熱を誘起するといわれている体重1kg当たりのエンドトキシン量は5.0EU/kgとする．

1	＜12.0	2	＜9.0	3	＜7.5
4	＜6.0	5	＜3.0		

第62問 無菌製剤の容器及び包装に関する次の記述のうち，正しいものの組合せはどれか．

a バイアル注射剤において，容器完全性を保証する試験に定まった方法はないが，容器を色素液中あるいは微生物の懸濁液中に浸漬する方法などが一般的に採用される．

b ゴム栓への注射針の穿刺時に発生するゴムの剥離（コアリング）は，針を刺す作業者の操作手技に大きく依存するものであり，コアリングを考慮したゴム栓組成の選定を実施する必要はない．

c プレフィルドシリンジ製剤（充てん済みシリンジ剤）では，プランジャー（ゴム栓）の摺動性を確保するために，シリンジ内面へシリコン塗布が行われる．この際，シリコンが剥がれ薬液中に分散することがあるが，一般的であるため不溶性微粒子試験に適合しなくても問題とはならない．

d 針付きプレフィルドシリンジは，針の取り付け時に使用されるニッケルがシリンジ内部に残留することがあり，特にバイオ製剤においてその安定性に影響を与える可能性がある．

e ゴム栓の構成成分と薬液の相互作用を減らす目的で，ゴム栓と薬液の接触面にフッ素ラミネーションを施す方法があるが極めて有用である．

1	（a，c）	2	（a，e）	3	（b，d）
4	（b，e）	5	（c，d）		

選択問題／その他製剤

第63問 軟膏剤の特徴に関する次の記述の中で，[ ]内に入れるべき字句の正しい組合せはどれか．

軟膏剤のうち，水溶性軟膏剤を製するには [a] などの水溶性基剤を加温して融解し，有効成分を加えて全体が均質になるまで混ぜて練り合わせる．また皮膚に適用する上で適切な [b] を有する必要がある．容器としては，[c] を用いる．

	a	b	c
1	ワセリン	放出性	気密容器
2	マクロゴール	粘性	密閉容器
3	カルボキシビニルポリマー	放出性	密閉容器
4	カルボキシビニルポリマー	粘性	気密容器
5	マクロゴール	粘性	気密容器

第64問 皮膚などに適用する製剤に関する次の記述のうち，正しいものの組合せはどれか．

a 皮膚を通して有効成分を全身循環血流に送達させる経皮吸収型製剤の生物学的同等性試験は，局所皮膚適用製剤の生物学的同等性試験ガイドラインに準じて実施する．
b 日本薬局方の貼付剤には，テープ剤，パップ剤及びリニメント剤がある．
c ボールタック試験は，貼付剤の粘着力を評価する品質試験法として汎用されている．
d フランツセルは，皮膚透過試験に用いられる．

1 (a, b)　　2 (a, c)　　3 (b, d)
4 (b, c)　　5 (c, d)

第65問 経皮吸収型製剤に関する次の記述の正誤について，正しい組合せはどれか．

a 乗り物酔いを適応症としたスコポラミン製剤が，日本で最初に市販された経皮吸収型製剤である．
b 経皮吸収型製剤は皮膚から薬物を投与するため，食事の影響を受けにくい．
c 薬物の分子量は正常な皮膚からの経皮吸収性に影響を及ぼさない．
d テープ剤には，リザーバー型システムとマトリックス型システムがある．
e より積極的に薬物を経皮吸収させる技術として，イオントフォレーシスやマイクロニードルなどの技術が検討されている．

	a	b	c	d	e
1	誤	正	誤	正	正
2	正	誤	正	誤	正
3	誤	正	正	誤	正
4	正	正	誤	正	正
5	誤	誤	正	誤	誤

第66問 坐剤に関する次の記述の正誤について，正しい組合せはどれか．

a 坐剤は直腸内に適用し，体温によって溶融するか，又は水に溶解若しくは分散することにより有効成分を放出する一定の形状の固形の製剤である．
b 坐剤は肛門近傍の局所に作用する薬剤にのみ適用される．
c ハードファット（ウイテプゾール）は，坐剤の基剤として使用される．
d 坐剤は別に規定するもののほか，製剤均一性試験法に適合しなければならない．
e 直腸下部に適用された坐剤からの薬物吸収では，薬物の肝初回通過効果を回避することができる．

	a	b	c	d	e
1	正	誤	正	誤	正
2	正	正	誤	正	誤
3	誤	誤	正	誤	正
4	正	正	誤	誤	誤
5	誤	誤	正	正	正

第67問 鼻に適用する製剤に関する次の記述のうち，正しいものの組合せはどれか．

a 点鼻粉末剤は鼻腔に投与する製剤で，用時溶解若しくは用時懸濁して用いる点鼻剤である．
b 点鼻液剤の有効成分の溶剤は，水に限られる．
c 鼻腔内に点鼻剤が沈着するためには，噴霧される製剤中の有効成分を含めた粒子の直径は1μm以下の微粒子とする必要がある．
d 鼻粘膜の表面にある繊毛は障害を受けやすいため，点鼻剤の主薬及び添加剤の選択には繊毛の蠕動を阻害しないなどの安全性に注意する必要がある．
e 点鼻粉末剤の薬物の鼻腔内滞留性は基剤の物性に大きく依存し，一般に，粘膜付着性の高い基剤の場合に滞留時間が長い．

1 (a, b)　　2 (a, d)　　3 (b, d)
4 (c, e)　　5 (d, e)

第68問 皮膚などに適用する製剤に関する次の記述のうち，正しいものの組合せはどれか．

a 軟膏剤の油脂性基剤としては白色ワセリン，マクロゴールなどが挙げられる．
b クリーム剤は，分泌物が多い時であっても適用部位の症状を悪化させることはない．

c　パップ剤は，水を含む基剤を用いる貼付剤である．
d　ローション剤は，有効成分を水性の液に溶解又は乳化若しくは微細に分散させた外用液剤である．
e　経皮吸収型製剤で，マトリックス型はリザーバー型と比較して，一般的に，より一定の薬物放出速度を示す．

1　(a, b)　　2　(a, c)　　3　(b, e)
4　(c, d)　　5　(d, e)

第69問　点眼剤に関する次の記述の正誤について，正しい組合せはどれか．

a　医師の指示がない場合，懸濁性点眼剤と溶液性点眼剤の両剤を点眼する時は，懸濁性点眼剤をまず点眼し，時間を開けて次に溶液性点眼剤を点眼する．
b　点眼剤の粘性の増加は薬物と眼の接触時間の延長，角膜前涙液層（PTF）中の薬物初濃度の増加に影響し，薬物の効果を増大させる．
c　薬物の角膜透過性に影響を与える因子として，薬物自体の物理化学的性質や点眼液の液性などが挙げられる．
d　「有効性」「安全性」及び「品質」の医薬品の3大要件にプラスして，点眼剤の場合,「使用感（差し心地）」が重要な要件になる．
e　「使用感（差し心地）」はpH及び緩衝能に直接影響されず，浸透圧や基剤のレオロジー特性によって大きく左右される．

	a	b	c	d	e
1	正	正	誤	誤	正
2	正	誤	正	正	誤
3	誤	正	正	正	誤
4	正	誤	誤	誤	正
5	誤	正	誤	正	誤

第70問　点眼剤に関する次の記述の正誤について，正しい組合せはどれか．

a　懸濁性点眼剤の課題は均一性であり，再分散性や凝集塊の形成の評価が重要となる．
b　点眼剤の保存効力の判定基準は細菌で,「7日後は接種菌数の0.1％以下，28日後は7日後のレベルと同等もしくはそれ以下」である．
c　ベンザルコニウム塩化物は，カチオン性薬物又はペプチド薬物と不溶性の塩を形成して配合変化を起こすことがある．

d 保存剤として第四級アンモニウム塩系の保存剤がよく用いられているが，EUでは安全性の観点で第四級アンモニウム塩系の保存剤の使用が規制されている．

e 保存効力はJP（日本薬局方），USP（米国薬局方）又はEP（欧州薬局方）の各試験方法に準じて実施される．これらの中で最も厳しい基準はUSPである．

	a	b	c	d	e
1	正	正	誤	正	正
2	正	誤	誤	誤	誤
3	誤	正	正	正	誤
4	正	正	誤	誤	誤
5	誤	誤	正	正	正

第71問 点眼剤容器に関する次の記述の正誤について，正しい組合せはどれか．

a 容器の材質や滅菌履歴（滅菌法と保管期間）は，薬液の安定性に影響しない．

b プロスタグランジン系薬物の容器への吸着を防止するためには，ポリプロピレン系の樹脂ではなくポリエチレン系の樹脂を選択する．

c 点眼剤用プラスチック容器の規格や試験法に関して定められた通知はない．

d 容器の機能性評価にあたっては，スクイズ性，ボトル座屈強度，開栓回転数，1滴量，製造／包装ライン適性，耐クラック性，液漏れ，落下強度などが検証される．

e 透明性に関しては点眼剤の不溶性異物検査法に支障をきたさないことが必要で，製剤の品質に水分の蒸散が影響を与える場合は，低水蒸気透過性の容器を用いるか，又はピロー包装などの低水蒸気透過性の包装を施す．

	a	b	c	d	e
1	誤	正	誤	誤	誤
2	誤	誤	誤	正	正
3	正	正	正	正	誤
4	正	誤	正	誤	誤
5	誤	正	誤	正	正

第72問 点眼剤の製造に関する次の記述の正誤について，正しい組合せはどれか．

a 点眼剤は無菌的な環境下で無菌的に製造される．

b 容器成型から薬液の充てん，密封まで人手が介在しないシステムをblow-fill-seal systemと呼ぶ．

c 一般に懸濁性点眼剤は基剤だけをろ過滅菌し，ろ過滅菌された基剤に無菌原薬を無菌

的に投入，分散するという方法で調製される．
- **d** ろ過滅菌に用いられるメンブランフィルターの孔径は，通常，0.22μmである．
- **e** 日本では充てん針に近いところに滅菌を目的としたフィルターを設置しなければならない．

	a	b	c	d	e
1	正	正	正	正	誤
2	正	誤	誤	正	誤
3	誤	正	誤	誤	正
4	誤	誤	誤	誤	正
5	正	誤	正	正	誤

第4回製剤技師認定試験　正解と解説

[基礎編] 物理薬剤学

第1問　正解：2

正解は2であるが，各用語は次のように定義されている．

クリーミング　　：分散媒と分散相の比重の違いにより，分散相粒子が浮上あるいは沈降する現象で，クリーム分離ともいう．可逆的であり，振とうにより再び元のエマルション（乳剤）にもどる．（A）

凝集　　　　　　：分散相の粒子どうしが3次元的に接して集合体を形成する現象．不可逆的である．（B）

合一・相分離　　：クリーミングあるいは凝集状態にある分散相が分散媒と完全に分離し，2相をなす現象．不可逆的であり，乳剤系は破壊される．なお，合一とは相分離の直前の状態をいう．（C，D）

コアセルベーション：親水性コロイドにエタノールなどの親水性の有機溶媒あるいは正負反対電荷のコロイドを添加混合したとき，または温度を変化させたりするときに，コロイドに富む液相とコロイドに乏しい液相に分離する状態．マイクロカプセルの製造等に応用されている．

ケーキング　　　：懸濁している固体分散粒子が沈降して不可逆的に強固な堆積層を形成する現象．

第2問　正解：2

a　誤：シリカゲルはシラノール基をもち，極性の高い溶質を水素結合を介して吸着する．したがって，極性の大きい物質ほど溶出が遅い．

b　正：固定相にオクタデシルシリル化（ODS）シリカゲルを用いる逆相分配クロマトグラフィーでは，疎水性の大きい溶質ほど固定相に分配されやすいため，遅く溶出する．したがって，極性の大きい溶質のほうが保持時間が短く，先に溶出する．

c　誤：陽イオン交換クロマトグラフィーは，負電荷をもつ充てん剤を用いるため，一般的に陽イオンの価数が大きい溶質のほうがその負電荷に保持されやすく，保持時間が長くなる．

d　正：サイズ排除クロマトグラフィーでは，分子ふるい効果を利用しており，分子量の大きい溶質のほうが保持時間が短く，先に溶出する．

第3問　正解：4

a 誤：滑沢剤の微小粒子の微量添加により，安息角は急激に低下し流動性は改善されるが，安息角と添加濃度の間には比例関係はなく，また安息角の低下にも極小値が存在する．

b 正：日本薬局方参考情報では試料の調製法について，液体中での分散化と気体中での分散化が記述されている．

c 誤：流動性が良くなるほど，充てん時に密な充てん構造をとりやすくなるので，かさ密度は増加する．

d 正：空気透過法による比表面積 S_A は粉体層の中を透過する気体の流体力学的理論に基づいて提案された式を用いて算出されるため，粒子の表面粗度や内部の細孔は式中では評価されない．これに対してガス吸着法による比表面積 S_G では，吸着気体が透過・侵入する限り，細孔はすべて表面として測定される．このため，$S_G > S_A$ となる．比表面積径 D_S と比表面積の間には反比例の関係が成立するので，ガス吸着法による比表面積径 D_G と空気透過法による比表面積径 D_A の関係は，逆に $D_G < D_A$ となる．

e 正：この仮説は理論的にも成立することが実証されている．

第4問　正解：3

a 誤：1個のミセルを形成するのに必要な分子数（会合数）は界面活性剤ごとに決まっており，この数に達しない場合は水中で分子状態として存在する．したがって，cmc以上の濃度でもミセル体のものと単分子状のものが共存している．

b 正：アルキル基の炭素数が増加すると親油基が大きくなり，水中ではより不安定となるので，低濃度でもミセルを形成し始める．このため，cmcも低下する．

c 誤：非極性溶媒中では逆ミセルを形成する．

d 正：HLB値が大きくなるほど，界面活性剤は親水性が大きい．またHLB値が15～18のものは可溶化剤として利用されている．

e 誤：クラフト点：<u>イオン性</u>界面活性剤について，水中での溶解度が急激に上昇し始める温度．

曇点：<u>非イオン性</u>界面活性剤について，水中での親水性が低下する結果，界面活性剤の析出によって，みかけ上水溶液が濁り始める温度．

第5問　正解：5

1 誤：有機医薬品のうち，2/3程度が結晶多形を示すといわれている．

2 誤：融点は一般に安定形より準安定形のほうが低いので，以下の順序で発現する．準安定形結晶の融解に伴う吸熱ピーク→準安定形結晶から安定形結晶への転移と析出に伴う発熱ピーク→安定形結晶の融解に伴う吸熱ピーク

3 誤：水和物は無水物より熱力学的に安定であるため，一般に溶解速度や溶解度は低い．

4 誤：圧縮や粉砕など，結晶の内部構造にひずみを生じさせる機械的外力によっても影響を受ける．

5 正：多くの結晶粒子の形態は試料ホルダー中で試料に選択配向性を与える傾向があるからである．通例，50μm 程度の粒子径によって十分な結果が得られるとされている．

第6問　正解：2

塑性流動では，横軸（せん断応力）上で $0 \to S_0$ の間では流動は起こらず，みかけ上固体として挙動するが，S_0 以上の応力により流動が開始する．このときの流動様式は，ニュートン流体と同様にせん断速度（縦軸）とせん断応力（横軸）の間に比例関係が成立する．S_0 及び η は，それぞれビンガム降伏値（ゲル降伏値），塑性粘度という．

第7問　正解：3

a 正：固体が残存する限り，液中で分解した量だけ固相中の薬物が溶解し液中に補給されるので，溶液状態にある薬物の濃度は常に一定である．このため，分解はみかけ上０次で進行することになるので，分解率は時間に比例して増加する．

b 誤：アレニウス・プロットにおいて活性化エネルギーの値は直線の傾きを表しているので，分解速度定数の温度依存性しか評価できず，所定の温度範囲内での２本の直線の上下関係（すなわち，安定性）を決定できるものではない．したがって，式中における頻度因子Ａの値も判明していなければ，安定性を正確に比較することはできない．

c 誤：触媒は一般に活性化エネルギーを低下させるので，医薬品の分解に際しては分解速度定数が増大し，無添加の場合より安定性が悪くなる．

d 誤：この系における反応速度式は，$dA/dt = -k_1A + k_2B$．平衡状態では $-k_1A_{eq} + k_2B_{eq} = 0$ より，平衡定数 $K = B_{eq}/A_{eq} = k_1/k_2$．ただし，eq：平衡状態．

e 正：液相中のように反応速度論的理論式によって整理できない固体反応にも適用できる．

第8問　正解：3

a 誤：固体医薬品の溶解度は，固相と液相が共存している平衡状態における溶液中濃度であるので，固相の量によって変化しない．

b 正：Henderson-Hasselbalch の式よりイオン型と分子型の濃度が等しい時のpHが pK_a となるので，総溶解度は，その薬品の pK_a に等しいpHにおいて分子型溶解度の２倍となる．

　　Henderson-Hasselbalch の式：
　　　　$pH = pK_a + \log$（イオン形濃度／分子形濃度）……弱酸性医薬品
　　　　$pH = pK_a - \log$（分子形濃度／イオン形濃度）……弱塩基性医薬品

c 誤：日本薬局方の溶解性に関する性状では，前者が"溶けにくい"であるのに対して，後

者では"ほとんど溶けない"となる．これは前者を一層難溶化することによって唾液中での溶解性を抑制し，苦味の除去を図ったものである．

d 　正：溶解初期では薬物の固有溶解度C_sは溶解した液中での薬物濃度Cよりはるかに大であるので，Noyes-Whitney式$dC/dt = kS(C_s-C) ≒ kSC_s$＝一定となり，溶解速度は時間に無関係である．

e 　誤：溶解熱が正であれば溶解過程は吸熱であり，溶解度は温度の上昇と共に増加する．すなわち，溶解度の対数値を絶対温度の逆数に対してプロットすると，アレニウスの式と同様に右下がりの直線関係が成立する．

[基礎編] 生物薬剤学

第9問　正解：1

a 　正：カナマイシン，ゲンタマイシン，アミカシンなどのアミノグリコシド系抗生物質は，脂溶性が低いため消化管上皮細胞を透過することができない．カナマイシンのカプセル剤やシロップ剤は消化管内殺菌を目的としており，全身循環血中まで吸収される必要はない．

b 　誤：アモキシシリンは脂溶性が低く，また消化管内の生理的pHでほとんど解離しているが，消化管上皮細胞上のPEPT1によってプロトン濃度勾配を駆動力に吸収されるため，バイオアベイラビリティは90％以上である．したがって，プロドラッグ化修飾は必要ない．

c 　正：ベンジルペニシリンは，専ら注射薬として投与される．ベンジルペニシリンをベンザチン塩にすると胃内で不溶性となり，安定性が増して経口投与が可能となる．

d 　正：セフォチアムの消化管吸収性を高めるため，シレキセチル（ヘキセチル）エステル化を行ってプロドラッグとし，経口投与される．

e 　誤：クリンダマイシンパルミチン酸エステル塩酸塩は，苦味軽減を目的としたプロドラッグで，小児用シロップ用薬として用いられている．なお，クリンダマイシン自体の消化管吸収性は良好である．

第10問　正解：4

a 　正：食事は胃排出を遅延させるので，吸収部位である小腸への薬物移行が遅延し，薬物の最高血中濃度の低下，最高血中濃度到達時間の遅延につながることがあるが，難溶性薬物の場合，一般に食事により分泌される胆汁酸によって消化管での溶解性が向上し吸収が促進されて，最高血中濃度が高まることがある．

b 　誤：小腸内移行性の低下は，吸収量の増大につながる可能性がある．

c 　誤：膜透過性の非常に良好な薬物の場合，血流の変化によって吸収が左右される可能性が

ある（血流律速）．
d　正：小腸のCYP3A4は，多くの薬物のバイオアベイラビリティに影響を及ぼしている．
e　誤：P-糖タンパク質は1次性能動輸送系に分類されており，濃度勾配に逆らった輸送を行うことができる．

第11問　正解：1

a　正：分子量1000を超えるデスモプレシン酢酸塩水和物などが実用化されている．
b　誤：肺の上皮細胞と毛細血管の距離は小腸の1/40程度であり，非常に速やかな吸収が期待できる．
c　正：ステロイドを皮膚に塗布後，フィルムなどで覆うことで密封療法が行われている．
d　誤：汗腺，皮脂腺や毛胞などの付属器官を介した透過は速いが，有効表面積が小さいため，経皮吸収全体に対する寄与率は非常に小さい．
e　誤：リンパは鎖骨下静脈に合流するので，肝初回通過効果を回避できる．

第12問　正解：2

a　正：イミプラミンはCYP3A4，2C19，1A2によってN-脱メチル化され，活性代謝物デシプラミンとなる．一方，CYP2D6によって環が水酸化され，さらにグルクロン酸抱合されて排泄される．CYP2D6に関するpoor metabolizer（PM）群では，環の水酸化が阻害されているため，活性代謝物デシプラミンの生成が増加し，効果も持続する．
b　誤：NAT2に関するPM群は，白人種，黒人種などで50％であるのに対し，日本人は10％程度である．したがって日本人のextensive metabolizer（EM）群は約90％である．
c　正：日本人のCYP2C19に関するPM群は約20％であり，白人種3％に比べて出現頻度は極めて高い．しかしオメプラゾールの治療域（therapeutic window）が広いため，臨床的に問題になることはない．
d　正：モルヒネの主代謝経路はUGT2B7による3位と6位のグルクロン酸抱合であるが，量的には効果のほとんどない3位のグルクロン酸抱合体が大部分を占める．
e　誤：クラリスロマイシンはCYP3A4によって代謝を受け，その代謝物がCYP3A4のヘム鉄と複合体（ニトロソアルカン）を形成し，CYP3A4の代謝活性を不可逆的に阻害する．このような阻害をMBI（mechanism-based inhibition）という．

第13問　正解：5

a　誤：近位尿細管からの分泌は，主に輸送担体を介した能動的な分泌である．
b　誤：血漿中タンパク質と結合した薬物は，通常，糸球体ろ過は受けない．
c　誤：糸球体ろ過速度は，通常，濃度によらず一定である．
d　正：OATPやOCT，OATなどの輸送担体が発現しており，多くの有機アニオン系，有機

カチオン系の薬物が能動的に取り込まれている．

e　誤：P-gp, MRP2, BSEPなど1次性能動輸送担体が発現しており，種々の有機アニオン系，有機カチオン系の薬物を能動的に分泌している．

第14問　正解：4

負荷投与量Dは，k_0/k_{el}で求められる（ただし，k_{el}は消失速度定数）．

半減期が7時間なので，$k_{el} = 0.693/7 ≒ 0.1\ hr^{-1}$，したがって負荷投与量Dは，D ≒ 10/0.1 = 100mgとなる．

第15問　正解：5

a　誤：α1-酸性糖タンパク質は血漿中には0.2～0.4%しか存在しないが，急性炎症時に血漿中濃度は5～50倍に上昇し，特に塩基性薬物（リドカイン，プロプラノロール，イミプラミンなど）がよく結合して，血漿中タンパク結合に重要な役割を果たしている．

b　誤：薬物の血漿中濃度の上昇に伴い，結合率が大きく低下（飽和現象）する場合があるので注意が必要である．

c　正：下に凸の曲線となれば，複数の結合サイト（種類）があると考えられる．ちなみにScatchard式は次式のように表わされ，r/C_fとrをプロット（Scatchard plot）すると，結合サイトが1の場合直線になる．

$$r/C_f = nK - Kr$$

r：タンパク質1分子に結合している薬物分子数，n：タンパク質1分子あたりの結合部位数，C_f：非結合形薬物濃度，K：結合定数

d　正：結合率はほぼ1で，分布性が極めて低く，分布容積は血漿体積に一致する．

e　正：プロプラノロールなどの塩基性薬物について検討されており，肺への分布性の高さと組織中のフォスファチジルセリン濃度との相関性が示されている．

第16問　正解：3

クレアチニンはタンパク結合がなく，尿細管で再吸収も分泌も行われないので，これの腎クリアランスは，ほぼ糸球体ろ過速度（GFR）に等しい．

$$CL_{クレアチニン} = \frac{クレアチニン尿中排泄速度（mg/min）}{クレアチニン血漿中濃度（mg/mL）}$$

$$= \frac{\frac{0.72 \times 1000}{24 \times 60}}{0.01} = 50.0\ mL/min$$

[基礎編] 製剤学

第17問 正解：2

a 誤：標準温度は20℃，常温は15〜25℃，室温は1〜30℃である．

b 正：正確に量るとは，指示された数値の質量をその桁まで量ることを意味し，指示された数値の次の桁を四捨五入してその数値になることを意味する．「0.10gを正確に量る」場合，例えば，0.001gまで測定できる適切な天秤を用いて0.095〜0.104gを量ることを意味する．

c 誤：溶質1gまたは1mLを溶解するのに要する溶媒量が，「極めて溶けにくい」は1,000mL以上10,000mL未満，「ほとんど溶けない」は10,000mL以上のことである．

d 正：採取量は記載された量の±10％の範囲でよいが，当然，最小位を考慮して適切な天秤を用いて精密に量る必要がある．

e 誤：通常の取り扱い，運搬または保存状態において，密閉容器は固形の異物が混入することを防ぎ，気密容器は固形または液体の異物の侵入を防ぎ，密封容器は気体が侵入しない容器をいう．密閉容器の規定がある場合には気密容器を，気密容器の規定がある場合には密封容器を用いることができる．

第18問 正解：3

a 誤：口腔用錠剤のうち，トローチ剤及び付着錠は局所作用を，舌下錠，バッカル錠，ガム剤は全身作用を目的として使用される．

b 正：有効成分自体が溶液状態において着色するものがあるためである．

c 正：吸入エアゾール剤は，容器に充てんした噴射剤とともに一定量の有効成分を噴霧する定量噴霧式吸入剤であり，製剤通則では気管支・肺に適用する製剤に含まれる．これに対して，外用エアゾール剤は，容器に充てんした液化ガスまたは圧縮したガスと共に有効成分を噴霧するスプレー剤が含まれるものである．

d 誤：貼付剤にはテープ剤とパップ剤があるが，ほとんど水を含まない基剤を用いるテープ剤の容器には密閉容器を，水を含む基剤を用いるパップ剤の容器には気密容器を，通例用いる．

e 正：チンキ剤及び酒精剤はいずれもエタノール含量が高いので，火気を避けて保存する．

第19問 正解：1

1 正：質量偏差試験は，有効成分濃度が均一であるという仮定のもとに製剤の質量から有効成分の含量を推定する．完全に溶解した液や単一組成の固形製剤は，この仮定が適用できる．

2 誤：崩壊試験法において，腸溶性の錠剤は，崩壊試験第1液中で所定の時間崩壊しないこ

とと，崩壊試験第2液中で所定の時間内に崩壊することを，異なる錠剤を用いて確認する．
3 誤：用時溶解して用いる注射剤の不溶性異物検査法については同法第2法に規定されており，添付された溶解液または注射用水で溶解後，白色光源の直下，約1000lxの明るさの位置で肉眼で観察する．なお，用時溶解して用いる注射剤の溶解液についても，同法第1法に従って検査する必要がある．
4 誤：結晶多形とは同じ化学構造でありながら結晶構造（結晶中での分子の空間的配列）が異なるものをいう．この場合，結晶転移が起こっても質量は変化しないので，熱質量測定法（日局17より熱重量測定法に名称変更）では確認することができない．示差熱分析法，示差走査熱量測定法もしくは粉末X線回折測定法を行う必要がある．
5 誤：輸液として用いる注射剤に使用する内容100mL以上の容器に用いるゴム栓の規格である．

【第20問】 正解：3

a 誤：アムビゾーム®点滴静注用（アムホテリシンB）はリポソーム製剤で，主薬単独に比べて腎機能障害などの副作用が軽減でき，真菌感染症の治療に用いられる．
b 正：薬物貯蔵層中に乳糖，無水ケイ酸ジメチルポリシロキサンを懸濁させたニトログリセリンが封入されており，放出制御膜（エチレン・酢酸ビニル共重合体）を通して皮膚への薬物が0次放出される．リザーバー型製剤である．即効性はない．耐性の発現が認められている．
c 誤：ドキシル®注（ドキソルビシン塩酸塩）は，ポリエチレングリコールで被覆された<u>リポソーム製剤</u>で，主薬単独に比べて全身クリアランスが小さくなり，エイズ関連カポジ肉腫の治療に用いられる．
d 誤：ネオーラル®内用液（シクロスポリン）は免疫抑制剤の自己乳化型製剤で，主薬が同じ油性液剤のサンディミュン®内用液より吸収性が高い．

【第21問】 正解：4

a 誤：これらの添加剤は懸濁化剤で，滑沢剤にはステアリン酸マグネシウム，タルクなどがある．
b 正：これらの添加剤をいずれも，通例，水溶液の状態で添加する．
c 誤：これは賦形剤ではなく崩壊剤の記述である．
d 誤：例示された添加剤は安定剤で，主薬の化学的分解，物理的変化を抑制する目的で添加される．保存剤としてパラオキシ安息香酸エステル類（メチル，エチル，プロピル，ブチル），クロロブタノール，ベンザルコニウム塩酸塩，ベンゼトニウム塩酸塩などが用いられる．

e　正：皮下及び筋肉内に投与する注射剤では，疼痛及び局所の刺激を緩和するため，注射部位の組織の破壊を防ぐために等張化を行う．また静脈内注射剤においても溶血や赤血球の委縮を防止するために等張化は必須である．ただし，ホウ酸は注射剤には不可（溶血性のため）．

第22問　正解：3

a　正：カンデサルタンシレキセチルはアンジオテンシンⅡ受容体拮抗薬で，プロドラッグ化により疎水性を高めて親化合物の6倍ほど消化管吸収性が向上した．

b　誤：脳毛細血管の核酸ではなく，中性アミノ酸のトランスポーターを介しての脳標的化である．

c　正：ウイルス由来のリン酸化酵素により活性を示す抗ヘルペス薬であるが，他に，抗サイトメガロウイルス薬のガンシクロビルも同様の機序によってウイルス標的化が達成されている．

d　正：大腸菌の酵素を使用する特徴的な大腸指向性薬物の開発で，他に同様の機序を利用したプロドラッグとしてサリチルアゾスルファニル酸がある．

e　誤：ロキソプロフェンは消化管障害の副作用の減弱を目的としたプロドラッグであるが，吸収された後，それ自体が速やかに活性の高いtrans-OH型に変換され解熱鎮痛作用を示す．吸収された後，エステラーゼでインドメタシンに変換されるのはアセメタシンである．副作用の軽減は消化管吸収促進と同様にプロドラッグの重要な目的である．

第23問　正解：1

a　誤：顆粒剤の湿式造粒法では，賦形剤や崩壊剤などを混合して結合剤を加えて造粒する．また，造粒した顆粒に少量の滑沢剤を添加，軽く混合して流動性を高め，カプセルに充填してカプセル剤を製したり，圧縮成形して錠剤とすることができる．

b　正：流動層造粒機は造粒，コーティングや乾燥なども同じ装置内で連続して行うことができ汎用されている．

c　正：専用の錠剤機の臼の中へあらかじめ核錠（中心錠）を入れておき，その周囲に別の成分の顆粒を充填して再び圧縮する．

d　誤：吸入粉末剤には，凝集しやすい0.5〜10μmの微細薬物が使用されるが，カプセルやデバイスからの脱離性を高めるため，乳糖水和物などのキャリアを添加する場合が多い．なお，ステアリン酸マグネシウムは国内でも吸入剤で充填性を高めるための滑沢剤として使用されているが，キャリアとしては用いられていない．微細化された有効成分を60〜90μm程度の乳糖粒子に吸着させることにより，流動性が高められている．

e　誤：高圧蒸気法では対象の菌に依存するが，一般に，121℃，20分間の条件（日局では他

に115℃で30分間あるいは126℃で15分間の2条件が提示されている）で実施されるが，発熱性物質（パイロジェン）の除去は困難である．一方，乾熱滅菌法では乾燥工程もかねてアンプルやバイアルなどに適用され，通例，250℃，20分間の高温処理を行うので微生物だけでなくパイロジェンの不活化も可能である．

第24問　正解：4

a　正
b　正
c　誤：このような治療法を細胞治療という．
d　誤：喘息の発作は就寝時ではなく，通常，ヒスタミンなどのケミカルメディエーターの濃度が上昇し，呼吸機能が最も低下する起床前に多く発生するので，寝る前に服薬して放出のラグタイムを利用し，起床前に薬物血中濃度を最大にして効果を増強させる．これを時間治療（chronotherapy，クロノセラピー）という．
e　正：これをEPR（enhanced permeation and retention）効果という．

[基礎編] レギュレーション

第25問　正解：4

a　正
b　誤：フルルビプロフェンは消炎鎮痛薬であり，キノホルムが正しい．
c　誤：無菌性の問題ではなく，原料中に不純物である過硫酸化コンドロイチン硫酸が混入されていたためと発表されている．
d　正
e　誤：開発段階の臨床試験で，すでに3名の死亡者が出ており，開発企業がこれらの情報を正確に医師に伝えていなかったことが主な原因とされている．しかし，この事件では，企業のみならず，行政，医師のいずれにおいても安全性が極めて軽視されていたとして大きな社会問題となった．

第26問　正解：5

a　誤：非臨床試験には，このほかに薬物動態試験が含まれる．いわゆる添付資料としては，ニ：薬理作用，ホ：薬物動態（吸収，分布，代謝，排泄），ヘ：毒性（急性・亜急性・慢性・催奇形性・その他）などがある．
b　正：薬事法第14条第3項においては，「申請書添付資料については，厚生労働大臣の定める基準に従って収集され，かつ，作成されたものでなければならない．」として試験成績の信頼性の確保を求めている．

c　誤：確認更新は，3年ごとに実施される．
d　誤：「医薬品開発におけるヒト初回投与試験の安全性を確保するためのガイダンス」（薬食審査発0402第1号）では，動物モデルを用いた試験では，ヒトでの安全性または有効性を十分に評価できないことを理解することが重要と記載されている．
e　正

第27問　正解：1

a　正：GQP省令第9条．GQP（good quality practice）に関するGQP省令とは，製造販売業者の許可要件として製品の品質管理の方法を定めた，厚生労働省令である「医薬品・医薬部外品，化粧品及び医療機器の品質管理の基準に関する省令」（平成16年9月22日厚生労働省令第136号）の通称である．
b　正：医薬品GQP/GMP解説2009年版，p.72（薬事日報社）
c　誤：「市場への出荷」とは，製造販売業者の管理から離れた時点，すなわち販売業許可を有する者に出荷された時点である．したがって，たとえ自社内であっても，物流センターの倉庫が卸売販売業として許可を得ているのであれば，移動した時点が市場出荷になるので，市場への出荷の記録を作成する必要がある．（医薬品GQP/GMP解説2009年版，p.72）
d　正：医薬品GQP/GMP解説2009年版，p.72

第28問　正解：4

a　正：医薬品製造販売指針2012，p.44．「新投与経路医薬品等の安定性試験成績の取扱いに関するガイドライン」（平成9年5月28日付薬審第425号）
b　正：医薬品製造販売指針2012，p.40．第2表
c　誤：承認申請の際に提出されるデータは，実生産を反映した規模の製造設備で収集されたものとし，申請時には必ずしも実生産の製造設備で得られたデータであることを必要としない．（医薬品製造販売指針2012，p.80）
d　誤：使用前例があっても投与経路が異なる，もしくは前例を上回る量を使用する場合には，当該添加物の品質，安全性等に関する資料を併せて提出することを必要とする．（医薬品製造販売指針2012，p.44）

第29問　正解：1

　2012年（平成24年）の日本人の平均寿命（厚生労働省）は，女性が86.41歳，男性が79.94歳と報告されたが，疾患別死亡数も年次により変遷している．図は2012年までの主な死因別にみた死亡率の年次推移を示したものであるが，従来の三大死亡原因はがん，心疾患，脳血管疾患といわれていたが，肺炎が徐々に増加し脳血管疾患を上回った．

2012年の主な死因の順位と死亡率（％），及び図中の番号は次のとおりである．
1．悪性新生物①（28.7），2．心疾患②（15.8），3．肺炎③（9.83），4．脳血管疾患④（9.65），5．老衰（4.82），6．不慮の事故⑤（3.24），7．自殺⑥（2.10），8．腎不全（1.99），9．慢性閉塞性肺疾患（1.30），10．肝疾患⑦（1.27），26．結核⑧（0.17）

a 　正
b 　誤：2012年に2番目に多い疾患②は，肝疾患ではなく心筋梗塞，不整脈などの心疾患である．
c 　誤：不慮の事故は⑤で，年次によらずほぼ一定で，戦後急速に低下した疾患は⑧の結核である．結核による死亡は現在26位で0.17％までに低下している．
d 　正：肺炎の増加は高齢者において増加傾向にあり，MRSA（メチシリン耐性黄色ブドウ球菌）なども一因としてあげられている．
e 　誤：疾患④は結核ではなく，脳梗塞，脳出血などの脳血管疾患である．

第30問　正解：5

　PIC（医薬品査察協定）は，EFTA（欧州自由貿易連合）によってGMP査察の相互承認，ハーモナイゼーションなどを目的に1970年に結成されたが，1993年以降，EU法との関係から新規加盟ができなくなった．しかし，査察当局や産業界の強い支持もあり，1995年11月にPICS（医薬品査察協同スキーム）が組織され，PICとPICSは共同で活動することになり「PIC/S」を統合呼称とすることとしている．

a 　正
b 　誤：PICはEU加盟国間の条約で，EU以外の国の加盟はできない．また加盟した場合は，法的拘束力をもっている．
c 　誤：厚生労働省医薬食品局監視指導・麻薬対策課の事務連絡（平成24年2月1日）の中で，"治験薬の品質確保については，従前どおり治験薬GMP通知を踏まえ，PIC/SのGMPガイドラインを活用するものであること"と記載されている．
d 　正
e 　誤：米国はすでに2011年1月に加盟している．

［応用編］必須問題／固形製剤

第31問　正解：4

a 　正：乾燥剤を併用することで脱湿も可能である．
b 　誤：申請上は最終包装形態で品質を保証すればよいが，実際にはピロー包装を開封した後

の安定性などの評価も必ず求められる．

c 正：PTPの防湿性はシートの材質によって大部分が決まり，ポケットサイズやその肉厚は2次的な要因である．

d 正：tamper resistanceは改ざん防止が目的である．

e 誤：禁止されていない．かつてPVCはダイオキシン発生の元凶とされたこともあったが，その後の研究で焼却炉の燃焼条件の最適化が図られ，ダイオキシンの発生は激減した．またダイオキシン発生源としてPVC以外にも数多く存在し，PVCの影響はほとんどないとする報告もある．

第32問　正解：1

a 正

b 正

c 誤：粉砕時，熱による分解や，表面積の増大による安定性の低下などが起こることがある．

d 誤：粒子表面積の増大によって，通常，付着・凝集性は増大する．

e 誤：粉体表面への空気の吸着が増加し，ぬれ性は低下する．

f 正

第33問　正解：2

a 正

b 誤：押出し造粒法によって得られた粒子の強度のばらつきは，流動層造粒法によって得られたばらつきより小さい．

c 正

d 誤：流動層造粒法によって得られた粒子の球形度は，通常，攪拌造粒法によって得られた粒子の球形度より低い．

e 誤：押出し造粒法によって得られた粒子の形状は，円柱状である．

第34問　正解：4

a 正

b 誤：バリデーションは，製造所の構造設備ならびに手順，工程，その他の製造管理及び品質管理方法について期待される製品品質を得ることができることを検証することで，さらに文書化されなければならない．

c 誤：品質部門と製造部門は独立した部門としなければならない．

d 正

e 誤：後発医薬品にも当然GMPは適用される．

f 正

[応用編] 必須問題／無菌製剤

第35問 正解：3

緩衝剤として酢酸はpK_aが4.76と若干低いこと，また凍結乾燥で揮発する可能性があるため不適切である．また，賦形剤としてD-マンニトールは凍結乾燥中に結晶化することが知られているため，ここでは不適切となる．D-ソルビトールは一般的に凍結乾燥製剤の賦形剤としては用いられない（凍乾ケーキを形成しない）．そのため，賦形剤としては白糖を，緩衝剤としてpK_aが3.09，4.75，6.11のクエン酸を，それぞれ選択することが適切である．

第36問 正解：4

設問の式は以下のように変形できる．

$$\frac{S-S_0}{S_0} = \frac{[H^+]}{K_a} \quad \cdots\cdots (1)$$

両辺の対数をとって

$$\log\left(\frac{S-S_0}{S_0}\right) = \log[H^+] - \log K_a \quad \cdots\cdots (2)$$

ここで，pH = $-\log[H^+]$ 及びp$K_a = -\log K_a$であるから，

$$\log\left(\frac{S-S_0}{S_0}\right) = -\text{pH} + \text{p}K_a \quad \cdots\cdots (3)$$

したがって，

$$\text{p}K_a = \text{pH} + \log\left(\frac{S-S_0}{S_0}\right) \quad \cdots\cdots (4)$$

設問より，pH 3のときの薬物Aの溶解度Sは210 μg/mL，非解離形の溶解度S_0は10 μg/mLであり，log 2 = 0.3であるから，

$$\text{p}K_a = 3 + \log\left(\frac{210-10}{10}\right) = 3 + \log 2 + \log 10 = 4.3$$

ちなみに，弱酸性化合物に関しては，式（5）のように表される．

$$\text{p}K_a = \text{pH} - \log\left(\frac{S-S_0}{S_0}\right) \quad \cdots\cdots (5)$$

これらの式（4）及び式（5）は，ヘンダーソン・ハッセルバルヒ（Henderson-Hasselbalch）の式と呼ばれる．

第37問 正解：1

a 正
b 正

c 誤：抵抗性とは関係なく，10^{-6}以下の無菌性保証レベルが得られる条件で滅菌を行う方法である．
d 誤：絶対バイオバーデン法を採用する場合には，菌数計測及び検出菌の当該滅菌法に対する抵抗性測定を日常的に行う必要がある．

第38問 正解：1

$\ln k$ vs $1/T$のアレニウスプロットをとれば活性化エネルギーの大きいAのほうが温度の影響を受けやすく，Bよりもプロットの傾斜が急である．本文より，40℃では両者の分解速度定数kが等しいことから，プロットは下図のようになる．

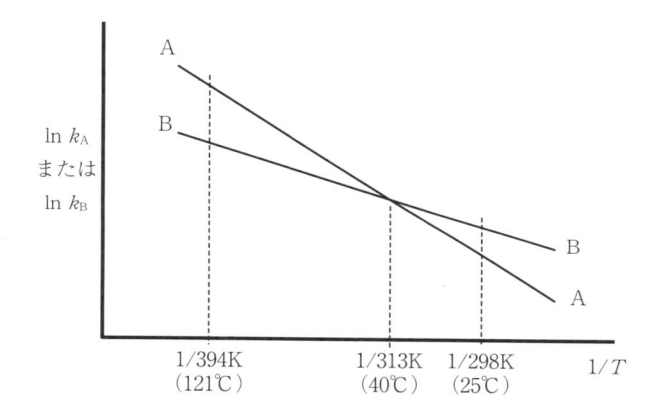

設問の温度条件における薬物A及びBの反応速度定数k_A，k_Bから安定性を比較する．

a 正：ICH安定性試験ガイドラインの長期保存試験条件下（25 ± 2℃／60 ± 5％RH または 30 ± 2℃／65 ±5 ％RH）では，$k_A < k_B$であり，Aのほうが安定．
b 誤：高圧蒸気滅菌（121℃）では，$k_A > k_B$であり，Bのほうが安定．
c 誤：室温（1〜30℃）では，$k_A < k_B$であり，Bのほうが半減期が短い．
d 誤：室温（1〜30℃）では，$k_A < k_B$であり，Bの反応速度定数のほうが大きい．
e 正：ICH安定性試験ガイドラインの加速試験条件（40 ± 2℃／75 ± 5％RH）では，$k_A = k_B$であり，半減期は等しい．

［応用編］必須問題／その他製剤

第39問 正解：1

a 誤：軟膏剤は脂溶性基剤または水溶性基剤を加温・融解し有効成分を加えて製するのに対し，クリーム剤は脂溶性基剤と水溶性基剤や精製水などを乳化剤で乳化して製する．
b 正
c 誤：耐圧性の容器を用いるのは，スプレー剤のうち外用エアゾール剤のみである．

d 正
e 誤：貼付剤にはテープ剤（プラスター剤，硬膏剤を含む）とパップ剤がある．

第40問　正解：3

1 正
2 正
3 誤：乳剤の経口液剤に溶出試験法の規定はない．
4 正
5 正

いずれも日本薬局方製剤総則による．

第41問　正解：5

a 正
b 誤：無菌製剤という規定はない．
c 誤：水溶性の乳糖，果糖などが使用される．
d 正
e 正
f 正

第42問　正解：2

a 正
b 誤：不溶性微粒子の限度は，300 μm 以上のものは 1 mL 中に 1 個以下である．
c 正
d 正
e 誤：健康なヒトの涙液のpHは約7.4であるが緩衝能があり，しかも涙液による希釈が急速に行われるため，点眼剤のpHを必ずしもpH 7.4付近に調整する必要はない．市販されている点眼剤の中には，pHが約4.0〜8.0の範囲で種々存在する．

［応用編］選択問題／固形製剤

第43問　正解：4

a 誤：遮光剤など水不溶性の無機物が加えられることが多い．
b 誤：このほかに，投与量，吸収部位，溶解度のpH依存性，有効血中濃度範囲など，多くの情報が必要である．
c 正：有効成分の物性や粒度・造粒条件により，微粉領域や粗粒領域に高濃度の有効成分が

含まれることがあるので，粒度偏析に伴う含量均一性や含量偏析への影響の評価は必須である．

d　正：水分活性で測定される水は製剤内で動きやすく，不安定な薬物の安定性を低下させる．

e　誤：まず，微粉砕や親水性の添加剤による固体分散体，固体溶液などが検討される．

第44問　正解：1

a　誤：滑沢剤を均一に混合すると錠剤の崩壊時間の延長や硬度低下の原因となる．混合工程は独立ではなく，打錠工程でもフィーダー内での流動により滑沢剤が追加混合されることを勘案し，滑沢剤を均一に混合するのではなく，その混合レベルを適正に維持する必要がある．

b　誤：仕込み重量により滑沢剤の展延状態に変化が起こる．また小スケールの混合機と大スケールの混合機では回転速度も異なることから，単に混合時間のみの議論では不十分である．

c　正：粒度の変動による比表面積の変化は，滑沢状態に大きく影響する．

d　誤：滑沢剤の添加量は処方により最適範囲があり，また，原料のロット変動や工程変動を吸収でき，かつ滑沢剤混合条件や打錠条件などを総合的に考慮して決定すべきであり，添加率に1.2％の制限はない．

第45問　正解：3

ガイドラインでは，バイオアベイラビリティは"有効成分の未変化体又は活性代謝物が体循環血中に入る速度と量"と定義されている．

対数変換した場合，下限0.80及び0.90に対応する上限は，それぞれ，1.25及び1.11となる．平均値の差で生物学的同等性を判定するとき，追加試験を実施した場合は，総被験者数30名以上が用いられた場合に限られる．

第46問　正解：4

a　誤：撹拌翼の先端の速度や加速度では，撹拌速度の目安は計算できても，造粒時間の目安は計算できない．

b　正：円筒を薄くすると押し出し抵抗が小さく造粒速度は大きくなるが，顆粒に加わる力が小さくなり，緻密な顆粒とならず表面もギザギザとなることが多い．

c　正：円筒押し出し法では熱が発生するが，この熱により白糖の溶解度が大きくなり，顆粒がベタベタになって互いに付着するようになる．何らかの冷却手段が必要である．

d　誤：流動層造粒法では造粒中の水分制御は非常に重要であるが，これ以外に送風量が流動状況に影響し，スプレーミスト径やコンテナスクリーンやバグフィルターなどの目詰

まりなどにも注意が必要である．すなわち，流動状態を適切に維持しながら，巨視的な水分パターンを合わせるとともに微視的な水分にも注意しなければならない．

第47問　正解：3

a 誤：粒度分布が不適切な場合，打錠条件や自動制御機器での対応は困難である
b 正：これらを調整してフィードシュー内に滞留する打錠用顆粒の量を減少させ，滑沢剤の過剰混合が進行する前に錠剤としてしまう処置である．ただし，滞留量を減少させると重量変動が増大することがあるので注意が必要であり，対応方法としては滑沢剤混合工程の最適化も実施すべきである．
c 誤：打錠圧力は打錠用顆粒の物性や打錠機の温度により変化するので，錠剤実重量を自動測定し，PCDをキャリブレートするWAC装置が必要である．
d 誤：脱気の機能もあるが，最も重要な機能は本圧ローラーとの2段圧縮で，全圧縮時間を延長させ，錠剤硬度の上昇やキャッピングを防止する機能である．
e 正：杵の長さを揃えないと錠剤重量と打錠圧力の関係が崩れる．

第48問　正解：2

a 正
b 誤：錠剤や顆粒剤の腸溶性コーティング剤として用いられる．
c 正
d 誤：崩壊剤，結合剤などとして用いられる．
e 誤：カルメロースは，セルロースの多価カルボキシメチルエーテルである．

第49問　正解：5

a 正
b 誤：非晶質と結晶相の割合の評価も可能である．
c 正
d 正
e 誤：18号（850μm）及び30号（500μm）のふるいを用いて試験を行う．

第50問　正解：5

a 誤：比較的小さな球形の軽質の造粒物が得られる．
b 正
c 誤：主として粒子間の高速衝突によって粉砕が促進される．
d 正
e 正

第51問 正解：3

a 正
b 誤：エネルギーを必要としない．
c 誤：標準製剤の経口投与後のAUCに対する試験製剤の経口投与後のAUCの比率から求める．
d 正
e 誤：膜透過性の高い疎水性薬物は，その物性によって非攪拌水層中の拡散などに大きく影響を受ける．

第52問 正解：5

1 誤：圧縮成形のために添加される滑沢剤は，一般に粉粒体の流動性を向上させるが，過剰の添加は錠剤硬度を低下させる．
2 誤：湿式造粒法における打錠用顆粒への滑沢剤の添加は，通常，乾燥工程の後に行う．
3 誤：打錠時に錠剤表面の一部が杵表面に付着する現象は，スティッキングという．
4 誤：流動層造粒装置は同じ装置内で，混合，造粒，乾燥を連続的に行うことができる．
5 正

[応用編] 選択問題／無菌製剤

第53問 正解：4

a 誤：粒子径5.0μm以上の浮遊微粒子は清浄度管理において有効である（「最終滅菌法による無菌医薬品の製造指針」）．日局16第一追補においても，要求される空気の清浄度として粒子径5.0μm以上の浮遊微粒子の基準が追加された．
b 正
c 誤：空中浮遊微粒子のモニタリングも必要である．
d 誤：製品への影響が問題のないものであることを説明することができれば，必ずしも出荷停止とする必要はない．

第54問 正解：3

a 誤：操作手順や条件を検証して，妥当性があらかじめ確認された，定められた方法で行う．
b 誤：それぞれの場所にふさわしい方法と頻度を設定する．
c 正
d 正
e 誤：適切な有効期限を設定し，期限内に使用する必要がある．

第1章　認定試験問題と解説

第55問　正解：2

a　誤：無菌医薬品に係る製品の製造を目的としてアイソレーターを設置する場合，その環境の空気清浄度レベルは少なくともグレードDとすること．
b　正
c　誤：アイソレーター設備の内表面の除染手順については，適用する除染剤に対して抵抗性の高い芽胞の4～6 log以上の減少が達成されることを検証したものであることが必要である．
d　正
e　正

第56問　正解：3

　最終滅菌の無菌性保証は，滅菌工程のバリデーションを通して証明できるもので，滅菌製品の無菌試験によって証明できるものではない．日常の環境モニタリングや定期的な培地充てん試験は，無菌管理として重要であるが，それによって無菌性保証水準が証明されるものではない．

第57問　正解：5

a　誤：できるだけ高いではなく，低い線量を検討する必要がある．
b　正
c　正
d　正
e　誤：その構造にかかわらず，RABSはグレードB以上の部屋に設置する必要がある．

第58問　正解：1

a　正
b　正
c　誤：充てんラインを6箇月以上使用しなかった場合は，その充てんラインを再使用する前に初期評価に準じる回数の培地充てん試験を実施する．
d　誤：初期評価及び再評価において，充てん容器数に関係なく汚染容器数はゼロを目標とする．
e　正

第59問　正解：5

a　誤：バリデートされたフィルターの完全性試験は，フィルターアセンブリーを分解せずに，ろ過（使用）後に実施すること．

b 誤：条件によってはバブルポイント試験に代わるものとして，ディフュージョン試験が実施される．

c 正

d 誤：材質の影響については別途ラボ実験でも可能なため，チャレンジ試験の再バリデーションは必ずしも必要ではないが，薬物や薬液の性質に応じて必要な場合もある．

e 正

第60問 正解：1

a 誤：一般的に充てん量がバイアル容量の50％以下となるように選択する．

b 誤：ゴム栓の水分は高圧蒸気滅菌時に増加し，その後の乾燥によって減少する．しかし凍結乾燥工程によって完全に除去されることはないため，あらかじめゴム栓の乾燥が必要で，その温度・時間の設定は，ゴム栓成分の選定とともに凍結乾燥製剤を設計する場合，十分な注意が必要である．

c 正：熱処理工程を加えることにより氷晶はより大きくなり，乾燥時の水分の通過孔となることが期待できる．

d 正

e 誤：乾燥時間を短くするためには，10Paより高い圧力にする必要がある．

第61問 正解：4

エンドトキシン規格値はK/Mで表される．ここで，K：発熱を誘起するといわれている体重1kg当たりのエンドトキシン量，M：体重1kg当たり1回に投与される注射剤の最大量．点滴静注で投与されるため，Kは5.0EU/kg，Mは100mgを平均体重60kgで割った100/60mg/kgとなる．有効成分1mg当たりのエンドトキシン規格値は5÷(100/60) = 3.0EU/mgとなる．これを薬液1mL当たりに換算すると，3.0×2 = 6.0EU/mLとなる．

第62問 正解：2

a 正

b 誤：ゴム栓の組成はコアリングの発生頻度に影響を与えるため，適切なゴム栓組成の選定が重要である．

c 誤：不溶性微粒子試験に適合する範囲内でのみ，シリコンの剥離は許容される．

d 誤：ニッケルではなく，タングステンが使用される．

e 正

[応用編] 選択問題／その他製剤

第63問 正解：5

水溶性軟膏剤は，マクロゴールなどの水溶性基剤を用いて製する．また皮膚に適用する上で適切な粘性を有する．用いる容器は気密容器である．

第64問 正解：5

a 誤：経皮吸収型製剤の生物学的同等性試験は，経口製剤と同様，後発医薬品の生物学的同等性試験ガイドラインに従う．
b 誤：貼付剤にはテープ剤とパップ剤があり，リニメント剤は外用液剤に分類されている．
c 正
d 正 拡散セル法の1つに相当する．「局所皮膚適用製剤（半固形製剤及び貼付剤）の処方変更のための生物学的同等性試験ガイドライン（H22.11.1 薬食審査発1101-1）」参照．

第65問 正解：1

a 誤：日本で最初に市販された経皮吸収型製剤は，硝酸イソソルビド（狭心症）である．
b 正
c 誤：文献では，経皮吸収に適する薬物の分子量は約500までといわれている．
d 正
e 正

第66問 正解：5

a 誤：一定の形状の半固形の製剤である．
b 誤：直腸から全身循環血流中に吸収され，全身作用が期待される薬物にも適用される．
c 正
d 正
e 正

第67問 正解：5

a 誤：点鼻粉末剤は，鼻腔にそのまま適用する微粉状の点鼻剤である．
b 誤：水に限られるものではなく，植物油でもよい．
c 誤：鼻腔内に有効に沈着させるためには，通常，数10μm以上の粒子径にする必要がある．
d 正
e 正

第68問　正解：4

a　誤：マクロゴールは水溶性基剤である．
b　誤：界面活性剤を多く含むので，分泌物の多い部位には不適である．
c　正
d　正
e　誤：リザーバー型のほうがマトリックス型よりも薬物放出速度は一定となる．

第69問　正解：3

a　誤：溶液性点眼剤と懸濁性点眼剤を点眼する場合，懸濁性点眼剤は水に溶けにくく吸収されにくいため，溶液性点眼剤の後に点眼する．
b　正
c　正
d　正
e　誤：点眼時の差し心地はpHや緩衝能によっても直接影響される．

第70問　正解：2

a　正
b　誤：7日後ではなく，「14日後は接種菌数の0.1％以下，28日後は14日後のレベルと同等もしくはそれ以下」である．
c　誤：カチオン性薬物ではなく，アニオン性薬物と不溶性塩を形成する．
d　誤：EUで第四級アンモニウム塩系の保存剤の使用は規制されていない．規制されているのはパラベン類の保存剤である．
e　誤：最も厳しいのはUSPではなく，EPである．

第71問　正解：2

a　誤：材質や滅菌履歴はいずれも安定性に影響する．
b　誤：吸着を防止するには，ポリエチレン系の樹脂ではなくポリプロピレン系の樹脂を選択する．
c　誤：点眼剤用プラスチック容器の規格や試験法に関して定められた通知はある．（平成8年3月28日付の薬発第336号：「点眼剤用プラスチック容器の規格及び試験法について」）
d　正
e　正

第72問 正解：1

a 正
b 正
c 正
d 正
e 誤：日本では充てん針に近いところに滅菌を目的としたフィルターを設置する必要はない．規制があるのはEUである．

第5回製剤技師認定試験

基礎編

物理薬剤学

第1問 熱力学に関する次の記述の正誤について，正しい組合せはどれか．

a 熱力学は，系と外界とのエネルギーや物質のやり取りの条件によって，孤立系，閉鎖系，開放系に分類される．
b 孤立系では，等温でエントロピーが増大すれば自発的な変化が起こる．
c 熱平衡に達した後も，宇宙（孤立系）のエントロピーは増大する．
d ギブズの自由エネルギーは，閉鎖系の等温定容過程での自発的な変化を判断するのに役立つ．

	a	b	c	d
1	正	正	誤	正
2	正	誤	正	誤
3	誤	正	正	正
4	正	正	誤	誤
5	誤	誤	誤	正

第2問 下図の曲線①～③は，異なる添加塩濃度におけるコロイド粒子相互作用のポテンシャルエネルギーと粒子間距離との関係を示している．ただし，①及び②の極大点でのポテンシャルエネルギーは粒子の熱運動エネルギーより十分大きい．疎水コロイドの分散安定性に関する次の記述の正誤について，正しい組合せはどれか．

a ①では，コロイド粒子の凝集が容易に起こる．
b ②では，凝集したコロイド粒子は振とうによって再分散させることができる．
c 添加塩濃度は③＞②＞①の順である．
d 添加塩の濃度が増加すると，コロイド粒子間の静電反発力が強まる．

e ②において図の極小点Ｐでは，ファンデルワールス力に比べ静電反発力が少し大きい．

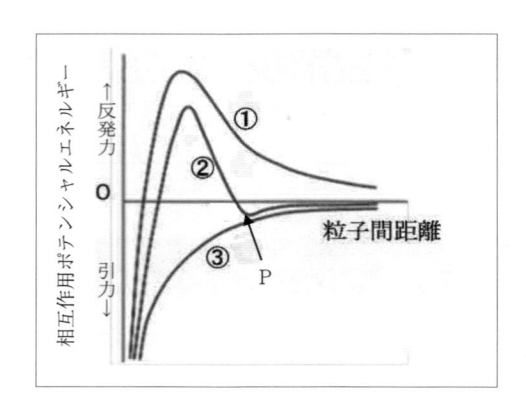

	a	b	c	d	e
1	正	正	誤	正	正
2	正	誤	正	誤	誤
3	誤	正	正	誤	誤
4	正	正	誤	誤	正
5	誤	誤	正	正	誤

第3問 0.03mol/Lの酢酸水溶液と0.03mol/L酢酸ナトリウム水溶液を容積比1：3の割合で混合したときに得られるpHの値に最も近いものは次のどれか．ただし，酢酸のpK_a=4.5，また log 2 = 0.30, log 3 = 0.48, log 5 = 0.70, log 7 = 0.85 とする．

1 3.0 **2** 4.0 **3** 5.0 **4** 6.0 **5** 7.0

第4問 初期濃度が同じ3種類の薬物A，B及びCの分解は，見かけ上それぞれ0次，1次及び2次反応に従う．分解の半減期がいずれも2時間であるとき，次の記述の正誤について，正しい組合せはどれか．

a 反応開始3時間後のそれぞれの薬物の分解率の大小の順はA＜B＜Cである．
b 薬物Aの残存量は4時間後にはゼロとなる．
c 薬物Bの残存量の対数は，時間と共に直線的に減少する．
d 薬物Cの反応の速度定数の次元は，［濃度$^{-1}$・時間$^{-1}$］である．

	a	b	c	d
1	正	誤	誤	正
2	正	誤	正	誤
3	誤	正	正	正
4	正	正	正	誤
5	誤	誤	誤	正

第5問 低分子やイオンの水溶液中における拡散係数Dに関する記述のうち，正しいものはどれか．

1 Dは水和による影響を受けない．
2 Dは溶液の粘度に比例する．
3 Dは絶対温度に反比例する．
4 Dは溶質の半径に反比例する．
5 Dは溶質の濃度に比例する．

第6問 粉体の性質に関する以下の記述のうち，正しいものの組合せはどれか．

a 滑沢剤の混合添加量が多いほど，混合粉体の流動性は増大する．
b 同一粉体では，個数基準分布から得られるモード径は，質量基準分布から得られるモード径よりも大きい．
c 錠剤の崩壊においては，錠剤内部にある毛細管に水が浸漬ぬれにより侵入することが必要である．
d 水に可溶な粉体と不溶な粉体とを混合しても，臨界相対湿度は低下しない．

1 （a，b）　　2 （a，c）　　3 （a，d）
4 （b，c）　　5 （c，d）

第7問 高分子材料に関する次の記述の正誤について，正しい組合せはどれか．

a ゼラチン水溶液に貧溶媒のエタノールを加え続けると，ゼラチンのコアセルベートが分離する．
b ヒアルロン酸ナトリウムは優れた保水性を有する天然高分子である．
c マクロゴール400は常温で液体である．
d セラセフェートは酸性溶液中ではほとんど溶けない腸溶性高分子である．
e カルメロースカルシウムは水に容易に溶解し，増粘剤として用いられる．

f ヒドロキシプロピルセルロースは親水基と親油基を有するため，水にもエタノールにも溶ける．

	a	b	c	d	e	f
1	誤	正	誤	正	正	誤
2	正	誤	正	誤	誤	正
3	正	正	正	正	誤	正
4	正	正	誤	誤	正	誤
5	誤	誤	誤	正	誤	誤

第8問 セスキオレイン酸ソルビタン（HLB 3.7）50gとラウロマクロゴール（HLB 11.5）を用いて，HLB 4.4の混合物を調製したい．ラウロマクロゴールの添加量（g）に最も近い値はどれか．

1　4.9　　　2　8.8　　　3　15.2　　　4　35.1　　　5　49.0

生物薬剤学

第9問 セファクロルの小腸での吸収に関する次の記述のうち，正しいものはどれか．

1　単純拡散による細胞膜透過性が低いために，吸収性は良くない．
2　小腸上皮細胞内での代謝消失に働く酸化代謝酵素の関与のために，吸収性は良くない．
3　小腸上皮細胞内から腸管腔への分泌輸送に働く1次性能動輸送トランスポーターの関与のために，吸収性は良くない．
4　小腸上皮細胞取り込みに働くNa$^+$依存性の2次性能動輸送トランスポーターの関与により，吸収性は良好である．
5　小腸上皮細胞取り込みに働くH$^+$依存性の2次性能動輸送トランスポーターの関与により，吸収性は良好である．

第10問 医薬品の吸収に関する次の記述のうち，正しいものの組合せはどれか．

a　ニトログリセリン貼付剤は，主薬の皮膚透過が吸収における律速過程となる．
b　ノルフロキサシンの消化管吸収は，水酸化アルミニウムゲルを含む制酸剤を併用すると低下するが，これは胃内のpHが上昇することによって薬物の分解が促進されるためである．

c 固形の薬物粒子を肺胞に効率よく沈着させて吸収させるためには，吸入剤の粒子径を0.2μm以下にする必要がある．

d 抗生物質セフチゾキシムの小児用坐剤に配合されているカプリン酸ナトリウムは，吸収促進剤として用いられている．

e フェンタニルは，注射剤のほかに貼付剤，舌下錠，バッカル錠で投与されるが，これはフェンタニル自身の細胞膜透過性が高く，肝初回通過効果を受けやすいためである．

1 （a, b） 2 （a, c） 3 （b, d）
4 （c, e） 5 （d, e）

第11問 医薬品の脳内移行に関する次の記述の正誤について，正しい組合せはどれか．

a 医薬品が脳内に移行する際のバリアーには血液脳関門（BBB）と血液脳脊髄液関門（BCSFB）の2つがあり，これらはほぼ全ての医薬品の脳内移行に同程度寄与している．

b BBBの解剖学的な実体は脳毛細血管内皮細胞にあり，これらの細胞同士が密着結合して細胞間隙がないため，医薬品は経細胞的に透過しなければならない．

c BCSFBの解剖学的な実体は脈絡叢血管内皮細胞にあり，これらの細胞同士が密着結合して細胞間隙がないため，医薬品は経細胞的に透過しなければならない．

d シクロスポリンやビンクリスチンは脂溶性が高いにもかかわらずBBBを透過しにくいのは，トランスポーターのMDR1が脳血管内皮細胞の血管側膜上に存在し，細胞内から2分子のナトリウムを駆動力にして排出しているからである．

e 脂溶性の低いD-glucoseがBBBを透過しやすいのは，脳血管内皮細胞の血管側膜上に存在するトランスポーターのGLUT1が，プロトン濃度勾配を駆動力にして取り込んでいるからである．

	a	b	c	d	e
1	誤	正	誤	正	正
2	正	誤	正	誤	誤
3	誤	正	誤	誤	誤
4	正	正	誤	正	正
5	誤	誤	正	誤	誤

第12問 体内動態が線形1-コンパートメントモデルに従い，肝代謝のみにより消失する薬物がある．この薬物の血漿中濃度データの解析結果として，肝クリアランスは固有クリアランス律速で，分布容積は0.2L/kg体重，血漿タンパク結合率は90%である．血漿タンパク結合

率が低下した場合に想定される変化に関する次の記述の正誤について，正しい組合せはどれか．

a 全身クリアランスは血漿中非結合形分率にほぼ比例して増大する．
b 分布容積はほとんど変化しない．
c 消失速度定数はほとんど変化しない．
d 反復投与時の定常状態での血漿中濃度はほとんど変化しない．

	a	b	c	d
1	正	正	誤	正
2	正	誤	正	誤
3	誤	正	正	正
4	正	正	誤	誤
5	誤	誤	誤	正

第13問 薬物の腎排泄に関する次の記述のうち，正しいものの組合せはどれか．

a 尿細管においてトランスポーターの関与なしに再吸収される有機カチオン性薬物の腎排泄は，尿pHの低下に伴い増大する．
b プロカインアミドは，尿細管で有機アニオン輸送系を介して分泌される．
c 糸球体では血漿タンパク質はろ過されないので，血漿タンパク結合率の大きい薬物の腎排泄は遅くなる．
d 糸球体ろ過される薬物の分子量には閾値があり，2,000を超えるとろ過されにくくなる．

1 （a，b）　　　2 （a，c）　　　3 （a，d）
4 （b，c）　　　5 （c，d）

第14問 医薬品の代謝に関する次の記述の正誤について，正しい組合せはどれか．

a ケトコナゾールはその分子中にイミダゾール骨格を持っているので，CYP3A4を強く阻害するが，イトラコナゾールはトリアゾール骨格であるので，そのような阻害作用はない．
b オメプラゾールはCYP1A2を誘導する一方，CYP2C19を阻害する作用が知られている．
c エノキサシンやシプロフロキサシンは，CYP1A2を阻害するのでニフェジピンやシク

ロスポリンとの併用投与には注意を要する．

d 幼児期においてテオフィリンのクリアランスは成人に比べ大きいので，体表面積当たりでは成人投与量よりも高い用量を用いなければならない．

e トリアゾラムとリファンピシンとの併用で，トリアゾラムの薬効が弱まることがあるが，これは共通の代謝酵素であるCYP3Aが競合阻害されるためである．

	a	b	c	d	e
1	誤	正	誤	正	誤
2	正	誤	正	誤	誤
3	誤	誤	正	正	誤
4	正	正	誤	誤	正
5	誤	正	誤	誤	正

第15問 薬物のバイオアベイラビリティに関する次の記述の正誤について，正しい組合せはどれか．

a 肝代謝が唯一の消失経路である薬物の肝抽出率が60%であるとき，この薬物を経口投与したときのバイオアベイラビリティは40%以下である．

b 相対的バイオアベイラビリティは，ある薬物を経口投与したときの血中濃度－時間曲線下面積（AUC）と静脈内投与したときのAUCの比率から求める．

c 2つの製剤間でバイオアベイラビリティが量的かつ速度的に同等であれば，生物学的に同等な製剤といえる．

d 難溶性医薬品の結晶の粒子径が大きいほど，バイオアベイラビリティは高くなる．

e 肝代謝のみで消失し，肝抽出率が大きい薬物のバイオアベイラビリティは，肝固有クリアランスが増大すると小さくなる．

	a	b	c	d	e
1	正	正	誤	正	正
2	正	誤	正	誤	誤
3	誤	正	正	正	正
4	正	正	誤	誤	正
5	誤	誤	誤	正	誤

第16問 抗てんかん薬フェニトインを一日当たり200mgの投与量で服用中の患者の，定常状態平均血漿中濃度（以下血漿中濃度）を測定したところ9.0μg/mLであった．フェニトインの推奨治療濃度域は10～25μg/mLであるので，一日当たりの投与量を320mgに増量したところ重篤な副作用を伴い，そのときの血漿中濃度は36.0μg/mLとなった．この患者の定

常状態におけるフェニトインの体内からの消失は次のMichaelis-Menten式で表される．

$$k_0 = \frac{V_{\max} \times C_{ss}}{K_m + C_{ss}}$$

（投与速度：k_0，定常状態の血漿中濃度：C_{ss}，ミカエリス定数：K_m，最大消失速度：$V_{\max}$）

ここで，血漿中濃度を21.0μg/mLにするには，この患者の一日当たりの投与量（mg）として，正しいものは次のどれか．なお，フェニトインのバイオアベイラビリティは100％とする．

1 187　　**2** 260　　**3** 280　　**4** 300　　**5** 467

製剤学

第17問 日本薬局方の通則に関する次の記述のうち，正しいものの組合せはどれか．

a 医薬品の力価を示すときに用いる単位は，医薬品の量とみなされる．
b 気密容器とは，通常の取扱い，運搬又は保存状態において，気体の侵入しない容器をいう．
c 医薬品の試験の操作において「直ちに」とは，通例，前の操作の終了から120秒以内に次の操作を開始することを意味する．
d 熱湯とは約100℃の水を，熱溶媒とは沸点付近の温度に熱した溶媒のことである．
e 定量に供する試料の採取量に「約」を付けたものは，記載された量の±15％の範囲をいう．

1 （a, b）　　**2** （a, d）　　**3** （b, c）
4 （c, e）　　**5** （d, e）

第18問 日本薬局方の生薬関連製剤各条に関する次の記述の正誤について，正しい組合せはどれか．

a エキス剤は生薬の浸出液を濃縮して製した液状の製剤である．
b 浸剤・煎剤は生薬を，通例，精製水で浸出して製した液状の製剤である．
c 丸剤は経口投与する球状の製剤で必ず生薬を含む．
d 酒精剤とチンキ剤は火気を避けて保存する．

	a	b	c	d
1	正	正	誤	正
2	正	誤	正	誤
3	誤	正	正	誤
4	誤	正	誤	正
5	誤	誤	誤	正

第19問 日本薬局方に収載されている固形製剤に関する次の記述のうち，正しいものの組合せはどれか．

a 口腔内崩壊錠は口腔粘膜からの吸収を期待した製剤である．
b 分散錠は服用後胃内で有効成分の粒子が錠剤から分散するように設計された製剤である．
c トローチ剤は口腔内で徐々に溶解又は崩壊させ，口腔，咽頭などの局所に適用する製剤である．
d ガム剤は咀嚼により有効成分を放出する口腔用錠剤である．

1 （a, b）　　2 （a, c）　　3 （a, d）
4 （b, c）　　5 （c, d）

第20問 製剤化の単位操作に関する次の記述のうち，正しいものの組合せはどれか．

a 注射剤の滅菌工程のうち，最終滅菌とは薬液を最終容器に充てんしたのち滅菌する工程であり，一般に加熱法で行われる．
b 点眼剤の調製において，最終滅菌を行わない場合は，超ろ過法により微生物を除去する．
c 硬カプセル剤の充てん工程で，粉体がかさ高く充てんしにくい場合は，ディスク式が用いられることが多い．
d 湿式顆粒圧縮法で錠剤を製するとき，造粒後の乾燥工程が十分でないと，スティッキングやバインディングがみられることがある．

1 （a, b）　　2 （a, c）　　3 （a, d）
4 （b, c）　　5 （c, d）

第21問 無菌製剤の日本薬局方一般試験法に関する次の記述の正誤について，正しい組合せはどれか．

a 発熱性物質試験法はエンドトキシン以外の発熱性物質をも検出しうるため，注射用水には発熱性物質試験法が適用される．
b 輸液用ゴム栓試験法は，輸液として用いる注射剤に使用する内容100mL以上の容器に用いるゴム栓を試験する方法である．
c 点眼剤の不溶性微粒子試験法は，点眼中の不溶性異物の溶解性を調べる方法である．
d 注射剤の採取容量試験法は，表示量よりやや過剰に採取できる量が容器に充てんされていることを確認する試験法である．
e 鉱油試験法は注射剤及び点眼剤に用いる鉱油の純度を測定する試験法である．

	a	b	c	d	e
1	誤	正	誤	正	正
2	正	誤	正	誤	誤
3	誤	誤	誤	正	正
4	正	正	正	誤	誤
5	誤	正	誤	正	誤

第22問 次に示す製剤の製剤均一性試験法を行うとき，原則として質量偏差試験が適用される製剤の組合せはどれか．

a アンプル内で有効成分2mgを含む溶液を凍結乾燥した注射剤
b 有効成分含量が20mgの錠剤
c 有効成分20mgを完全に溶解した液を充てんした軟カプセル剤
d 有効成分含量が50mgの坐剤

1 （a，b）　　2 （a，c）　　3 （b，c）
4 （b，d）　　5 （c，d）

第23問 経皮吸収型製剤に関する次の記述の正誤について，正しい組合せはどれか．

a 皮膚を透過して直接全身血流中に入るため，肝初回通過効果を回避できる．
b ニトログリセリン経皮吸収型製剤は，狭心症発作時の救急処置に用いられる．
c 粘着テープ型経皮吸収型製剤は薬物を膏体中に封入することで，持続的な薬物放出を目的として使用される．
d 硝酸イソソルビド経皮吸収型製剤は狭心症治療剤であるため，必ず心臓に近い位置に貼らなければ効果がない．
e リザーバー型経皮吸収型製剤では，薬物貯蔵層内の薬物が飽和濃度に保たれていると

き，定常状態での薬物の放出制御膜透過速度はFickの第一法則に従い一定となる．

	a	b	c	d	e
1	正	正	誤	正	正
2	正	誤	正	誤	正
3	誤	正	正	正	誤
4	正	誤	誤	正	正
5	誤	誤	正	誤	誤

第24問 薬物ターゲティングに関する次の記述の正誤について，正しい組合せはどれか．

a アルプロスタジル注射液は乳濁性注射剤であり，病変部位に効率よく有効成分を集中させることができる．

b ドキシルはドキソルビシン塩酸塩のリポソーム製剤であり，ドキソルビシンにポリエチレングリコールを結合させることにより血中滞留性を高め，リポソームのEPR効果により腫瘍部への集積性を高めている．

c 肺癌治療薬ゲフィチニブは，ある種の肺癌細胞表面に特異的に発現している抗原タンパクを認識するモノクローナル抗体であり，能動的ターゲティングにより有効性を高め，副作用を軽減している．

d 関節リウマチに用いるアダリムマブはヒトTNFαに対して高い親和性を示すモノクローナル抗体で，過剰なTNFαを中和することによって炎症反応を抑える．

	a	b	c	d
1	正	誤	誤	正
2	正	誤	正	誤
3	正	正	正	正
4	誤	正	誤	誤
5	誤	正	誤	正

レギュレーション

第25問 医薬品の製造に関する次の記述の正誤について，正しい組合せはどれか．

a 医薬品の製造業者とは，医薬品等の製造行為のみを行う業態で，厚生労働大臣の許可を受けた国内及び外国の製造業者をいう．

b 製造販売業の許可があれば，業として医薬品を製造することができる．

c 同一場所に同一法人の,製造販売業及び製造業を併せて行う場合,製造販売業の品質保証部門と製造業の品質部門の職員が兼務することは可能である.

d 調剤薬局における輸液等無菌製剤(注射剤)の調製は,医薬品の製造とみなされ,その際「無菌製剤処理を行うための専用の部屋」を設けなければならない.

	a	b	c	d
1	正	正	誤	正
2	正	誤	正	誤
3	正	誤	誤	正
4	誤	正	誤	正
5	誤	誤	正	誤

第26問 原薬等登録原簿(マスターファイル,MF)制度に関する次の記述の正誤について,正しい組合せはどれか.

a 原薬等登録原簿の登録にあたり,外国の事業者が申請する場合は,国内において当該登録等の事務を行う者(原薬等国内管理人)を選任する必要がある.

b 原薬等登録原簿の登録対象品目には医薬品原薬のほか,中間体及び製剤原料,新添加剤,プレミックス添加剤,医療機器原材料が含まれるが,容器・包装材は含まれない.

c MF登録者は,登録事項の変更を行おうとする場合,承認申請者に対して事前に通知する.

d 登録後,MF登録者に対し原薬等登録原簿登録証と登録申請書の副本が交付される.当該登録証には非開示情報が含まれる.

	a	b	c	d
1	正	正	誤	誤
2	誤	誤	正	正
3	正	誤	正	誤
4	誤	正	誤	正
5	正	誤	誤	正

第27問 廃問

第28問 再審査制度及び再評価制度に関する次の記述の正誤について,正しい組合せはどれか.

a 再審査制度とは,製造販売業者等が新医薬品等の製造販売承認後,一定期間(4〜10年)の使用成績等の調査を行い,承認後に得られた医薬品の有効性,安全性を再

確認し，その結果を厚生労働大臣に報告する制度である．
b 再審査制度及び再評価制度は，医薬品だけでなく医療機器にもある．
c 医薬品の再評価制度は，既に承認された医薬品について，現時点の医学・薬学の学問水準から有効性及び安全性を見直す制度である．品質は含まれない．
d 品質再評価は，内用固形製剤の溶出性に係る品質が適当であることを確認するとともに，適当な溶出試験を設定することによって，内用固形製剤の品質を一定水準に確保するために行われる．

	a	b	c	d
1	正	正	誤	正
2	正	誤	誤	正
3	誤	誤	正	正
4	誤	正	誤	正
5	誤	誤	正	誤

第29問 新医薬品審査の流れの図について，〔 A 〕内に入れるべき字句として正しいものはどれか．

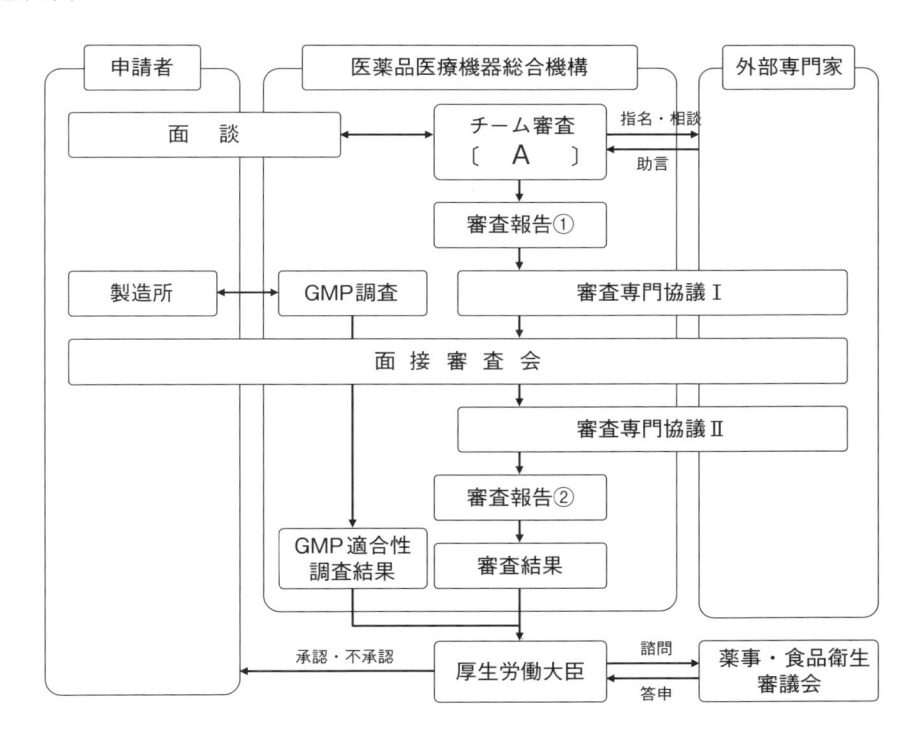

	A
1	承認審査
2	適合性調査
3	対面助言
4	信頼性調査
5	企業ヒヤリング

第30問 日米EU医薬品規制調和国際会議（ICH）における"品質リスクマネジメントに関するガイドライン（ICH Q9）"に関する次の記述の正誤について，正しいものの組合せはどれか．

a ICH Q9で定義されるリスクには，製品品質の不良による健康被害の他，安定供給ができないことによる被害も考慮に含まれる．

b 品質リスクマネジメントのプロセスを進める際，リスクマネジメントツールを用いないで対応すると，このガイドラインに従ったことにはならない．

c 品質リスクマネジメントプロセスの導入に際しては，ICH Q9に記載されているモデルに限らず，例えば国際標準化機構（ISO）と国際電気標準会議（IEC）が合同（ISO/IEC）で策定しているモデルを用いることも認められる．

d 製剤開発や品質保証業務で用いるリスクマネジメントツールは，初期評価の段階では様々なツールを選択することが許されるが，最終的には欠陥モード影響解析（FMEA）で評価しなければならない．

1　（a，b）　　2　（a，c）　　3　（b，c）
4　（b，d）　　5　（c，d）

応用編

必須問題／固形製剤

第31問 難溶性薬物に関する次の記述の［　　　］内に入れるべき字句の正しい組合せはどれか．

難溶性薬物の溶解性を改善する方法としては［　a　］を大きくするための粉砕，［　b　］を大きくするための結晶形の選択，その両方を改善するための水溶性高分子を利用した［　c　］の形成等がある．

	a	b	c
1	表面積	溶解速度	包接化合物
2	親水性	ぬれ速度	ナノクリスタル
3	ぬれ	真密度	包接化合物
4	表面積	溶解度	固体分散体
5	ぬれ	溶解速度	固体分散体

第32問 包装技術に関する次の記述の正誤について，正しい組合せはどれか．

a　ダイオキシン問題により，PTP基材はPVC（ポリ塩化ビニル）からPP（ポリプロピレン）への切り替えが急速に進み，医薬品分野では，現在，大多数がPPである．

b　PTPシート基材として，PVCとPPの特性を比較した場合，PPの方が成形可能な温度領域が狭く，かつカールしやすい等，条件設定が難しい．

c　PTPシート基材として，PVCの方がPPより透湿性（g/m^2/24hr）が低い．

d　バーコード表示の対象となるのは，調剤包装単位，販売包装単位の2つのみである．

e　平成27年7月出荷分から，内用薬，外用薬の調剤包装単位（PTPシート，軟膏チューブ等）へのバーコード表示が特段の事情がない限り義務化される．

	a	b	c	d	e
1	正	誤	誤	正	誤
2	誤	正	正	正	正
3	誤	正	誤	誤	正
4	正	正	誤	正	誤
5	誤	誤	正	誤	誤

第33問 固形薬物の非晶質状態の安定性に関する次の記述のうち，正しいものはどれか．

1　非晶質状態を維持するためには加熱が必要である．
2　水和物は加熱により結晶水が脱離し，結晶化が進む．
3　非晶質状態を維持するためには，ガラス転移温度を高くする製剤学的工夫が必要である．
4　非晶質化が進むと，薬物の安定性，溶解性ともに低下する．
5　医薬品の製造工程において粉砕等の機械的エネルギーが加わると，薬物は完全な非晶質となる．

第34問 流動層造粒法に関する次の記述の正誤について，正しい組合せはどれか．

a 得られる造粒物は，押し出し造粒法と比較して薬物の粒度別含量の変動は大きい．
b 薬物がぬれにくく微粒子で，なおかつ薬物含量が50％を超えるような組成に適した造粒法である．
c 流動層造粒におけるキーファクターは造粒中の水分のみであるから，スケールアップの際は，スプレー速度を調整して造粒中の水分パターンをスケール間で合致させることにより，見かけ密度や粒子径分布など，近似した造粒物特性を得ることができる．
d 造粒から乾燥までがクローズドシステムで対応でき，異物混入防止や自動化に有利な造粒法である．
e スプレー遅延タイマーやシェーキング遅延タイマーを適切に設定して，造粒物の流動状態を適正にコントロールする必要がある．

	a	b	c	d	e
1	正	誤	誤	正	正
2	誤	正	正	正	誤
3	正	正	誤	誤	正
4	誤	誤	正	正	誤
5	正	誤	正	誤	正

必須問題／無菌製剤

第35問 無菌性保証に関する次の記述の［　　］内に入れるべき字句の正しい組合せはどれか．

無菌とは，［ a ］が存在しないことをいう．無菌性保証水準とは，滅菌後に［ a ］が製品中に［ b ］確率を値として用い，それよりも汚染確率が低いことを示すために使用される基準である．

	a	b
1	微生物及び微粒子	存在しない
2	芽胞菌を除く微生物	存在しない
3	生育しないものを含む微生物	存在しない
4	芽胞菌を除く微生物	1個存在する
5	生育可能な微生物	1個存在する

第36問 注射剤の処方・製法の検討に関する次の記述のうち，一般的に不適切と考えられるものの組合せはどれか．

この注射剤は，点滴静注を投与経路とする水性注射剤として開発している．有効成分のpK_{a1}（酸）は5.5，pK_{a2}（塩基）は8.0であり，pH 6.0での溶解度は目標濃度に達しないことがわかっている．なお，pH 2.0-11.0の範囲内で安定性に関する懸念はないものとする．

a 生体適合性を考慮してpH 6.5 – 7.5の範囲で目標濃度を達成する可溶化剤の検討を実施し，使用前例のない添加剤を配合することとした．

b pH 4.0における溶解度は目標濃度の2倍以上であることが判明したため，pH 4.0を製剤のpHとして設定した．

c 熱安定性に問題がないため，最終滅菌による製造方法を選択した．

d 有効成分の溶解のために酸を添加する必要があったため，ステンレス製溶解タンクにて注射用水と塩酸を混合した溶液に有効成分を加えて溶解する製造方法を選択した．

e 点滴静注にて投与される製剤であるため，他の注射剤，輸液と混合して用いることを考慮し，配合変化試験を実施した．この際，本製剤で最も懸念される変化は，有効成分の溶解度不足による析出である．

1 （a，c）　　2 （a，d）　　3 （a，e）
4 （b，c）　　5 （b，d）

第37問 点眼剤に関する次の記述の正誤について，正しい組合せはどれか．

a 点眼剤は無菌の製剤である．
b 点眼剤の非水性溶剤として，植物油を用いることができる．
c 点眼剤の容器として，通例，気密容器を用いる．
d 点眼剤は発熱性物質試験法に適合しなければならない．
e 懸濁性点眼剤中の粒子は，通例，最大粒子径75μm以下である．

	a	b	c	d	e
1	正	正	誤	正	正
2	誤	誤	正	誤	誤
3	正	正	正	誤	正
4	正	正	誤	誤	正
5	誤	誤	誤	正	誤

第38問 下記の無菌注射剤製造条件におけるPNS (Probability of nonsterility)*の値は次のどれか.

[無菌注射剤製造条件]
・使用無菌フィルター：孔径0.2μm, 有効ろ過面積1000cm^2, 捕集能力1.0×10^7 CFU/cm^2
・ろ過前薬液生菌数：10 CFU/100mL
・ろ過薬液量：10L

*PNS：ろ過された薬液が無菌でない確率を表したもの.

1　1.0×10^{-6}　　　2　1.0×10^{-7}　　　3　1.0×10^{-9}
4　1.0×10^{-10}　　　5　1.0×10^{-17}

必須問題／その他の製剤

第39問 経口投与する製剤に関する次の記述の正誤について, 正しい組合せはどれか.

a　経口液剤は, 経口投与する, 液状又は流動性のある粘稠なゲル状の製剤である.
b　経口ゼリー剤は, 経口投与する, 流動性のない成形したゲル状の製剤である.
c　エリキシル剤は甘味及び酸味のある澄明な液状の製剤で, 経口液剤に分類される.
d　シロップ剤に通例使用される糖類は乳糖である.
e　シロップ用剤は, 水を加えるとき, シロップ剤となる顆粒状又は粉末状の製剤のことである.

	a	b	c	d	e
1	正	正	誤	正	正
2	正	誤	正	誤	誤
3	誤	正	正	正	正
4	正	正	誤	誤	正
5	誤	誤	誤	正	誤

第40問 日本薬局方に収載されている, 皮膚などに適用する製剤に関する次の記述のうち, 正しいものの組合せはどれか.

a　貼付剤にはテープ剤及びパップ剤があり, いずれも通例, 全身性の薬効を期待する製

剤として応用されている．

b テープ剤は水性高分子，吸水性高分子を基剤としており，グリセリンなどの親水性液状物質及び水を含む剤形である．

c テープ剤には粘着性を付与した基剤に薬剤を均一に混合したマトリックス型と，薬剤貯留層と粘着層の間に放出制御膜を備えたリザーバー型がある．

d ゲル剤には水性ゲル剤と油性ゲル剤があり，油性ゲル剤は有効成分にグリコール類や高級アルコールなどの液状の油性基剤及びそのほかの添加物を混和して調製される．

1 （a，b） 2 （a，c） 3 （a，d）
4 （b，c） 5 （c，d）

第41問 経皮投与製剤に関する次の記述のうち，正しいものの組合せはどれか．

a 薬物の経皮吸収性と当該薬物の融点及び分子量は密接に関係しており，融点が高いほど，また分子量は大きいほど経皮吸収性は高くなる．

b 経皮投与製剤である貼付剤は，薬物の放出持続時間の違いにより，テープ剤とパップ剤に分類される．

c 経皮投与製剤の利点として，消化管や肝臓での初回通過効果を回避できることや，治療に必要な有効血中濃度を比較的長時間維持できることなどが挙げられる．

d スコポラミンを含有する経皮投与製剤は，乗り物酔いに効果を示す全身性の経皮治療システムとして最初にFDAから承認された．

1 （a，b） 2 （a，c） 3 （a，d）
4 （b，c） 5 （c，d）

第42問 吸入剤に関する次の記述の正誤について，正しい組合せはどれか．

a 吸入粉末剤の容器は，通例，密閉容器を用いる．
b 吸入液剤の容器は，通例，気密容器を用いる．
c 吸入エアゾールに使用されている噴射剤は，chlorofluorocarbon（CFC）である．
d 吸入剤の粒子径分布の評価には，幾何学的粒子径分布の評価で十分である．
e 吸入用のネブライザーには超音波式，メッシュ式，ジェット式がある．

	a	b	c	d	e
1	正	誤	正	誤	正
2	正	正	誤	誤	正
3	正	誤	誤	正	誤
4	誤	正	正	誤	正
5	誤	正	誤	正	誤

ここまでは全問必須です

◆3分野（固形製剤・無菌製剤・その他製剤）・全30問から
任意に18問を選択して解答してください

選択問題／固形製剤

第43問 打錠技術と滑沢剤の効果に関する次の記述の正誤について，正しい組合せはどれか．

a 打錠末として複数の成分を混合する場合，滑沢剤は他の成分と一緒に均一に混合することが望ましい．

b 滑沢剤の混合時間を延長するに従い，通常，錠剤の硬度は低下しやすく，かつ崩壊は速くなる．

c 打錠末の流動性に問題がなければ，撹拌フィーダーよりオープンフィードシューを取り付けて打錠した方が高い錠剤硬度を得やすい．

d 滑沢剤は，ステアリン酸金属塩のように錠剤と臼壁面との摩擦を減少させる効果の高いもののほかに，打錠末の流動性を改善して臼への充てん性を高めるタルク等を併用することもある．

e 外部滑沢打錠法では，1錠あたりのステアリン酸マグネシウム含量が不均一になりやすく，口腔内崩壊錠の製造には適さない．

	a	b	c	d	e
1	正	正	誤	正	正
2	正	誤	正	誤	誤
3	誤	誤	誤	正	誤
4	誤	正	誤	誤	正
5	誤	誤	正	正	誤

第44問 打錠技術に関する次の記述の正誤について，正しい組合せはどれか．

a　楕円形等の異形錠を打錠する場合，同じ重量の円形錠（丸錠）を打錠する場合と比較して，打錠速度は低めに設定すべきである．

b　円形錠（丸錠）では，上下の杵が自転し，表裏の割線の方向性が合わないため，両面割線を付与することはできない．

c　刻印として，A，B，4，8のように周囲が囲まれた部分（島）のある文字は，その文字周辺でキャッピングが特に起きやすい．

d　杵（円形）の金型強度として，材質と直径が同じであれば，「普通R面（フィルムコーティングに適する丸み）」と「スミ角平面」では「普通R面」の杵の方が金型強度は小さい．

e　フィルムコーティング錠の場合，素錠の場合と比較し，刻印の幅と深さを大きくして杵の母型を設計すべきである．

	a	b	c	d	e
1	正	正	誤	正	正
2	正	誤	誤	誤	正
3	誤	正	正	正	正
4	正	誤	正	誤	正
5	誤	誤	誤	正	誤

第45問 製剤の安定性に関する次の記述の正誤について，正しい組合せはどれか．

a　メイラード反応を起こす薬物は，糖及び糖アルコールと配合不適であり，錠剤を設計する場合，リン酸水素カルシウム等の無機塩が賦形剤として優先的に選択される．

b　水分に不安定な薬物を顆粒状にして充てんしたカプセル剤の安定性を確保するために，乾燥剤シートをアルミピローへ封入するなど，包装設計で脱湿化を図る場合，使用するカプセル剤皮は，ゼラチン，ヒプロメロースのいずれを用いても問題はない．

c　原薬のリテスト期間は製剤の有効期間と同義であり，リテスト期間を超えて使用することはできない．

d　包装設計では，防湿及び脱湿を図ることはもちろん，脱酸素を図ることも可能である．

e　日本病院薬剤師会学術委員会第5小委員会と製薬企業が共同作成した「錠剤・カプセル剤の無包装状態での安定性情報」において，無包装状態の標準的保存条件は，「25℃，60% RH，3ヵ月」である．

	a	b	c	d	e
1	正	正	誤	正	正
2	正	誤	正	誤	誤
3	誤	正	誤	正	正
4	誤	誤	正	誤	誤
5	誤	誤	誤	正	誤

第46問 固形製剤のコーティング技術に関する次の記述の正誤について，正しい組合せはどれか．

a 水系で使用する腸溶性コーティング剤は，コーティング液処方として可塑剤の配合は不要である．

b 糖衣コーティング（下掛け，中掛け）では，噴霧，展延，乾燥の各工程を1サイクルとして繰り返す．展延工程はポーズ（pause）と呼ばれ，通気は停止する．

c フィルムコーティング錠を設計する際，低胃酸から無酸症の患者を含めて良好なバイオアベイラビリティを得るには，防湿性に問題がなければ，胃溶性コーティング剤としてアミノアルキルメタクリレートコポリマーEよりヒプロメロース（置換度タイプ2910）の方が好適である．

d 腸溶性顆粒剤の素顆粒を押出し造粒法で製造する場合，押出し後，マルメライザー®等で球形化処理すべきである．

e 100μm程度の微粒子を流動層でコーティングするには，上方噴霧法（トップスプレー方式）より側方噴霧法（タンジェンシャルスプレー方式）の方が好適である．

	a	b	c	d	e
1	正	正	誤	正	正
2	正	誤	正	誤	誤
3	誤	正	誤	誤	正
4	誤	正	正	正	正
5	誤	誤	誤	正	誤

第47問 経口固形製剤のレギュレーションに関する次の記述の正誤について，正しい組合せはどれか．

a 経口固形製剤の各種生物学的同等性試験ガイドライン（後発医薬品，含量違い，処方変更，剤形追加）において，試験製剤は必ず実生産ロットと同じスケールで製造されたものでなければならない．

b 経口固形製剤の処方変更の生物学的同等性試験ガイドラインは，承認後に製剤の処方

変更（添加剤の成分及び分量の変更）をする場合の生物学的同等性試験の実施方法の原則を示したもので，開発段階での処方変更に適用することは認められていない．

c 経口固形製剤の処方変更の生物学的同等性試験ガイドラインでは，即放性（速放性）製剤の場合，処方変更の程度がB水準のとき，溶出挙動の同等性のみで生物学的に同等と見なされ，ヒトでの生物学的同等性試験（バイオアベイラビリティ比較試験）が免除される．

d 後発医薬品の生物学的同等性試験ガイドラインに沿って後発医薬品を開発する場合，標準製剤（先発医薬品）及び試験製剤（後発医薬品）のいずれもが，規定される全ての試験液で15分以内に平均85％以上溶出する場合は溶出挙動が同等と判定され，ヒトでの生物学的同等性試験が免除される．

	a	b	c	d
1	正	誤	誤	正
2	正	誤	正	誤
3	誤	正	正	誤
4	誤	誤	正	誤
5	誤	正	誤	正

第48問 固形製剤の製造に関する次の記述のうち，正しいものはどれか．

1 転動型流動層装置とワースター型流動層装置は，いずれも微粒子への薬物のレイヤリングとコーティングに適した製造装置である．
2 押出し造粒法によって得られる造粒物は円柱状であり，流動層造粒法によって得られる造粒物に比べて粒子密度は小さい．
3 攪拌造粒法は流動層造粒法に比較して，より密度が高く圧縮成形性に優れた造粒物が得られる．
4 乾式顆粒圧縮法（スラッグ打錠法，ローラー圧縮成形法）で乾式顆粒を製する際，圧縮圧を出来るだけ高くしておくことにより，最終錠剤において十分な錠剤硬度が得られる．
5 V型混合機は，本体が回転することによって粉粒体の集合と分割を交互に繰り返すため，混合時間を長くするほど粉粒体のより良好な混合状態が得られる．

第49問 固形製剤に用いられる添加剤に関する次の記述の正誤について，正しい組合せはどれか．

a ヒプロメロースフタル酸エステルはヒプロメロースのモノフタル酸エステルで，胃液

で溶解するため胃溶性コーティング剤として用いられる．

b 結晶セルロースは汎用される添加剤であり，賦形剤，結合剤，崩壊剤として用いられる．

c ポビドンは1-ビニル-2-ピロリドンの架橋重合物で，賦形剤や崩壊剤として用いられる．

d 酢酸フタル酸セルロースは，無水フタル酸と部分アセチル化セルロースとの反応生成物であり，腸溶性コーティング剤として用いられる．

e エチルセルロースはセルロースのエチルエーテルであり，水に可溶で結合剤，コーティング剤として用いられる．

	a	b	c	d	e
1	誤	正	正	誤	誤
2	正	誤	誤	誤	正
3	誤	誤	正	誤	正
4	誤	正	誤	正	誤
5	正	誤	誤	正	誤

第50問 バイオアベイラビリティに関する次の記述の正誤について，正しい組合せはどれか．

a 薬物動態が線形モデルに従うとき，血中濃度-時間曲線下面積（AUC）と分布容積は投与量に比例するパラメータである．

b 平均滞留時間（MRT）や体内滞留時間の分散（VRT）は速度論的パラメータであって，バイオアベイラビリティの指標とはならない．

c 生体膜を構成する各脂質分子は極性基が外側に非極性基が内側に向かい合った脂質二重層を形成しているため，一般に極性薬物は膜透過しやすい．

d 肝臓を1回通過したときの前後における循環血中の薬物濃度の減少率を肝抽出率という．

e 初回通過効果の大きい薬物は，徐放性製剤にすることによってバイオアベイラビリティが増大する．

	a	b	c	d	e
1	誤	正	正	正	誤
2	誤	正	誤	正	誤
3	誤	誤	正	誤	正
4	正	誤	誤	正	正
5	正	正	正	誤	誤

第51問 次に示す造粒技術のうち，通常，溶媒を使用しないものの組合せはどれか．

- a 流動層造粒法
- b 噴霧乾燥法
- c 噴霧凝固造粒法
- d 溶融造粒法
- e 押し出し造粒法

1 （a，b）　　2 （b，c）　　3 （b，d）
4 （c，d）　　5 （c，e）

第52問 ゼラチンカプセルの特徴に関する次の記述の正誤について，正しい組合せはどれか．

- a 液体の充てんが可能である．
- b 形状が規格化されているため、包装様式の統一が容易である．
- c 湿度に弱い医薬品を安定化する．
- d 外観や物性の変化を起こしにくい．
- e 臭いや苦味のマスキングが可能である．

	a	b	c	d	e
1	正	正	誤	正	正
2	正	誤	正	誤	誤
3	誤	正	正	正	正
4	正	正	誤	誤	正
5	誤	誤	誤	正	誤

選択問題／無菌製剤

第53問 日本薬局方注射剤の不溶性異物検査法に関する次の記述のうち，正しいものの組合せはどれか．

- a 全ての製品について，統一した検査条件である1000lxでの検査を実施する．
- b 製造工程での検査条件は製品毎に最適化すればよく，全ての製品について統一した手順にする必要はない．
- c 微小異物（50μm以下）については，個人差の大きい目視検査に比べて，機械による自動検査の方が検出力が高く，安定していることが多い．
- d 不溶性微粒子試験法を適用している場合は，不溶性異物検査法の適用は不要である．
- e 検査判定用に作成した限度見本は恒久的に利用可能であり，有効期限の設定は必要ない．

1 （a, d）	2 （a, e）	3 （b, c）
4 （b, d）	5 （c, e）	

第54問 日本薬局方製剤総則中の注射剤に記載されている内容に関する次の記述のうち，正しいものの組合せはどれか．

a 注射剤及び添付溶解液は，皮内，皮下及び筋肉内投与のみに用いるものであっても，エンドトキシン試験法あるいは発熱性物質試験法に適合しなければならない．

b 注射剤には，輸液剤，埋め込み注射剤及び持続性注射剤が含まれる．

c 注射剤のうち，50mL以上の注射剤用ガラス容器に使用するゴム栓は，別に規定するもののほか，輸液用ゴム栓試験法に適合しなければならない．

d 注射剤には，別に規定するもののほか，着色だけを目的とする物質を加えてはならない．

e 通例，乳濁性注射剤は血管内又は脊髄腔内投与に用いない．

1 （a, b）	2 （a, d）	3 （b, d）
4 （b, e）	5 （c, d）	

第55問 注射剤に関する次の記述のうち，正しいものの組合せはどれか．

a ガラス製プレフィルドシリンジに薬液を充てんするに際して，薬液の安定性に及ぼすタングステンの影響を確認した．

b 注射剤に用いる安定化剤として，局方に準拠した品質試験が実施された安定化剤Aを購入した．購入する際は，安定化剤Aの製造法や製造に用いた原材料の基原は確認しなかった．

c 界面活性剤は，主に薬剤の吸着防止効果や不溶性微粒子の生成抑制効果を期待して注射剤に添加されることが多いが，添加するほど期待される効果は高くなる．

d 薬剤が接液する部材について，エクストラクタブルズ／リーチャブルズ（Extractables／Leachables）を明らかにした．

1 （a, b）	2 （a, c）	3 （a, d）
4 （b, c）	5 （c, d）	

第56問 点眼剤の調製に関する次の記述の [ ] 内に入れるべき数値として，正しいものはどれか．

ピロカルピン塩酸塩1％点眼剤100mLを調製するとき，等張化するのに0.66gの食塩を必要とした．ピロカルピン塩酸塩3％点眼剤100mLを調製するとき，等張化するのに要する食塩の量は [ ] gである．

1　0.09　　　　2　0.18　　　　3　0.36
4　0.45　　　　5　0.63

第57問 エンドトキシンに関する次の記述の正誤について，正しい組合せはどれか．

a　注射剤においては最終製品のみでなく，原料，容器及び栓等についてもエンドトキシン量の管理が必要である．
b　注射剤の製造に使用する製薬用水に関しては，微生物管理が適切に行われていれば，エンドトキシン量の管理は必要ではない．
c　製造工程中ではエンドトキシンが増加することはない．
d　限外ろ過を行ってもエンドトキシンは全く除去されない．
e　一般に脱パイロジェン工程は，エンドトキシンを3 log以上減少させることが要求される．

	a	b	c	d	e
1	正	正	誤	正	誤
2	正	誤	正	誤	正
3	誤	正	誤	正	誤
4	誤	正	正	正	正
5	正	誤	誤	誤	正

第58問 注射用水に関する次の記述のうち，誤っているものはどれか．

1　注射用水（容器入り）の容器は密封容器でなければならない．ただし，プラスチック製水性注射剤容器は使用することができる．
2　注射用水におけるエンドトキシンの規格値は0.25EU/mL未満である．
3　欧州薬局方（EP）では注射用水（Water for injections in bulk）の製造方法は，蒸留法によるものしか認められていない．
4　注射剤の調製には注射用水，注射用水（容器入り）のほか，滅菌精製水（容器入り）

を使用することができる．

5 注射用水（容器入り）の規格は注射用水の規格と異なっている．

第59問 タンパク質を含む注射剤の製造に関する次の記述の正誤について，正しい組合せはどれか．

a 速やかに薬液の調製を行うため，調製時の撹拌速度を上げ可能な限り速く行った．
b 薬液が発泡しないように，注意して充てんした．
c 薬液を容器に充てん後，窒素ガスを充てんしてから密封した．
d 薬液が充てんされた容器を高圧蒸気滅菌にて滅菌した．

	a	b	c	d
1	正	誤	誤	正
2	正	誤	正	誤
3	誤	正	正	誤
4	正	正	誤	誤
5	誤	誤	誤	正

第60問 点眼剤の容器・製造に関する次の記述の正誤について，正しい組合せはどれか．

a 容器の透明性に関しては点眼剤の不溶性異物検査法に支障をきたさないことが必要で，製剤の品質に水分の蒸散が影響を与える場合は，低水蒸気透過性の容器を用いるか，又はピロー包装などの低水蒸気透過性の包装を施す．
b 容器の機能評価としてスクイズ性，ボトル座屈強度，開栓回転数，1滴量，製造/包装ライン適性，耐クラック性，液漏れ，落下強度などが検証される．
c 点眼剤は無菌的な環境下で無菌的に製造される．
d Blow-fill-seal systemとは，容器成型から薬液の充てん，密封までを連続的に行い，人手が介在しないシステムである．
e ろ過滅菌に用いられるメンブランフィルターの孔径は，通常，0.75μmである．

	a	b	c	d	e
1	誤	正	誤	正	正
2	正	正	正	正	誤
3	正	誤	正	誤	正
4	正	正	正	誤	正
5	誤	誤	誤	正	誤

第61問 滅菌条件設計法に関する次の記述の［　　］内に入れるべき字句の正しい組合せはどれか．

［ a ］は，熱負荷をかけると製品，包装品が不安定になるものや容器が熱により変形するものなどで他の方法が適用できない場合に採用される．［ b ］の管理が重要となる．

	a	b
1	オーバーキル法	バイオロジカルインジケータ
2	ハーフサイクル法	バイオロジカルインジケータ
3	絶対バイオバーデン法	バイオロジカルインジケータ
4	ハーフサイクル法	バイオバーデン
5	絶対バイオバーデン法	バイオバーデン

第62問 ろ過滅菌法に関する次の記述の正誤について，正しい組合せはどれか．

a 薬液のろ過滅菌では，ろ過時間，ろ過液量，ろ過流速，ろ過差圧，温度などが影響を及ぼす重要パラメータであり，間欠運転を行うか否かはろ過性能に影響しない．

b バクテリアチャレンジ試験の指標菌としては，一般に適切な条件下で培養された *Brevundimonas diminuta*（ATCC 19146）が用いられ，フィルターの有効ろ過単位面積（cm^2）当たり10^{12}CFU以上をチャレンジすることにより，微生物捕捉性能が検証される．

c ろ過滅菌の対象となる薬液の粘度，pHあるいは界面活性作用といった物理化学的性質はフィルターの微生物除去性能に影響を与える可能性がある．また，対象となる液体の抗菌性についても考慮しなければならない．

d 薬液のろ過滅菌に用いられるフィルターの材質としては，セルロース系のほかに，低吸着性のポリビニリデンフロライド（PVDF），高流速が実現可能なポリエーテルスルホン（PES）などがある．

e ろ過前の薬液中のバイオバーデンは，ろ過滅菌性能に影響を及ぼすため管理されるべきであるが，日局中にはその基準値に関する記載はない．しかしながら，EMA（欧州医薬品庁）のCPMP/QWP/486/9510に記載された「10CFUs/100mL以下」が基準値とされることが多い．

	a	b	c	d	e
1	正	誤	誤	正	誤
2	誤	誤	正	正	正
3	誤	正	誤	誤	正
4	正	誤	正	誤	正
5	誤	正	正	正	誤

選択問題／その他の製剤

第63問 点耳剤に関する次の記述のうち，誤っているものはどれか．

1 点耳剤は外耳，中耳又は内耳に投与する製剤である．
2 点耳剤には，液状，半固形又は用時溶解若しくは用時懸濁して用いる固形の製剤がある．
3 点耳剤を無菌にする場合は，点眼剤の製法に準じる．
4 点耳剤を製するに用いる溶剤，又は添付する溶解液には植物油などを用いることができる．
5 点耳剤又は点耳剤に添付する溶解液などには，通常，着色だけを目的とする物質を加えてはならない．

第64問 口腔内に適用する製剤に関する次の記述のうち，正しいものの組合せはどれか．

a 口腔用液剤は，口腔内に適用する液状又は流動性のある粘稠なゲル状の製剤である．
b うがいのために口腔，咽頭などの局所に適用する液状の製剤をトローチ剤という．
c 口腔内スプレー剤の噴射剤として，代替フロンなどの液化ガスが使用されている．
d 口腔粘膜の薬物透過性が低いため，口腔内スプレー剤に全身作用のある薬剤はない．
e 口腔内スプレー剤に用いる容器は密封容器である．

1 (a, b) 2 (a, c) 3 (b, c)
4 (c, d) 5 (d, e)

第65問 鼻腔に適用する製剤に関する次の記述の正誤について，正しい組合せはどれか．

a 鼻腔に適用する製剤は，無菌製剤である．
b 水性の点鼻液剤で多回投与容器に充てんするものには，適量の保存剤を加えることが

できる
c 点鼻液剤を製するには，通例，有効成分に溶剤及び添加剤などを加え，溶解又は懸濁し，必要に応じてろ過する．等張化剤，pH調節剤などを用いることができる．
d 点鼻粉末剤は，鼻腔に投与する微粉状の点鼻剤である．
e 点鼻粉末剤を製するには，通例，有効成分を適度に微細な粒子とし，必要に応じて添加剤と混和して均質とする．

	a	b	c	d	e
1	誤	正	誤	正	正
2	正	誤	正	誤	誤
3	誤	正	正	正	正
4	正	誤	誤	誤	正
5	誤	誤	誤	正	誤

第66問 鼻腔に適用する製剤に関する次の記述の正誤について，正しい組合せはどれか．

a 鼻腔内に点鼻剤が沈着するためには，噴霧される製剤中の有効成分を含めた粒子の直径は1μm以下でなければならない．
b 鼻粘膜の表面にある繊毛は障害を受けやすいため，点鼻剤の有効成分及び添加剤の選択には繊毛の蠕動を阻害しないなどの安全性に注意する必要がある．
c 点鼻粉末剤の有効成分の鼻腔内滞留性は基剤の物性に大きく依存し，一般に，粘膜付着性の高い基剤の場合に滞留時間が長い．
d 点鼻液剤は鼻粘膜繊毛に障害を与えないために，等張にしなければならない．
e 懸濁化剤として「結晶セルロース・カルメロースナトリウム」(「医薬品添加物規格」)を含む点鼻液剤は，添加濃度などの最適化によってチキソトロピー性を示す．

	a	b	c	d	e
1	誤	正	誤	正	正
2	正	誤	正	誤	誤
3	誤	正	正	誤	正
4	正	誤	誤	誤	正
5	誤	正	誤	正	誤

第67問 半固形製剤に関する次の記述の正誤について，正しい組合せはどれか．

a カルボキシビニルポリマーはアクリル系水溶性高分子で，攪拌しながら徐々に水を加えると，粘性を有する酸性溶液となる．

b　坐剤の基剤として使用されるカカオ脂は結晶多形を有している．
c　創傷面に水分を補給したい場合は，水溶性基剤を用いる．
d　マクロゴール4000は水溶性で，融点は体温以上である．
e　流動パラフィンは乳剤性基剤である．

	a	b	c	d	e
1	正	誤	正	誤	正
2	誤	正	誤	正	誤
3	正	正	誤	正	誤
4	誤	正	正	誤	正
5	正	正	誤	誤	正

第68問 吸入剤に関する次の記述の正誤について，正しい組合せはどれか．

a　デバイス設計には吸入流量と吸入抵抗の設定が重要である．
b　吸入液剤は，吸入力が弱く，吸気との同調が困難な乳幼児に適した剤形である．
c　in vitro 評価系における肺への到達性は，主にカスケードインパクターやインピンジャーで評価する．
d　吸入粉末剤では，吸入流量により微粒子割合が変動しやすい．
e　多孔性の微粒子製剤は，幾何学的粒子径よりも空気力学的粒子径のほうが小さくなる．

	a	b	c	d	e
1	正	正	正	誤	正
2	誤	正	誤	正	誤
3	正	誤	誤	正	誤
4	誤	誤	正	誤	正
5	正	正	正	正	正

第69問 経皮投与製剤の物理的吸収促進技術に関する次の記述のうち，正しいものの組合せはどれか．

a　イオントフォレシスは，皮膚に電場を与えて荷電したイオン性薬物の透過を促進させる技術であるが，電場により皮膚内部への水の流れも生じるため，荷電をもたない水溶性薬物の透過性も促進される．
b　エレクトロポレーションは，皮膚に低電圧を長時間適用することにより角質層に小孔を形成させる技術である．
c　マイクロニードルは，抗原提示細胞が豊富に存在する組織に薬物を直接投与できるた

め，ワクチンの経皮投与技術として注目されている．

d ソノフォレシスは，レーザー光を用いて皮膚に小孔を形成させる技術であり，タンパク質性高分子医薬品などへの応用が期待されている．

1 （a，b）　　2 （a，c）　　3 （a，d）
4 （b，c）　　5 （b，d）

第70問 薬物の経皮吸収過程は拡散過程と分配過程の繰り返しと考えられるが，次の記述の［　］内に入れるべき字句の正しい組合せはどれか．

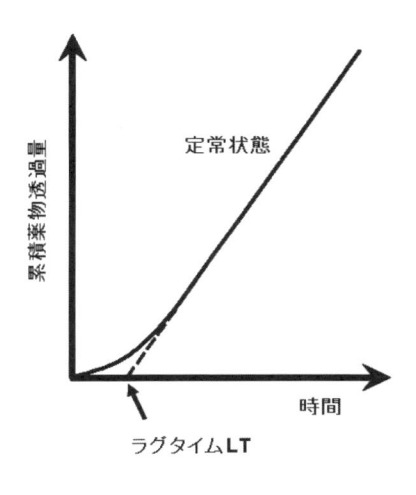

ある経皮吸収型製剤を用いて，*in vitro*皮膚透過試験を実施したところ，左図のような累積薬物透過量の時間推移を得た．この図より，定常状態の傾きから薬物の［ a ］が求められ，ラグタイムからは［ b ］が算出される．これら［ a ］と［ b ］から，［ c ］を求めることができる．また，［ a ］を試験に用いた経皮投与製剤中の薬物濃度で除することで［ d ］が算出される．これら求められた値は，経皮投与製剤の処方設計をする上で有意義な情報となる．

なお，これらの算出には次の式が用いられる．

- ラグタイム LT：$LT = L^2/6D$（皮膚の厚みL，拡散係数D）
- 薬物の定常状態における透過速度J：$J = ACvKD/L$
（基剤中の薬物濃度Cv，適用皮膚面積A）
- 透過係数Kp：$Kp = J/ACv$

	a	b	c	d
1	J：透過速度	D：拡散係数	K：分配係数	Kp：透過係数
2	D：拡散係数	J：透過速度	Kp：透過係数	K：分配係数
3	K：分配係数	D：拡散係数	J：透過速度	Kp：透過係数
4	Kp：透過係数	K：分配係数	D：拡散係数	J：透過速度
5	J：透過速度	K：分配係数	D：拡散係数	Kp：透過係数

第71問 経皮投与製剤に使用される添加物に関する記述のうち，正しいものの組合せはどれか．

a テープ剤に使用される基剤には，ポリアクリル酸やポリアクリル酸ナトリウムなどの

水溶性高分子が汎用されている．

b パップ剤に使用される基剤には，スチレン・イソプレン・スチレン共重合体に代表されるゴムや，アクリル酸エステル類を共重合させたアクリル粘着剤が汎用されている．

c テープ剤の粘着力を調整するため，ロジン誘導体などの粘着付与樹脂を添加する場合がある．

d テープ剤には加工性の向上及び粘着力の調整のため，可塑剤を含有させる場合がある．

1　(a, b)　　　2　(a, c)　　　3　(a, d)
4　(b, c)　　　5　(c, d)

第72問　「医薬品製造販売指針」に記載されている貼付剤の粘着力試験について，次の記述の[　]内に入れるべき字句の正しい組合せはどれか．

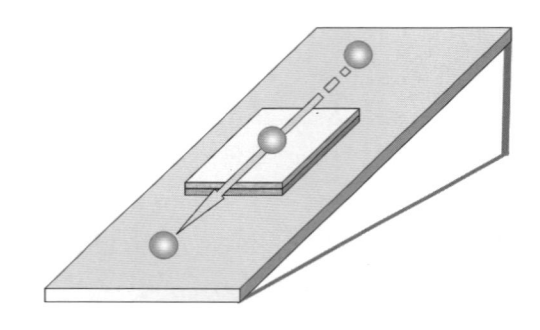

表　スチールボールの種類

No.	直径（mm）	重量（g）
1	3.2	0.1
2	4.8	0.5
3	6.3	1.0
4	7.9	2.0
5	9.5	3.5
6	11.1	5.6
7	12.7	8.3
8	14.3	11.9
9	15.9	16.3

上図のような試験器を用いて，水平面に対し[　a　]度の斜面上に製剤の粘着面を上に向けて置く．上部10cm，下部15cmの部分を適当な紙で覆い，中央に[　b　]cmの粘着面を残す．表のように直径3.2～15.9mmの一連のスチールボールを斜面の上端より転がして，中央の粘着面で転落を止め得るボールのナンバーがいくつであるのかを調べるのである．通常，No.[　c　]以上の重いボールが停止した場合に粘着力が良好であるといわれている．

	a	b	c
1	20	10	4
2	30	5	4
3	40	10	5
4	30	5	5
5	20	10	6

第5回製剤技師認定試験　正解と解説

[基礎編] 物理薬剤学

第1問　正解：4

a　正：熱力学では，どの系を取り扱うかによって，自発的な変化の方向性の判断に用いる熱力学量が異なる．

b　正：閉鎖系や開放系では，自発的な変化が起こる場合に必ずしもエントロピーの増大が起こるとは限らない．

c　誤：宇宙（孤立系）のエントロピーが増大するのは熱平衡に達するまでである．「宇宙（孤立系）のエネルギーは一定で，エントロピーは最大値に向かう」と言い換えることもできる．

d　誤：ギブズの自由エネルギーは，閉鎖系の等温定圧過程での自発的な変化を判断するのに用いる．

第2問　正解：3

a　誤：疎水コロイドの分散安定性を示すDLVO理論である．①では，静電反発力のほうが引力であるファンデルワールス力よりも大きく，相互作用ポテンシャルエネルギーは高い．そのため，コロイド粒子同士は十分に接近できず，凝集は起こらず安定である．

b　正：②において，図の極小点Pでは，静電反発力に比べファンデルワールス力が少し大きく，相互作用ポテンシャルエネルギーは0より小さい．そのため，コロイド粒子は緩やかに凝集するが，凝集力が小さいため，振とうによって再分散させることができる．

c　正：添加塩濃度は③＞②＞①の順である．

d　誤：添加塩濃度が増加すると，相互作用ポテンシャルエネルギーが小さくなるため，コロイド粒子間の静電反発力が弱まる．

e　誤：図の極小点Pでは，静電反発力に比べファンデルワールス力が少し大きい．

第3問　正解：3

ヘンダーソン・ハッセルバルヒの式を用いる．

　　pH=pK_a+log（塩基／酸）=4.5+log（3/1）

　　　=4.5+log 3=4.5+0.48=4.98

酸と塩基の容量が等しければpH=pK_aなので，酸と塩基の量のどちらが多いかによって，計算したpHがpK_aよりも大きくなるか，小さくなるかが判断できる．

今回は塩基＞酸なので，pH＞pK_aになることが計算前に予想できる．

第4問　正解：3

a　誤：$t < t_{1/2}$ の場合に分解率の大小の順はA＜B＜C（t：反応時間，$t_{1/2}$：半減期）．$t > t_{1/2}$ の場合の分解率の大小の順はA＞B＞C．
b　正：薬物Aは0次反応で消失するので，$t_{1/2}$で初期濃度の半分，その倍の4時間で濃度はゼロになる．
c　正：薬物Bは1次反応で消失するので，残存量の対数と時間との関係は直線になる．
d　正：反応速度定数 $k = 1/(t_{1/2} \times [C_0])$（$[C_0]$：薬物の初期濃度）

第5問　正解：4

拡散係数 D は拡散のしやすさ（D が大きくなるほど拡散速度は大きくなる）を示し，以下の式で表される．

$$D = \frac{RT}{6\pi\eta rN}$$

ただし，R は気体定数，T は絶対温度，η は溶媒の粘度，r は溶質の半径，N はアボガドロ定数である．拡散係数 D は溶質の半径 r と溶媒の粘度 η に反比例し，絶対温度 T に比例する．また水和による影響を受ける．

第6問　正解：5

a　誤：滑沢剤の添加量には製剤ごとに適切な量が存在する．
b　誤：同一粉体では，個数基準分布から得られるモード径は，質量基準分布から得られるモード径よりも小さい．
c　正
d　正：臨界相対湿度は水溶性粉体のみに存在する．

第7問　正解：3

a　正：親水コロイドであるゼラチン水溶液にエタノールやアセトンを添加すると，ゼラチンの高濃度溶液と低濃度溶液の2相に分離する（コアセルベーション）．
b　正：ヒアルロン酸ナトリウムはニワトリのトサカなどから抽出される天然高分子であり，優れた保水性をもつ．
c　正：マクロゴールは平均分子量が600よりも小さいものは常温では液体，1,000以上のものは固体で存在する．
d　正：セラセフェート（酢酸フタル酸セルロース）はフタル酸のカルボキシル基が遊離のまま残っているので，中性または酸性では溶解しないが，アルカリ性では解離して溶解する．この性質を利用して腸溶性コーティング基剤として用いられる．
e　誤：カルメロースカルシウム（カルボキシメチルセルロースカルシウム，CMCカルシウ

ム）は，水に不溶性で水を速やかに吸収し膨張する性質があるため，主に崩壊剤として利用される．

f　正：ヒドロキシプロピルセルロース（HPC）は，セルロースのヒドロキシプロピルエーテルで，親水基と親油基を有するため，水にもエタノールにも溶ける．

第8問　正解：1

ラウロマクロゴールの添加量をx(g)とすると，混合物のHLBは，

$$4.4 = \frac{3.7 \times 50 + 11.5x}{50 + x}$$

$$4.4 \times 50 + 4.4x = 3.7 \times 50 + 11.5x$$

$$7.1x = 35$$

$$x = 4.93 \fallingdotseq 4.9$$

[基礎編] 生物薬剤学

第9問　正解：5

セファクロルは，小腸上皮細胞取り込みに働くPEPT1（H$^+$依存性の2次性能動輸送トランスポーター）の関与によって良好に吸収されるβ-ラクタム系抗生物質の一つである．単純拡散による細胞膜透過性が低いこと（1），小腸上皮細胞内での代謝消失（2），小腸上皮細胞内から腸管腔への分泌輸送（3）といった要因による吸収不良の問題はない．また，関与するトランスポーター（PEPT1）は，Na$^+$依存性（4）ではない．

第10問　正解：5

a　誤：ニトログリセリンの角質層透過を含む皮膚内移行はきわめて速いため，貼付剤からの主薬の放出過程が律速となる場合が多い．

b　誤：ノルフロキサシンを含むニューキノロン類は，制酸剤に含まれるアルミニウム，マグネシウム，カルシウムなどと不溶性のキレートを形成し吸収が低下する．

c　誤：肺胞に効率よく沈着させて吸収させるためには，粒子径を0.5〜1.0 μmにする必要がある．0.2 μm以下にすると吸入されても肺胞に沈着せず，多くは呼気と共に排出される．

d　正：市販製剤として「エポセリン®坐剤」がある．

e　正

第11問　正解：3

a　誤：BCSFBの実質的な表面積はBBBの1/5000程度であり，医薬品の脳内移行は大部分

BBBを介して行われる．

b 正：BBBの実体は，脳毛細血管内皮細胞の構造とそこにあるABCトランスポーターにある．

c 誤：BCSFBの血管内皮細胞は有窓構造をしているのに対し，脈絡叢上皮細胞は細胞同士が密着結合して細胞間隙がないため，医薬品は経細胞的に透過しなければならない．

d 誤：MDR1はABCトランスポーターであり，その駆動力はATPである．

e 誤：BBBで脳内にグルコースを輸送するGLUT1は促進拡散輸送タンパク質であり能動輸送ではない．ただし，小腸でのグルコースの吸収にはNa$^+$／グルコース共輸送体SGLTが関与しており，Na$^+$濃度勾配を駆動力とした2次性能動輸送である．

第12問 正解：4

肝代謝のみで消失する低クリアランス・低分布容積型の薬物である．

a 正：肝クリアランスが全身クリアランス（CL）となる．さらに，固有クリアランス律速なので，CLは肝固有クリアランス（$CL_{int,h}$）と血漿中非結合形分率（$f_{u,p}$）の積で近似できる．すなわち，$CL=f_{u,p} \cdot CL_{int,h}$ となる．

b 正：分布容積（V）が細胞外液容積（V_{ec}）と同程度であり，組織（細胞内）への分布は無視できる低分布容積型と判断される．したがって，近似的に$V=V_{ec}$となり，$f_{u,p}$の影響を受けない．

c 誤：消失速度定数（k_{el}）はCLをVで除して得られるので，$k_{el}=f_{u,p} \cdot CL_{int,h}/V_{ec}$となり，$f_{u,p}$に比例する．

d 誤：血漿中濃度（C）は投与速度（R_0）をCLで除して得られるので，$C=R_0/(f_{u,p} \cdot CL_{int,h})$となり，$f_{u,p}$に反比例する．

第13問 正解：2

a 正：pH分配仮説に従って再吸収されると判断される．有機カチオン性薬物の場合，尿pHの低下に伴い非イオン形分率が低下し，再吸収は低下して，腎排泄は増大する．

b 誤：プロカインアミドは有機カチオン性薬物であり，有機カチオン輸送系を介して分泌される．

c 正

d 誤：イヌリン（分子量：約5,500）程度までは制限なくろ過され，閾値は10,000程度とされている．

第14問 正解：1

a 誤：イミダゾール骨格やトリアゾール骨格をもつ化合物はCYP3A4を強く阻害することが多い．

b 正
c 誤：エノキサシンやシプロフロキサシンなどのニューキノロン系抗生物質は，CYP1A2を強く阻害するが，ニフェジピンやシクロスポリンはCYP3A4の代表的基質であって，CYP1A2の阻害には影響されない．
d 正
e 誤：リファンピシンによって，トリアゾラムの代謝酵素であるCYP3Aが誘導されるためである．

第15問 正解：2

a 正
b 誤：これは絶対的バイオアベイラビリティの定義である．
c 正
d 誤：難溶性医薬品の結晶の粒子径が大きいほど，表面積の低下により溶解速度が低下し，バイオアベイラビリティは低下する傾向にある．
e 誤：肝抽出率が大きい薬物の肝クリアランスは肝血流律速となり，肝固有クリアランスに影響されない．

第16問 正解：3

Michaelis-Menten式に問題中の投与速度（投与量/day）とその時の血漿中濃度を入れて，ミカエリス定数と最大消失速度を求める．

$$200 = \frac{V_{\max} \times 9}{K_{\mathrm{m}} + 9}, \quad 320 = \frac{V_{\max} \times 36}{K_{\mathrm{m}} + 36}$$ であるので，

$V_{\max} = 400$ mg/day，$K_{\mathrm{m}} = 9$ mg/Lとなり，

$$k_0 = \frac{400 \times 21}{9 + 21} = 280 \text{ mg/day}$$ となる．

[基礎編] 製剤学

第17問 正解：2

a 正
b 誤：密封容器に関する記述である．気密容器とは，通常の取扱い，運搬又は保存状態において，固形又は液状の異物が侵入せず，内容医薬品の損失，風解，潮解又は蒸発を防ぐことができる容器をいう．
c 誤：「直ちに」とは，前の操作の終了から30秒以内に次の操作を開始することである．
d 正

e 誤：「約」を付けたものは記載された量の±10％の範囲である．

第18問　正解：5
a 誤：エキス剤は浸出液を濃縮しているので，固形または水あめ状の半固形である．
b 誤：通例，常水を用いる．
c 誤：丸剤には生薬以外の化学薬品のみからなる製剤も含まれる．
d 正：いずれもエタノール含量が高いので，火気を避けて保存する．

第19問　正解：5
a 誤：口腔内崩壊錠は口腔内で錠剤を速やかに崩壊させるが，有効成分の吸収部位は消化管である．
b 誤：分散錠は，服用前に水に分散して服用する錠剤である．
c 正
d 正

第20問　正解：3
a 正
b 誤：メンブランフィルターを用いたろ過法にて無菌ろ過を行った後，無菌操作法で製する．超ろ過法は，注射用水など微生物やエンドトキシンを含まない水を調製するときに用いる方法．
c 誤：ディスク法はそのまま充てんする方法なので，粉体がかさ高くて充填に向かないときはオーガー式など，何らかの押し込みまたは押し固める方法のほうがよい．
d 正

第21問　正解：5
a 誤：注射用水は，皮内，皮下及び筋肉内投与のみに用いるものを除き，通常，エンドトキシン試験法が適用される．
b 正
c 誤：点眼剤の不溶性微粒子試験法は，点眼剤中の不溶性微粒子の大きさ及び数を試験する方法である．
d 正
e 誤：鉱油試験法は，注射剤及び点眼剤に用いる非水性溶媒中に混入のおそれがある鉱油を試験する方法である．

第22問 正解：2

a 正：有効成分が完全に溶解した液を最終容器内で凍結乾燥しているので，原則，質量偏差試験が適用される．

b 誤：有効成分が25mg未満または25％未満の場合は，含量均一性試験が適用される．

c 正：有効成分が完全に溶解した液を個別容器に封入しているので，原則，質量偏差試験を適用する．

d 誤：坐剤は含量に関係なく，含量均一性試験が必要である．

第23問 正解：2

a 正

b 誤：ニトログリセリンの経皮吸収型製剤は，狭心症発作の救急処置ではなく発作予防として使われる．

c 正

d 誤：硝酸イソソルビドの経皮吸収型製剤は狭心症治療剤であるが，吸収された後，血液を介して患部に作用するため，必ずしも心臓に近い部位に貼る必要はない．かぶれなどの原因となるので，胸部，上腹部または背部のいずれかに場所を変えて貼る．

e 正：経皮治療システムにおける膜制御型（リザーバー型）の制御膜には，水不溶性の高分子などが用いられる．薬物の放出はその高分子膜中での拡散により制御されているため，高分子膜の中の拡散が律速段階となる．その放出制御膜透過速度は，膜両側での薬物濃度勾配に比例する（Fickの第一法則）．

第24問 正解：1

a 正：難溶性化合物を注射剤にすることができる方法でもあり，数種の乳濁性注射剤が市販されている．

b 誤：ドキソルビシンにポリエチレングリコールを結合（PEG化）しているのではなく，リポソームがPEG化されている．有効成分がPEG化されている例として，ペグインターフェロンアルファ2aがある．

c 誤：ゲフィチニブは抗体ではなく，上皮成長因子受容体（EGFR）チロシンキナーゼを選択的に阻害する低分子の分子標的薬である．

d 正

[基礎編] レギュレーション

第25問 正解：5

a 誤：国内の製造業者は許可，外国の製造業者は認定が必要となる（薬事法第13条及び第

b　誤：医薬品の製造は製造業の許可を受けた者でなければ，業として医薬品の製造をしてはならない（薬事法第13条）．

c　正：GQP事例集（2005年3月版）（厚生労働省医薬食品局監視指導・麻薬対策課事務連絡平成17年3月17日）Q4-11には，"GQP省令とGMP省令で求められている製造販売業及び製造業がそれぞれの立場で行う業務が，手順書等に明確に規定されており，適切に実施できると認められる場合には差し支えない."と記載されている．

d　誤：医薬品の製造とはみなされない．（日薬業発第151号平成24年8月24日「薬局における無菌製剤（注射剤）の調製について」による自主規定が日本薬剤師会から発出されており，調剤薬局における無菌製剤（注射剤）の調製は，調剤であって，医薬品製造には当たらない．）

【第26問】 正解：3

a　正：施行規則第72条第2項（抜粋）に，"外国において原薬等を製造する者であって前項の登録の申請をしようとする者は，本邦内において当該登録等に係る事務を行う者（「原薬等国内管理人」）を，本邦内に住所を有する者のうちから，当該登録の申請の際，選任しなければならない."と記載されている．

b　誤：容器・包装材も含まれる（薬食審査発0210004号（平成17年2月10日））．

c　正：薬食審査発0210004号（平成17年2月10日）の第4項（1）に，"MF登録者は，承認申請者に対して登録事項の変更について事前に通知すること."と記載されている．

d　誤：薬食審査発0210004号（平成17年2月10日）の第5項③に，"登録される場合は，登録証と登録申請書の副本が交付されること．登録証には非開示情報は含まれない."と記載されている．

【第27問】 廃問

【第28問】 正解：1

a　正：「医薬品製造販売指針2012」pp.319-320に，"新医薬品等について一定期間後に再度有効性，安全性について審査を行うものである．（以下省略）"と記載されている．

b　正：薬事法第14条の4で再審査が，同法第14条の6で再評価が医療機器についても規定されている．

c　誤：品質も含まれる．「医薬品製造販売指針2012」p.327に，"現時点の医学・薬学の学問水準から品質，有効性及び安全性を見直す制度である."と記載されている．

d　正：医薬発634号（平成10年7月15日）の目的に，"品質再評価は，内用固形製剤の溶出性に係る品質が適当であることを確認するとともに，適当な溶出試験を設定すること

により内用固形製剤の品質を一定水準に確保することを目的とする."と記載されている.

第29問 正解：4

独立行政法人医薬品医療機器総合機構ウェブサイト（http://www.pmda.go.jp/operations/shonin/outline.html）などから分かるように，信頼性調査が行われる.

医薬品等の製造販売承認を得るための申請書に添付する資料は，厚生労働大臣の定める基準に従って収集・作成される必要がある．薬事法施行規則第43条（申請資料の信頼性の基準）では，この基準の内容が具体的に示されているが，これを"信頼性の基準"という．この基準に従って資料が作成されていること(つまり提出された申請資料の内容が信頼できるかどうか)を調査するのが，信頼性調査ということになる．この調査は，過去に申請資料のデータ改ざんが行われたり，故意ではない重大なデータエラーが含まれていたことがあったなどから，そうしたことがないことを確認するための非常に重要な調査となっている.

以上のデータの信頼性が確認され，はじめて申請された製品の効果や副作用，品質について現在の科学技術水準に基づいての「承認審査」が開始される.

第30問 正解：2

a　正："ICH Q9，7定義"の中で，リスクとは"危害の発生の確率とそれが発生したときの重大性の組み合わせ"と定義されており，安定供給ができないことによる被害も含まれることになる.

b　誤："ICH Q9，1序文"の中で，"形式にとらわれないリスクマネジメントプロセスも許容される"との記載があり，さらに"ICH Q9，5リスクマネジメントの方法論"の中で，形式にとらわれない手段として，"経験的手法"や"内部的な手順"が記載されている.

c　正："ICH Q9，4一般的な品質リスクマネジメントプロセス"の中で，"品質リスクマネジメントの1つのモデルの概要を下図に示すが，他のモデルを使用してもよい."と記載されている.

d　誤："ICH Q9，5リスクマネジメントの方法論"の中で，欠陥モード影響解析（FMEA）が方法の1つとして記載されているが，最終的にFMEAを使用するのではなく，厳密さや形式の程度は利用できる知識の量を反映するなど，選択は評価者に任せられている.

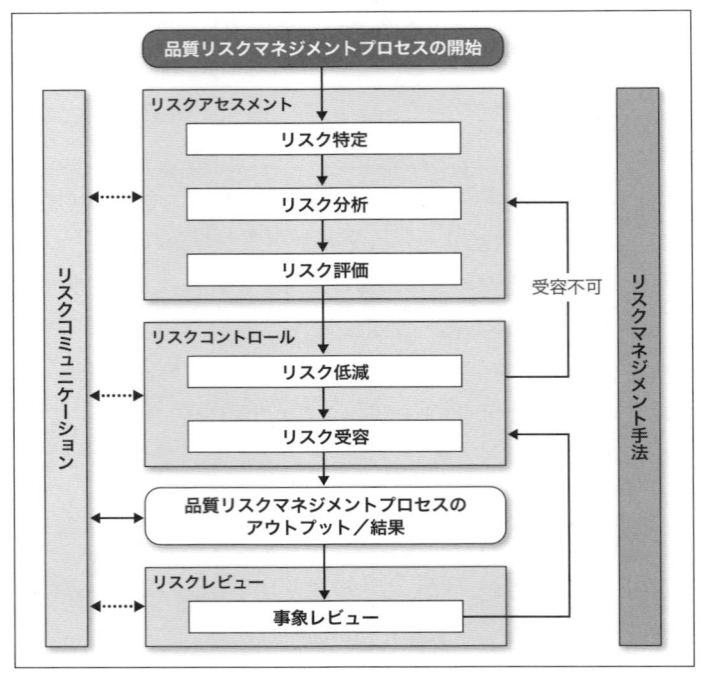

図　典型的な品質リスクマネジメントシステムの概要

[応用編] 必須問題／固形製剤

第31問　正解：4

　粉砕は表面積を大きくすることにより医薬品の溶解速度を上昇させる．一般に準安定形の結晶は安定形の結晶に比較し溶解度が高い．溶解度と溶解速度の両方を改善する手法として，水溶性高分子を利用した固体分散体の調製などがある．

第32問　正解：3

a　誤：ダイオキシン問題は，高性能焼却炉の運用でほとんど収束し，PVCもPTP基材として現在も汎用されている．比率はほぼ半々である．
b　正
c　誤：PPのほうが透湿性が低い（防湿性に優れている）．
d　誤：調剤包装単位，販売包装単位，元梱包装単位の3つである．
e　正

第33問　正解：3

1　誤：非晶質はポテンシャルエネルギーの高い状態にあるため，加熱などにより徐々に結晶

化する.
2 誤：水和物は加温などにより結晶水が脱離するとともに結晶化度が下がり，安定性が低下することがある.
3 正
4 誤：非晶質化は薬物の溶解性を向上させるが，安定性は低下させる.
5 誤：医薬品の製剤化あるいは製造工程において，主薬に機械的エネルギーが加わると，その結晶の一部が非晶質になるが，完全な非晶質化は起きない.

第34問　正解：1

a 正：造粒物の粒度別薬物含量の変動は，押し出し造粒法よりも大きい.
b 誤：撹拌造粒法と異なり，造粒物に強制力がかかりにくく，ぬれにくい薬物の造粒には不向きである．また，薬物が微粒子のときは流動不良を起こしやすい.
c 誤：造粒中の水分パターンは重要であるが，適正な流動状態が得られる送風量の最適化やスプレーミスト径など，微視的なレベルで水分パターンに影響を及ぼすファクターにも注意が必要である．またコンテナスクリーンの目詰まりやバグフィルターの目詰まりなど，考慮すべき変動要因は多い.
d 正：クローズドシステムで，造粒・乾燥が連続して行えるため，異物混入の機会は少ない．原料の仕込み，造粒物の取り出しなどもクローズでの自動化が可能である.
e 正：スプレー遅延タイマーは，バグフィルターのシェーキング時に流動停止となった造粒物が，流動状態を回復するまでスプレーを停止するための時間が設定される．シェーキング遅延タイマーはスプレーが停止してからシェーキングのために流動停止となるまでに，全体のぬれ状態が均一となる時間が設定される．いずれも造粒物の流動状態を適正にコントロールするためのタイマーである.

[応用編] 必須問題／無菌製剤

第35問　正解：5

　無菌とは，生育可能な微生物が存在しないことと定義され，生育可能な芽胞菌も存在しないことを意味する．すなわち，微粒子や生育しない微生物の存在に言及するものではない.
　さらに，無菌性保証水準は，製品中に生育可能な微生物が1個存在する確率をいう．この確率は通常，10^{-6}以下と非常に小さい数にすることはできるが，決してゼロにすることはできない.

第36問　正解：2

a 誤：生体適合性の面から生理的pHに近いほうが望ましいが，bに記載したように弱酸性

　　　　　　領域で製剤化が可能である場合は，新規添加剤の配合は検討しないのが一般的である．
b　正
c　正
d　誤：強酸性の水溶液はステンレスを腐食するため，記載の製造手順は不適切である．この場合は，有効成分を分散させた溶液に酸を滴下して溶解する手順とすることが一般的である．
e　正

第37問　正解：3

a　正：他の無菌の製剤として注射剤，透析用剤，眼軟膏剤がある．
b　正：点眼剤の非水性溶剤として，通常，植物油が用いられるが，流動パラフィンやプロピレングリコールなどが用いられることもある．
c　正：気密容器の材料としてはポリエチレン（PE）とポリプロピレン（PP）が主として用いられ，安定性や薬物の吸着などを検討し，材料が決定される．
d　誤：発熱性物質試験法が求められるのは注射剤で，点眼剤には求められていない．
e　正：懸濁製剤における懸濁粒子の大きさに関する規定では，注射剤中の粒子の最大粒子径は通例，150μm以下であり，点眼剤の場合は75μm以下とされている．

（日局16製剤総則を参照）

第38問　正解：2

　ろ過フィルターの微生物捕捉効率（LRV）に対する薬液中に存在する生菌数（N_0）の割合の対数で算出できる．ろ過フィルターの微生物補足効率は有効ろ過面積×捕集能力で算出され（LRV=1.0×10^{10}），薬液中に存在する生菌数はろ過前薬液生菌数×ろ過薬液量（$N_0 = 1.0 \times 10^3$）となる．したがって，求めるPNSは，$\log(1.0 \times 10^3 / 1.0 \times 10^{10}) = 1.0 \times 10^{-7}$となる．

［応用編］必須問題／その他の製剤

第39問　正解：4

a　正
b　正
c　誤："甘味及び酸味のある澄明な液状の製剤"とは，リモナーデ剤のことである．
d　誤：シロップ剤に通例使用される糖類は白糖である．
e　正

（日局16製剤総則を参照）

第40問　正解：5

a 誤：テープ剤は，通例，局所性及び全身性の薬効を期待する製剤として応用されているが，パップ剤は，通例，局所製剤として応用されている（日局16製剤総則）．
b 誤：テープ剤は基剤にほとんど水を含まず，パップ剤は水を含む基剤を用いる貼付剤とされている．
c 正
d 正

第41問　正解：5

a 誤：薬物の皮膚透過性を決定する因子の中で，融点は低いほど，分子量は小さいほど皮膚透過性は向上する．
b 誤：テープ剤とパップ剤の違いは，水を含有するか否かで決定され，水を含む貼付剤がパップ剤である．
c 正：一般的な経皮投与製剤のメリットである．
d 正：1980年に全身性の経皮治療システム（TTS）として，スコポラミンが初めてFDAに認可された．

第42問　正解：2

a 正
b 正
c 誤：特定フロンに代わる代替噴射剤として，HFA 134a（1,1,1,2-テトラフルオロエタン）またはHFA 227（1,1,1,2,3,3,3-ヘプタフルオロプロパン）を用いる．
d 誤：空気力学的粒子径分布も必要である．
e 正

［応用編］選択問題／固形製剤

第43問　正解：5

a 誤：他の成分を均一に混合し，滑沢剤はその後で混合するのが望ましい．過混合の影響を避けるため滑沢剤は適度に不均一な混合がよい．
b 誤：滑沢剤混合時間の延長は，過混合によって錠剤硬度の低下と崩壊遅延を招きやすい．
c 正：打錠末の流動性がよく，臼充てん性に問題がなければ，オープンフィードシューのほうが滑沢剤過混合の影響を受けにくく，錠剤硬度は上昇しやすい．
d 正：摩擦を減少させる狭義の滑沢剤であるステアリン酸金属塩と，帯電を防止し，流動性を改善するタルクなどの流動化剤を併用することで，トラブルを効果的に抑止できる．

e　誤：外部滑沢打錠法では1錠あたりに含有されるステアリン酸マグネシウムを大幅に減量して崩壊性を速めることができるため，口腔内崩壊錠の製造に適している．

第44問　正解：2

a　正：上杵はキー溝に固定し，かつ下杵は異形の臼内に装てんされて自転しない．このため，杵に負荷がかかりやすく，金型保護のため，キー溝固定のない円形錠（丸錠）より打錠速度は低めにすべきである．また，異形の臼への充てん精度を確保する上でも円形錠（丸錠）よりは低めにすべきである．

b　誤：上下の杵をキー溝固定すれば，表裏の割線の方向を合致させることができ，円形錠（丸錠）への両面割線の付与は可能である．

c　誤："島（中洲）"のある文字は，特にスティッキングが起きやすい．ひどくなると"島"の部分が欠損する（島抜け）．

d　誤：「スミ角平面」のほうが「普通R面」より金型強度は小さい．

e　正：フィルムコーティングにより刻印が埋まる場合，あるいはブリッジとなる場合があるので，素錠と比較して刻印は広くかつ深くすべきである．

第45問　正解：5

a　誤：還元性のない糖アルコールは，メイラード反応の懸念が小さく，特にD-マンニトールは吸湿性も低く，配合安定性の良好な賦形剤として好適である．

b　誤：アルミピロー内が脱湿化され，ゼラチンカプセルでは低水分域で剤皮が脆弱となる心配がある．一方，ヒプロメロース（HPMC）カプセルは比較的低水分域でも剤皮強度を保つため，より好適である．

c　誤：原薬のリテスト期間は，再試験して合格であれば使用することが認められる．

d　正：脱酸素剤（「エージレス®」など）をアルミピロー内に封入することで，脱酸素が図れる．

e　誤：標準的な条件は，「25℃，75％ RH，3ヵ月」である．

第46問　正解：4

a　誤：水系腸溶性コーティング剤は成膜性が乏しく，クエン酸トリエチルなどの可塑剤の配合が必須である．

b　正：錠剤表面に付着した液滴は，展延工程で均一に錠剤表面に展延される．展延の間は通気を停止して蒸らす．

c　正：アミノアルキルメタクリレートコポリマーE（医薬品添加物規格）はpH 5以下で溶解するため，低胃酸から無酸症の患者では，服用後の被膜溶解が遅くなる懸念がある．一方，ヒプロメロースはpH非依存性の溶解特性を有する．

d 正：腸溶性製剤として確実な耐第1液性を付与するには，球形化処理して均質なコーティングを行うべきである．
e 正：上方噴霧法（トップスプレー方式）は流動層造粒を行う場合に好適で，かつ直径1 mm前後の粒子のコーティングは可能である．一方，直径100 μm前後の微粒子コーティングに対しては，流動層下部側面から噴霧する側方噴霧法（タンジェンシャルスプレー方式）が好適である．

第47問　正解：4

a 誤：試験製剤は実生産ロットと同じスケールで製造された製剤であることが望ましいが，1/10以上の大きさのロットの製剤でもよい．
b 誤：開発段階の処方変更においても，生物学的同等性の評価に関し，処方変更，含量違いのガイドラインを参考にすることが認められている（含量，処方変更のガイドラインQ&A Q4）．
c 正：B水準の場合，即放性（速放性）製剤のほか，腸溶性製剤（「製剤の直径4 mm未満から4 mm以上へ，またはその逆」の変更は除く），徐放性製剤でも，溶出挙動の同等性により生物学的に同等と見なされ，ヒトでの生物学的同等性試験が免除される．
d 誤：後発医薬品の生物学的同等性試験ガイドラインでは，ヒトでの生物学的同等性試験は必須である．更に，溶出試験において，製剤間（先発品と後発品）で著しい差がある場合，被験者に適用集団や低胃酸の要件が求められることがある．

第48問　正解：1

1 正
2 誤：粒子密度は大きくなる．
3 誤：流動層造粒法で得られる造粒物のほうが圧縮成形性に優れる．
4 誤：乾式顆粒の製造時に圧縮圧を高くすると圧縮成形性が低下し，最終錠剤の硬度は低下する．
5 誤：V型混合機による混合では，製品ごとに最適な混合時間があり，長すぎると混合物が分離することがある．

第49問　正解：4

a 誤：本品はヒプロメロースのモノフタル酸エステルで，胃液の酸性では溶解せず，小腸内に移行してpHが5以上になると溶解し始めるため，腸溶性コーティング剤として用いられる．
b 正
c 誤：ポビドンは直鎖重合物で，主に結合剤として用いられる．このものの架橋重合物は崩

壊剤として用いられるクロスポビドンである．
d　正
e　誤：水に不溶であり，結合剤としては用いない．

第50問　正解：2

a　誤：分布容積は薬物に固有の定数であり，投与量には比例しない．
b　正
c　誤：極性薬物は生体膜の脂質二重層を透過しにくい．
d　正
e　誤：経口投与製剤のバイオアベイラビリティは，徐放化によってほとんどの場合，低下する．

第51問　正解：4

各造粒技術の特徴は以下のとおりであるが，a，b，eではいずれも溶媒が用いられており，c，dが溶媒を使用しない造粒技術である．
a　流動層造粒法：流動している粉体表面に結合剤溶液を噴霧して造粒する．
b　噴霧乾燥法：粉体を懸濁又は溶解した液を乾燥機内に噴霧し，乾燥させることにより造粒する．
c　噴霧凝固造粒法：粉体を溶融した低融点物質に懸濁又は溶解させて噴霧し，その液滴を容器内で冷却することにより造粒する．
d　溶融造粒法：攪拌造粒時に加温することによって，溶融した低融点物質が結合剤として働き，造粒が進行する．
e　押し出し造粒法：粉体を結合剤溶液で混練して湿塊を形成し，それを篩過した後，乾燥させることにより造粒する．

第52問　正解：4

a　正
b　正
c　誤：ゼラチンカプセルは水分含量が13～15％と多いため，水分に弱い医薬品は不安定化される．
d　誤：ゼラチンカプセルは含有水分や充てん物との相互作用によって，軟化，脆弱化，不溶化などの物性変化を起こす場合がある．
e　正

[応用編] 選択問題／無菌製剤

第53問 正解：3

a 誤：プラスチック製水性注射剤容器を用いた注射剤については，8000〜10000 lxで行う．
b 正
c 正
d 誤：不溶性微粒子試験及び不溶性異物検査はいずれも注射剤に必須の試験である．
e 誤：経時的な劣化や変質の可能性があるため，有効期限の設定や定期的な品質確認が必要である．

第54問 正解：3

a 誤：皮下，皮内及び筋肉内投与のみに用いるものは，エンドトキシン試験法の適用が除外されている．
b 正
c 誤：100 mL以上の容器について輸液用ゴム栓試験法に適合することが求められている．
d 正
e 誤：血管内に投与される乳濁性注射剤は既に使用されており，通例，使用しないことと記載されているのは脊髄腔内投与である．

第55問 正解：3

a 正：ガラス製プレフィルドシリンジは，シリンジ成型時にタングステン芯を使用しているため，薬剤の安定性に及ぼすタングステンの影響がないことを確認しておくことが望ましい．
b 誤：申請時に基原情報を求められる．
c 誤：界面活性剤は，必要量以上に添加した場合，必ずしも期待される効果が高くなるとは限らず，溶血性などの副作用の発現や有効成分の分解などを促進する場合があるため，至適濃度の検討が必要である．
d 正：医薬品の容器・製造設備などの接液部材に使用されるプラスチック／エラストマーなどの高分子素材は，薬液との接触により化学物質が溶出する可能性（Leachables）が示唆されている．この化学物質は，患者さんへの有害事象を引き起こす可能性があるため，溶出し得る潜在的物質（Extractables）と併せて評価することが望ましい．製造設備へのシングルユースシステムの導入も増加しており，開発する薬剤に対する部材適合性についての確認が必要である．

第56問　正解：2

点眼剤100 mLを食塩のみで等張化するには0.9 gの食塩が必要であり，0.9 − 0.66 = 0.24（g）がピロカルピン塩酸塩1％点眼剤100 mLの食塩当量である．したがって0.9 − 0.24 × 3 = 0.18（g）が等張なピロカルピン塩酸塩3％点眼剤100 mLを調製するときに必要な食塩量となる．

第57問　正解：5

a　正：その後の工程で脱パイロジェン処理がされる場合でも，管理することが望ましい．
b　誤：エンドトキシンの管理も必要である．
c　誤：微生物増加に伴う影響，人や環境からの汚染などで，製造工程中でエンドトキシン量が増加することがある．
d　誤：限外ろ過はエンドトキシンの除去に有効な方法の一つである．
e　正

第58問　正解：4

1　正
2　正
3　正：注射用水の製造方法としてEPでは蒸留法によるもののみであるが，USPでは蒸留法またはそれと同等以上の精製法によるものとして規定されており，また，日本薬局方では"「常水」にイオン交換，逆浸透等による適切な前処理を行った水又は「精製水」の，蒸留又は超ろ過により製したもの"とされている．
4　誤：「滅菌精製水（容器入り）」は"溶解剤として無菌を条件とする製剤の調製，医療器具の洗浄に用いる．ただし，注射剤の調製には用いない．"とされている．
5　正：「注射用水（容器入り）」は，製造方法が「注射用水」を無菌的に容器に入れることから開始することのほか，不溶性異物，不溶性微粒子，無菌など容器や保管・輸送に由来する試験項目が追加されており，両者の規格は異なっている．

参考：日局16滅菌用精製水（容器入り），注射用水，注射用水（容器入り）

第59問　正解：3

a　誤：撹拌によるストレスや発泡による変性を避けるために，適切な撹拌速度で調製を行う必要がある．
b　正：泡立ちによる変性防止のため，発泡させないことが望ましい．
c　正：酸化防止のために窒素ガス充てんを行うことは適切である．
d　誤：タンパク質は熱に不安定であるため，通常，ろ過滅菌を行う．

第60問　正解：2

a　正

b　正

c　正：点眼剤は無菌的な環境下（クリーンルームやクリーンベンチ内）で無菌的に製造される．特に充填工程は異物の混入や細菌汚染を防止するために，最も管理の厳しいクラス100の環境下で行われる．

d　正：Blow-fill-seal systemとは「容器を膨らませる（blow），薬液を充てんする（fill），容器を密封する（seal）」を連続して行う製造方法で，無菌状態で製品を製造するシステムである．防腐剤フリーのユニットドーズ点眼剤の製造などに用いられている．

e　誤：注射剤の調製と同様に，点眼剤のろ滅菌に用いられるメンブランフィルターの孔径は，通常の微生物を除去できる0.22μmのものを使用する．

第61問　正解：5

熱負荷をかけることのできない製品には，絶対バイオバーデン法が採用される．

バイオバーデンから得られた最も強い耐性菌の生存確率が10^{-6}以下であることを証明する手法であり，バイオロジカルインジケータの使用は不必要である．

第62問　正解：2

a　誤：間欠運転を行うか否かも，ろ過性能に影響を与え得るパラメータとなる．

b　誤：チャレンジする菌数は10^7 CFUである．

c　正

d　正

e　正

[応用編] 選択問題／その他の製剤

第63問　正解：1

点耳剤は，消炎，殺菌，耳垢軟化などの目的で耳孔内に使用する薬剤である．有効成分としては，ホスホマイシンなどの抗生物質，オフロキサシンなどの抗菌剤などが使用され，適応症としては，外耳炎，中耳炎などがあげられる．本問は製剤総則の点耳剤の項からの出題である．

1：点耳剤は"外耳又は中耳"に投与する製剤であり，誤りである．

他項2-5は正しい．

第64問　正解：2

a　正

b　誤：含嗽剤のことである．
c　正
d　誤：舌下粘膜は特に高くはないが薬物を透過させることができ，ニトログリセリンなどの粘膜透過性の高い薬物についてスプレー剤が利用されている．
e　誤：気密容器または耐圧性の容器である．

第65問 正解：3

a　誤：無菌製剤である必要はない．
b　正：菌による汚染を防ぐ目的で，適切な保存剤を配合する場合もある．
c　正：点鼻剤に用いる添加剤は，鼻腔粘膜に刺激を与えないような添加物を選択しなければならない．
d　正：有効成分が鼻腔粘膜に捕捉されるように製剤中の有効成分を含む微粒子の大きさを整粒することが重要で，有効成分の安定した投与量を確保するために容器，デバイスの機能と関連づけて，適切な粒度や流動性，また，含量の均一性を確保することが求められる．
e　正

（日局 製剤総則を参照）

第66問 正解：3

a　誤：1 μm以下であると気管，肺にまで到達する．鼻腔内に沈着させるには，空気力学的粒子径30 μm～70 μmがよいといわれている．
b　正：直径0.3 μm，長さ5 μmと微小で，隣同士の運動が神経で精密に制御されている繊毛により，異物排除の生体防御機構である粘膜繊毛クリアランスが成立している．長時間の繊毛運動の阻害は防御機構の破綻となる．
c　正：ヒドロキシプロピルセルロースなどの粘膜付着性基剤が実用化されている．
d　誤：等張の必要はない．低張性懸濁剤でも安全で，鼻腔内滞留性が増加するという報告もある．
e　正：使用前に振ってせん断応力を加え，ゲル構造を崩してしばらくの間は製剤に流動性を与え噴霧可能とする．鼻粘膜沈着後は流動しにくくなり，粘度が上昇して鼻粘膜上に付着しやすくなる．

第67問 正解：3

a　正：本品は「医薬品添加物規格」収載品である．
b　正
c　誤：保湿性を高めるためにはヒアルロン酸やグリセリンなどが用いられ，水溶性基剤は表

皮分泌物を吸収するのに使用される．

d　正：凝固点は53〜57℃である．

e　誤：油脂性基剤で，軟膏剤の稠度の低下を改善するために用いられる．

第68問　正解：5

a　正：吸入流量のバラツキを抑えるために，適切な吸入抵抗の設定が重要である．

b　正：ネブライザーによりエアゾール化されるので，強い吸引力は必要がない．

c　正：経口剤の溶出試験器と同程度に有名で，USPやEPに収載されている装置である．各装置の概要を下記に示す．

d　正：吸気で一次粒子に分散させるので，吸入流量により微粒子割合が変動しやすい．

e　正：空気力学的粒子径と幾何学的粒子径の間には，以下の関係が成り立つ．したがって，多孔性粒子のほうが，空気力学的粒子径は幾何学的粒子径よりも小さくなる．

$$空気力学的粒子径 = 幾何学的粒子径 \times \sqrt{粒子密度/粒子の形状係数}$$

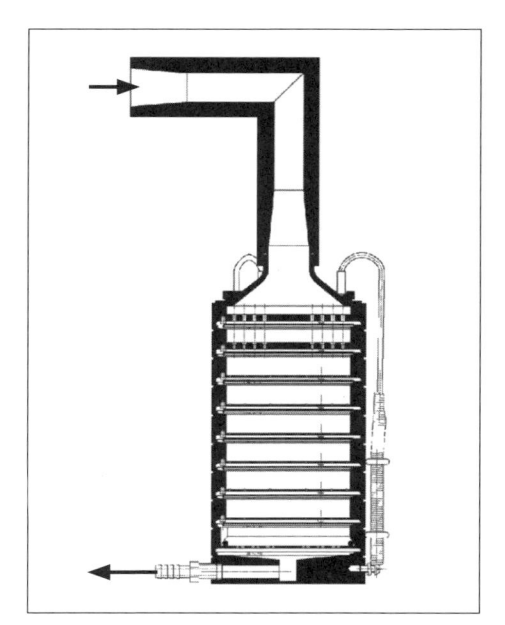

（a）カスケードインパクター

　粒子の慣性力の差を利用してその粒子に見合った捕集板に捕捉し，各捕集板上の薬物量を測定することにより，咽頭から肺胞までの各ステージにおける送達微粒子量や送達微粒子の割合などを推定することができる．

　上部に取り付けられた吸入器などが，一定流量での吸引により，次々に捕集板に捕捉されていく．
　（USP）Test Chapter ⟨601⟩

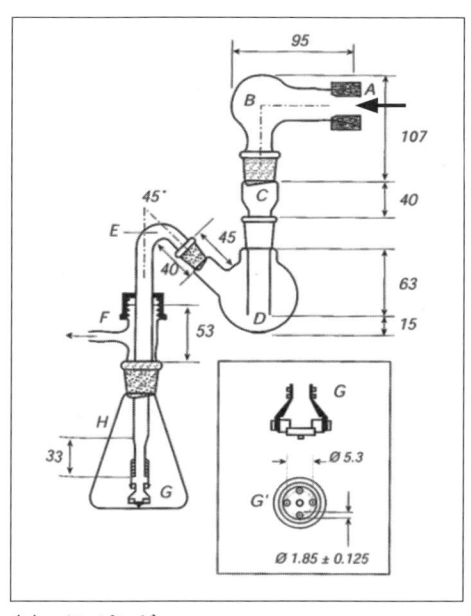

（b）インピンジャー

　上図DとGの部分に適切な溶剤を入れ，これらの液体面への衝突を基に操作し，吸入器から放出された薬物量を，口腔や咽頭部へ衝突する成分量（D）と，飲み込まれる非吸入成分量（G）に分離して捕捉することができる．
　Ph.Eur. Method Chapter 2.9.18

第69問　正解：2

a　正：ペプチドやタンパク質性薬物のイオントフォレシスによる皮膚透過促進は，電気的な反発よりも，電場による水の流れの寄与のほうが大きい．また，この水の流れにより荷電をもたない薬物の皮膚透過促進も可能である．

b　誤：エレクトロポレーションは，高電圧を瞬間的に短時間適用することにより，角質層に小孔を形成させる技術である．

c　正：皮内投与されることによって，ニードルの表面あるいは内部に含有された薬物（抗原）が，表皮に多く存在するランゲルハンス細胞に送達される技術である．

d　誤：ソノフォレシスは，超音波エネルギーを用いて皮膚透過性を促進する技術である．

第70問　正解：1

経皮投与製剤の性能を試験する方法として，*in vitro* 皮膚透過試験は汎用されている．その結果は，定常状態での直線部の傾きから薬物の皮膚透過速度 J が，またラグタイム LT からは厚みの L の皮膚中の薬物拡散定数 D が算出される（$LT=L^2/6D$）．さらに，定常状態における J は $J=AC_vKD/L$（C_v：基剤中の薬物濃度，適用皮膚面積 A）で表されるので，この式から分配係数 K が算出される．さらに，J を基剤中の薬物濃度で除すことで，透過係数 K_p が求められる（$K_p=J/AC_v=KD/L$）．

第71問　正解：5

a　誤：テープ剤の基剤には，水溶性高分子ではなくスチレン・イソプレン・スチレンブロック共重合体やポリイソブチレンなどのゴム系，またアクリル酸アルキルエステルを共重合させたアクリル系粘着剤が汎用されている．

b　誤：パップ剤の基剤には，ゴム系などではなくポリアクリル酸やポリアクリル酸ナトリウムなどの水溶性高分子が汎用されている．

c　正：粘着付与樹脂として水添ロジンや水添ロジンエステルなどが用いられる．

d　正：可塑剤としてポリブテン，流動パラフィン，脂肪酸エステルなどが用いられる．

第72問　正解：2

「医薬品製造販売指針2012年度版」p.117を参照．

本測定法は「JIS Z0237粘着テープ・粘着シート試験方法」に準拠したボールタック法と呼ばれるもので，斜面に置いた粘着面にスチールボールを転がした際に，停止するボールの質量を粘着力の目安にする簡便な方法である．このほかの方法としては重ね合わせた粘着面を引き剥がすのに必要な力を測定する粘着力試験や垂直の試験板に張り付けられた粘着面が，一定荷重により剥がれて落下する時間を測定する保持力試験などがある．

参考：JIS Z0237　粘着テープ・粘着シート試験方法

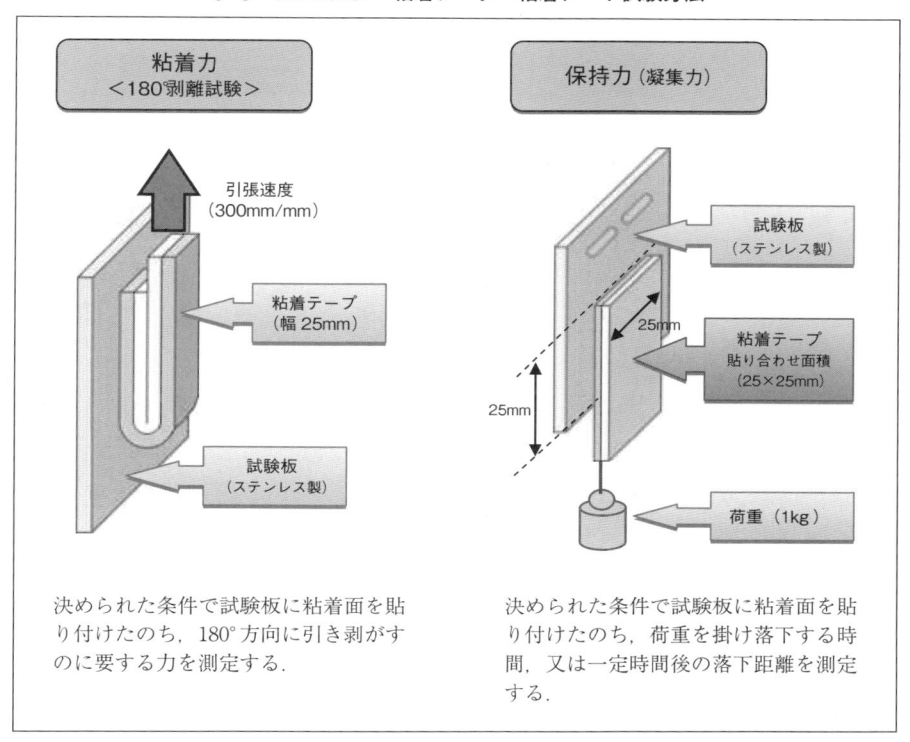

粘着力
＜180°剥離試験＞

引張速度
（300mm/mm）

粘着テープ
（幅25mm）

試験板
（ステンレス製）

決められた条件で試験板に粘着面を貼り付けたのち，180°方向に引き剥がすのに要する力を測定する．

保持力（凝集力）

試験板
（ステンレス製）

25mm

粘着テープ
貼り合わせ面積
（25×25mm）

25mm

荷重（1kg）

決められた条件で試験板に粘着面を貼り付けたのち，荷重を掛け落下する時間，又は一定時間後の落下距離を測定する．

第2章　試験項目と対策

Ⅰ．基礎編
1. 物理薬剤学
2. 生物薬剤学
3. 製剤工学
4. 医薬品開発と生産

Ⅱ．応用編
1. 固形製剤
2. 無菌製剤
3. その他の製剤

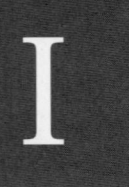

I 基礎編
試験項目と対策

1 物理薬剤学

　プレフォーミュレーション過程やその後の製剤設計研究，工業化研究では，原薬や添加剤の評価対象である物理薬剤学的及び生物薬剤学的特性を明らかにするとともに，これらの物性を踏まえた合理的かつ効率的な製剤設計によって最適な剤形を創製することが重要な目的となる．一方，生産工程でもこれらの物理薬剤学や，これを基盤とした製剤工学などの種々の学識と高度な技術による工程管理や品質保証が不可欠である．したがって，製剤技師に求められる物理薬剤学の学識範囲は広く，期待されるレベルも決して低くはないが，柔軟でバランスのとれた職能を一層活発に発揮するために，これまでに修得した知識の再整理と新たな情報の収集が望まれる．出題頻度に高低はあるが，以下に述べる全項目が出題対象となるので，まんべんなく準備しておくことが肝要である．

　なお個々の過去問に関しては，［問題と解説編］において詳述しているので，必ず参照していただきたい．

(1) 熱力学と相平衡

> 🔑 **キーワード**
> 熱力学の諸法則（エントロピー，エンタルピー，自由エネルギー），物質の相，相平衡と相図，共融混合物
>
> ⚠️ **留意点**
> 共融混合物，固溶体，分子化合物を形成する際の相図の理解には十分に慣れておく必要がある．
>
> ✏️ **問題例**
> （エントロピー，自由エネルギー）　5-1問（第5回認定試験第1問，以下このように略記する）

対策

①熱力学の諸法則

エンタルピー（H），エントロピー（S），自由エネルギーはいずれも製剤設計に直接に関係するパラメーターではないが，日局一般試験法「熱分析法」中の示差走査熱量測定法（DSC）の原理や溶解度の理論的展開にも関係しており，$\Delta G = \Delta H - T\Delta S$の関係式を介した定圧・定温条件下での化学反応における，以下のGibbs自由エネルギー変化（ΔG）と平衡定数（K）の間の関係式などを理解するにあたって，熱力学における重要な示量性状態量であるので，基本的概念を整理しておくことが大切である．

$$\Delta G = -RT\ln K \quad または\quad K = \exp(-\Delta G/RT)$$

ただし，R：気体定数

②物質の相，相平衡と相図

ある物質が一定の温度と圧力下で2相（気体，液体または固体）以上で存在する状態を相平衡という．相平衡や相図の理解は，共融混合物の調製による固体医薬品の微粉化や，固体分散体（固溶体），分子化合物による溶解度の改善に際して重要である．したがって，相平衡の概念や次式で示されるGibbsの相律における自由度（多成分が多相平衡にある場合，相の数を変えずに独立に変化できる状態変数（温度，圧力，組成など）の数）について正確な理解が求められる．

$$F = C + 2 - P$$

ただし，F：自由度，C：成分数，P：平衡時に存在する相の数

また共融混合物を形成する場合の相図において，共融点の意味について再度確認しておくことが重要である．

(2) 化学平衡

キーワード
酸・塩基平衡，水素イオン濃度（pH），緩衝作用，酸・塩基の解離定数と分子形及びイオン形

留意点
本認定試験の受験者には，"今さら！"という感があるかもしれないが，これらの基本項目はいずれも溶液系における理論展開において"[基礎編]中の基礎"ともいうべき，極めて重要なものであるので，今一度原点に立ち戻って復習しておこう．

問題例
（緩衝液の理論的pH）5-3問

> 対策

①酸・塩基平衡

1) プロトン供与体・プロトン受容体としての酸・塩基の定義，共役酸・共役塩基の概念，化学平衡における質量作用の法則，酸・塩基の電離平衡（解離のうち，特にイオンが生成する場合を電離という），強酸と弱酸，強塩基と弱塩基，電離度，水の電離におけるイオン積などが主なポイントとなる．

2) 弱酸や弱塩基の電離平衡式から定義される酸解離定数（K_a）とpK_aの関係（$pK_a = -\log K_a$），及びこの値の大小と酸，塩基の強弱についても理解しておくことが重要である．

②水素イオン濃度（pH）

1) pHは次の関係式で定義される．$\log(1/[H_3O^+]) = -\log[H_3O^+] = pH$

2) 特殊酸−塩基触媒反応における式の理解に際して，水の電離におけるイオン積では$K_w = [H_3O^+][OH^-] \fallingdotseq 10^{-14}$（1atm, 25℃）であり，したがってpH + pOH = pK_wの関係が成立することを覚えておくことが必要である．

③緩衝作用

1) 弱酸とその共役塩基の塩，または弱塩基とその共役酸の塩の混合溶液（緩衝液）は，外部から少量の酸や塩基が加えられても，そのpHをほぼ一定に保つ性質（緩衝作用）をもつ．この混合溶液は希釈してもpH変化はほとんど起こらないということも確認しておく．緩衝液の選択と調製は，注射剤や点眼剤の製剤設計において特に重要である．

2) 弱酸とその共役塩基の塩の濃度をそれぞれC_a及びC_bとすれば，両者の間の電離平衡の関係から次のヘンダーソン・ハッセルバルヒの式が成立するので，計算問題に対応して確認しておくことが大切である．

$$pH = pK_a + \log(C_b/C_a)$$

④酸・塩基の解離定数と分子形及びイオン形

1) 医薬品は弱酸性や弱塩基性の有機化合物が多く，これらの弱電解質は水中でイオンに解離する．このときのイオン形と分子形の濃度については，解離定数を介した弱酸HAと弱塩基Aの電離平衡式から，以下の最終式（ヘンダーソン・ハッセルバルヒ（Henderson-Hasselbalch）式または緩衝式）が得られる．

$\log([イオン形の酸]／[分子形の酸]) = pH - pK_a$
または $\log([分子形の塩基]／[イオン形の塩基]) = pH - pK_a$

2) 上式は物理薬剤学分野で最も重要な式の1つであるので，間違いのないよう確実に覚えておきたい（両者を混同しないように，弱酸または弱塩基のいずれか一方を記憶し，もう一

方は左辺の分母・分子の関係が逆になると理解すればよい）．計算問題として出題される可能性が高いので，対数の取扱いにも慣れておくことが大切である．

（3）反応速度

> 🔑 **キーワード**
>
> 反応次数と速度定数，アレニウス式，酸−塩基触媒反応
>
> ⚠️ **留意点**
>
> 製剤設計や製造工程において，反応速度論に基づいた有効成分や製剤の安定性の評価と予測に合理的に活用できることが必須である．0次，1次反応速度式を中心とした半減期や有効期間の算出法，弱電解質医薬品の溶液製剤の安定性の面における至適pHの考え方，反応速度定数に及ぼす温度の影響などは特に重要である．本節で関係する基本的事項は，受験者の職務分野を問わず，既に日常業務に広範囲に取り込まれているので，比較的準備しやすいのではないかと思われる．
>
> ✏️ **問題例**
>
> （反応次数と半減期）5−4問，（初濃度と半減期）1−8問，3−5問．（アレニウス式）2−1問，4−7問，（特殊酸−塩基触媒反応）1−8問，4−7問

対策

①反応次数と速度定数

1）反応速度式 $-dC/dt = kC^n$ における左辺が反応速度，C 及び n はそれぞれ濃度と反応次数であり，k と t はそれぞれ反応速度定数と時間である．この式から，①次数は一般には整数である，②速度定数の次元は反応次数により異なる，③1次反応における速度定数の次元は時間のみで表わされ，したがって初濃度には依存しない，などを確認しておく．

また，上式の積分型として得られる0次，1次，2次反応速度式（特に前2者）は極めて重要であるので，覚えておくことが必須である．さらに，これらの反応速度式から得られる半減期は，1次反応では0次（初濃度に比例）や2次反応（初濃度に反比例）とは異なって，初濃度に関わらず一定であるという特徴は，重要なポイントである．

2）計算問題が出題されるので，基本的な式は十分に使えるようにしておかねばならない．1次反応に関する計算問題では，自然対数表示（ln）での式と常用対数表示（log）での式の間に2.303という変換係数が関係するので，式の取扱いの際に忘れないように注意する必要がある．

また水中で懸濁している薬物粒子の分解反応における擬1次反応の取扱い，基本的な素反応（可逆反応，逐次反応，併発反応）における薬物分解量と分解物生成量の経時的プロファ

イル，可逆反応における平衡定数と温度の関係（吸熱反応では高温ほど反応性大，発熱反応ではこの逆）についても理解しておくことが重要である．

②アレニウス式

1）アレニウス式は本認定試験において最も重要な式の1つであるので，確実に覚えておかねばならない．アレニウス式は，①反応次数に関わらず成立し，固体反応にも適用できる，②触媒が存在すると活性化エネルギーは低下するので，速度定数が増加し反応の進行が促進される，③活性化エネルギーが大きくなるほど反応は起こりにくくなる（kが減少するため）が，速度定数の温度依存性は大きくなる，という事実をグラフによって確認しておくことが重要である．

2）活性化エネルギーが異なる医薬品の安定性に及ぼす温度の影響については，高温で安定な医薬品のほうが，低温でも常に安定であるとは限らないことに注意したい（グラフを描けば明らかなように，高温と低温の間でアレニウス・プロットが交差する場合がある）．

③酸-塩基触媒反応

1）医薬品の分解反応は触媒の影響を受けるが，分解速度が用いた緩衝液成分や共存する塩の濃度には影響されず，pH（すなわち，H_3O^+またはOH^-）のみに依存する場合を特殊酸-塩基触媒反応という．最終的に整理された式から，pHに対して$\log k_{obs}$（k_{obs}：みかけの分解速度定数）をプロットしたグラフ（pHプロファイル）は，酸性側では傾きが-1の直線，塩基性領域では+1の直線となり，v字型の挙動を示す．すなわち，式から分解速度定数を最小（最も安定化）とするpH_{min}を理論的に計算することができる．なお，分解速度がpHに依存せず，溶媒自体の作用のみによる場合のpHプロファイルは，当然，横軸に平行な直線となる．

2）イオン性薬物の溶液中での分解速度は，溶液のイオン強度（μ）に影響される．イオン強度は次式中の係数Bに関係し，イオンが同符号に荷電している場合と異符号に荷電している場合に応じてBは正負の値をとるので，反応速度定数への影響のしかたが逆になることを理解しておくことが大切である．

$$\log k_{obs} = A + B\sqrt{\mu} \quad (A, B：定数)$$

3）式及びpHプロファイルから，酸性側ではpHが1だけ増加すると，分解速度定数は1桁低下する（塩基性側ではこの逆），という結果は重要である．

(4) 物質の溶解

> 🔑 **キーワード**
>
> 溶液の濃度と性質（蒸気圧降下，沸点上昇，凝固点降下，浸透圧），物質の溶解と溶解速度，

溶解した物質の膜透過速度，溶解に対する酸・塩基反応の役割

> ⚠ **留意点**
>
> 溶液の性質に関する製剤上の問題として，溶解性，安定性，等張化，緩衝性，イオン解離などの種々の現象があり，これらのほとんどは溶液論の基本をなすものである．本節では特に，BAに直結する解離性固体薬品の溶解現象と生体内での膜透過を想定した吸収理論を重点的に押さえておくことが必要である．

> ✎ **問題例**
>
> （結晶多形，無晶形，水和物，無水物の溶解性）1－5問，（Hixson-Crowellの式）1－5問，2－5問，（安定形，準安定形及び無晶形の溶解度）3－2問，（多形転移）4－5問，（結晶多形の示差走査熱量測定法DSCと粉末X線回折測定法）2－8問，4－5問，（微小熱量計）2－8問，（ファント・ホッフ式）3－4問，（溶解熱と溶解度）4－8問，（溶解現象における拡散係数）5－5問，（弱酸性薬物の溶解度）3－8問，（ヘンダーソン・ハッセルバルヒ式）4－8問

対策

①溶液の濃度と性質

1）溶液は2つ以上の成分からなる分子分散系であり，溶液中のいずれの部分においても化学的組成や物理的性質が均一なものとして定義される．広義には溶質，溶媒とも固体の場合も含まれるので，固体分散体も溶液の範疇に入る．溶液の種類として，理想溶液，無熱溶液，正則溶液，希薄溶液，電解質溶液，高分子溶液があるが，これらの中で製剤設計に密接な関係をもつものは希薄溶液と電解質溶液である．なお希薄溶液にはラウール（Raoult）の法則が近似的に適用でき，これに基づいた束一性（溶媒が同じであれば，蒸気圧降下，沸点上昇と凝固点降下，浸透圧はすべて溶存する溶質分子の数に依存し，溶質の性質には無関係である）が成立することを覚えておくことが大切である．

2）浸透圧の概念は，日局一般試験法「浸透圧測定法（オスモル濃度測定法）」の基礎となるので，凝固点降下法との関係から十分に理解しておくことが重要である．

②物質の溶解と溶解速度

固体薬品の水への溶解性は，製剤設計の際や消化管吸収におけるBA（Bioavailability，生物学的利用能）を検討するうえにおいて極めて重要である．

1）溶解度：

薬物の溶解度（モル分率）X_B は，理論的には，溶媒及び溶質の溶解パラメーターを含む補正項 C を入れた次式（Scatchard-Hildebrand式）によって表わされることを理解しておく．

$$\ln X_B = -\Delta H_f / R(1/T - 1/T_f) - C$$

ただし，ΔH_f：融解熱（溶解熱），T_f：融点，T：絶対温度

上式から明らかなように，縦軸を$\ln X_B$，横軸を$1/T$として片対数プロット（ファント・ホッフプロット）すると，右下がりの直線関係が成立する．このグラフから同一薬品の場合には温度が高くなるほど溶解度は増大し（ただし，吸熱反応の場合．発熱反応の場合は減少），また結晶構造が準安定形となって融解熱が減少する（したがって，傾きが低下する）と，融解熱が大きい安定形より溶解度が高くなることを理解しておく．

2）溶解度に影響を及ぼす因子：
 固体の溶解度は，温度，圧力，pH，溶媒，第3物質（溶解補助剤や可溶化剤の添加による可溶化）などの影響を受ける．また微粉化した場合には，理論的には粒子径が減少するほど溶解度が増加すること（Ostwald-Freundlich式）も重要である．

3）溶解速度：
 溶解度の時間的経過に関する式については，Fickの第一法則に基づいた拡散モデルに基づく理論式（Noyes-Whitney-Nernst式）と，3つの仮定（①単分散系である，②粒子は球形である，③溶解初期（$C_s \gg C$：シンク条件下）であること，を踏まえた簡単なモデル式から誘導されたHixson-Crowell式（立方根法則の式）についての理解が重要である．

4）Noyes-Whitney-Nernst式において溶解初期では$dC/dt \fallingdotseq kSC_s$（一定）となるので，溶解度曲線は直線となることを理解しておくことが大切である．また拡散係数に及ぼす種々の因子（例えば，温度，攪拌速度など）の影響についても整理しておくことが重要である．

5）結晶多形などについては，①結晶形間で溶解熱が異なるため，溶解度も異なる，②非晶質は格子エネルギーが結晶形よりもはるかに小さいので，溶解度は常に対応する結晶形より大きい，③非晶質固体は結晶内での分子配列に規則性がないので，一定の融点を示さない，④水和物より無水物のほうが一般に溶解度が高い，ことなどに注意しておく．

③溶解した物質の膜透過速度

1）生体膜を通しての薬物透過に関しては，Fickの第一法則から導かれる重要な膜透過式を十分に理解しておく必要がある．この式において，膜透過速度は，定常状態において膜の両側における薬物濃度差，膜中での薬物の拡散定数，膜面積，薬物の分配係数に比例し，膜厚に半比例することを理解しておくことが大切である．

2）式から，理論的には脂溶性が高い（＝分配係数が大きい）薬物ほど，吸収が速やかに起こることを確認しておくこと．

④溶解に対する酸・塩基反応の役割

1）弱電解質の溶解度はpHによって大きく影響されるので，注射剤や点眼剤の処方設計，また経口投与製剤の体内での薬物吸収性を検討する際に極めて重要である．当然のことながら，総溶解度(S_t)＝イオン形の溶解度$(S_t - S_0)$＋分子形の溶解度(S_0)の関係を踏まえて

前述のヘンダーソン・ハッセルバルヒ式を変形すれば，以下の式が容易に導かれる．

弱酸性薬品：$\log[(S_t - S_0)/S_0] = \mathrm{pH} - \mathrm{p}K_a$

弱塩基性薬品：$\log[S_0/(S_t - S_0)] = \mathrm{pH} - \mathrm{p}K_a$

ただし，S_t：総溶解度，S_0：分子形の溶解度

2）計算問題における対数の取扱いに注意すること．弱酸性，弱塩基性薬品のいずれについても前述の式で右辺＝0としたとき，左辺から $S_t = 2S_0$ が得られ，薬品の $\mathrm{p}K_a$ 値に等しい pH において総溶解度は分子形の溶解度の2倍となることを確認しておく．また，分子形の溶解度は pH の影響を受けないことも自明である．

(5) 界面現象

> 🔑 **キーワード**
>
> 界面の性質（表面張力，界面張力，界面吸着），代表的な界面活性剤の種類と性質（HLB，ミセル形成，クラフト点，曇点），乳剤の型と性質（クリーム分離，凝集，合一），代表的な分散系，分散粒子の沈降現象と安定化（DLVO理論）

> ⚠️ **留意点**
>
> 界面化学に関する学識は，懸濁剤や乳剤をはじめ，各種の半固形製剤や注射剤の調製にあたって必須であるが，これらの製剤設計や製剤工程で乳化，分散などの技術に関係するほか，薬物スクリーニング，安定性試験や生体内での効率的な薬物吸収にも関係している．本試験における［基礎編］問題に対しては，重要な界面化学的現象とこれらに関係する専門用語の正確な理解に努めよう．

> ✏️ **問題例**
>
> （表面張力と界面の性質，Gibbs の吸着等温式）2－6問，（クラフト点，HLB，臨界ミセル濃度）1－2問，4－4問，（曇点）1－2問，2－2問，（ミセル形成）3－1問，4－4問，（HLB の計算）5－8問，（乳剤の型と性質）2－7問，（エマルションの不安定化の経路）4－1問，（コロイド分散系におけるブラウン運動）1－4問，（親水コロイドにおける塩析）1－4問，（限外顕微鏡）1－4問，（疎水コロイドにおける粒子間距離と安定性）1－4問，5－2問

対策

①界面の性質

1）界面と表面については以下の区別を明確にし，表面張力を正確に理解しておくことが重要である．

ⅰ）界面：

2つの相が共存するとき，その相の境界をいう（例：液／液界面，固／液界面）．

ⅱ）表面：

2つの相のうち，一方が気相の場合をいう（例：固／気→固体表面）．

ⅲ）表面（界面）張力：

液体は常に表面（界面）を小さくしようとする性質があるが，内部から液体分子を表面に移して，表面積を1cm^{2}だけ広げるのに要するエネルギー[erg/cm^2]をいう．この値が大きいほど，界面での両相の接触面積は小さくなる．また，液滴になりやすい（一定体積の液体の表面積が最小となるのは，この液体の形状が真球のときであるため．例：水銀）．

2）表面張力の測定法や，溶液の表面張力とこれに関わるGibbsの吸着等温式（次式）による溶質の吸着様式を理解しておくことが重要である．

$$\Gamma = -C/RT \cdot d\gamma/dC$$

ただし，Γ：単位面積当たりの溶質の吸着量，C：溶質の濃度，γ：表面張力．上式に基づいて，正吸着（$d\gamma/dC < 0$ → $\Gamma > 0$）と負吸着（$d\gamma/dC > 0$ → $\Gamma < 0$）
また界面活性剤分子は液体表面へ選択配向（正吸着）することを理解しておくことが大切である．

3）一般に温度が上昇すると表面張力は減少する，という事実は重要である（理論的に説明できる）．

②代表的な界面活性剤の種類と性質

1）界面活性剤は，以下の3条件すべてを満たすものをいう．①固／液または液／液界面において，その界面（表面）張力を著しく減少させる，②溶液内部においてcmc以上の濃度でミセルコロイドを形成する，③分子内に親水基と親油基をもち，液体表面に選択的に配向する．なお，界面活性剤の機能性に関係する臨界ミセル濃度（cmc：この値が小さいほど機能性に優れる）は，最も基本的で重要な事項である．

2）日局に収載されているイオン性，非イオン性及び両性界面活性剤の名称と，これらの活性剤のHLB値（親水－親油バランス：一般に0＜HLB＜20，おおむね7以上が親水性で，この値が大きくなるほど親水性大），o/w型乳化剤とw/o型乳化剤に適したHLB値の範囲などは重要である．また異なるHLB値をもつ2種類の活性剤を処方中で併用した場合のHLB値（所要HLB）に関する簡単な計算問題は，十分に押さえておくことが肝心である．所要HLB値の計算式は，次式のとおりである．

$$(HLB)_{mix} = w_1(HLB)_1 + w_2(HLB)_2$$

ただし，w_1，w_2：乳化剤1，2の重量分率

3）可溶化剤と可溶化の概念に関する理解も不可欠である．さらに温度が関係する活性剤の特性値として，クラフト点（イオン性活性剤）と曇点（非イオン性活性剤）の定義についての理解も大切である．

4）cmcは「臨界」名が関係する他の現象（例えば，臨界温度）のように明確な数値を示すのではなく，一定の濃度範囲として示されることを理解しておくことが重要である．界面活性剤が集合して1個のミセルを形成するために最小限必要な分子数（会合数）は界面活性剤ごとに決まっており，ミセル形成は逐次的に進行するからである．

5）前項に関係して，cmc以上の濃度では，活性剤分子はミセルを形成している会合コロイドと単分子状態のものが共存しているという事実は重要なポイントである．

6）ミセルは熱力学的に安定（⇔エマルションは不安定）であることもよく理解しておきたい．

③乳剤の型と性質

1）基本的にはo/w型とw/o型があるが，DDSに関連してw/o/w型エマルションのような複合（多相）エマルションもある．なおエマルションは物理化学分野で用いられる用語であり，日局製剤総則中で関係する乳剤は，"有効成分を微細均等に乳化した経口液剤"であり，また経皮投与製剤のクリーム剤は，"水中油型又は油中水型に乳化した半固形の製剤"と規定されている．

2）エマルションの型の判別法に加えて，エマルションの熱力学的不安定性を改善するための乳化剤の種類，エマルションの破壊（2相分離）過程における凝集と合一（凝集は可逆的，合一は非可逆的），クリーミングの概念の理解も必要である．

3）乳化剤は乳剤を安定化するための添加剤であるが，日局に収載されている吸水クリームと親水クリームの処方において，いずれもo/w型とw/o型の2種類の乳化剤が併用されているのは，両者の併用によってより良好な乳化状態を期待するためである，ということを理解しておくことが重要である．

4）リピッドマイクロスフェアを利用したエマルションタイプのDDS注射剤（静注用脂肪乳剤：プロスタグランディンE_1，パルミチン酸デキサメタゾン）が使用されているので，記憶しておきたい．

④代表的な分散系

分散媒の中に分散相の微細粒子が分散した状態が分散系である．分散系は分散粒子の大きさによって分子分散系，コロイド分散系，粗大分散系に分類され，本項で重要なのはコロイド分散系である．

1）コロイドの種類として，会合コロイド（ミセルなど）と分子コロイド（高分子の水溶液など）があり，親水コロイド（水中で分散相が溶解しているもの．例：会合コロイド，分子コロイド）と疎水コロイド（分散相は溶解せずに分散しているもの）の区別がなされていることを理解しておく．

2）コロイドの光学的性質（チンダル現象），熱運動（ブラウン運動），電気的性質（電気二重層，ゼータ電位，電気泳動）などに関する基本的事項についても理解しておくことが必須

である.
3) コロイドの安定性に関して,凝析(疎水コロイド)と塩析(親水コロイド)についても理解が必要である.
4) 疎水コロイドの水溶液中での安定性に及ぼす電解質,ファンデルワールス力,静電反発力などの影響に関するDLVO理論は重要であり,これまでに2回出題されているので,凝析や凝析価とともに理解を深めておきたい.

⑤分散粒子の沈降現象と安定化
1) 分散粒子と分散媒の密度差に基づく乳剤中のエマルション液滴の浮上や懸濁剤中の薬物粒子の沈降現象に関して,ストークス式に基づいてこれらの製剤の物理的安定性の維持・改善策(浮上または沈降の遅延化)を図ることができる.この式は完全に覚えておくことが大切である.

Stokes式:$v = d^2(\rho_p - \rho_0)g/18\eta$

ただし,v:粒子の沈降(または浮上)速度,d:粒子(または液滴)径,ρ_p:粒子(または液滴)の密度,ρ_0:分散媒の密度,η:分散媒の粘度,g:重力の加速度

2) ストークスの式から物理的安定化策(vをできるだけ小さくする)として,①粉砕などによる粒子径の減少,②適切な分散媒の選択(→$\rho_0 ≒ \rho_p$とする),③増粘剤の添加(ηの増大)などを理解しておこう.

(6) 製剤材料の物性

🔑 キーワード

流動と変形(レオロジー)の概念及び流動特性(ニュートン流体,非ニュートン流体,ダイラタンシー,チキソトロピー),粘度及び極限粘度,粘度と温度,高分子の構造と高分子溶液の性質,製剤分野で汎用される高分子の物性,粉体の性質(粒子径,密度,流動性,充填性,ぬれ,吸湿性),製剤材料としての分子集合体,薬物と製剤材料の安定性と安定化法,粉末X線回折測定法の原理と利用法,製剤材料物性の測定法(熱分析,赤外吸収スペクトル測定,比表面積,粒子密度,水分測定,粘度,pH)

⚠️ 留意点

1) レオロジー

製剤分野において,レオロジーに関する基礎知識は,半固形製剤や液状製剤の製剤設計,一部の製剤添加物(例えば,デキストラン40及び同70:いずれも極限粘度が規定された血漿増量剤)の品質管理の面において極めて重要である.

2）高分子化合物の物性

高分子性の製剤添加物が多数利用されているが，これら化合物の高分子鎖の構造（一次構造，二次構造，三次構造）と形態，高分子溶液の性質（置換度と溶解度，貧・良両溶媒中での高分子の状態，粘度と分子量の関係）も，製剤設計の段階で把握しておくべき重要なポイントである．

3）粉体物性

ほとんどの製剤には最終剤形の如何に関わらず粉末状物質が関わっている．したがって，粉体物性の測定法とこれに基づいた適切な物性評価に加えて，これらに関わる専門用語を正しく理解しておくことが必須である．

これらのほかに表面特性として，ぬれ（拡張ぬれ，浸漬ぬれ，付着ぬれ，接触角，Washburnの式など），吸湿（臨界相対湿度とElderの仮説）が重要である．

4）製剤材料としての分子集合体

種々の製剤特性の改善や向上を図るための分子集合体の概要を把握しておく必要がある．

5）薬物と製剤材料の安定性と安定化

医薬品製剤の安定性に及ぼす種々の物理的要因と化学的要因について整理するとともに，添加剤による安定化についても開発例を参考にして理解しておくことが望まれる．

> **問題例**
>
> （粘度の単位と測定法）1－1問，（チキソトロピー）1－1問，3－7問，（ダイラタント流動）1－1問，3－7問，（ニュートン流体と非ニュートン流体，塑性流動）2－4問，3－7問，（準粘性流動）3－7問，（粘性流体，塑性流体と流動様式）4－6問，（高分子溶液の性質）1－7問，（製剤用高分子の機能性と用途）5－7問，（非晶質の結晶特性，粉体のぬれ）1－3問，5－6問，（比表面積）1－3問，4－3問，（ガス吸着法による粒子径測定）1－3問，4－3問，（レーザー回折法による粒子径測定法）4－3問，（粉砕と比表面積及び安息角）1－6問，2－3問，（オリフィスからの流出速度）1－6問，2－3問，（滑沢剤の添加と流動性）1－6問，2－3問，4－3問，5－6問，（造粒と流動性）2－3問，（粒子の投影像と粒子径の名称）2－3問，（空隙率の計算問題）3－6問，（かさ密度）4－3問，（臨界相対湿度）4－3問，5－6問，（回折ピーク強度と結晶形の同定）2－8問

対策

①流動と変形（レオロジー）の概念

1）粘度及び極限粘度の定義と単位を日局一般試験法「粘度測定法」で確認しておくことが必要である．

2）ニュートン流体（ニュートンの粘性法則が成立）と非ニュートン流体の区別，レオグラム（縦軸をせん断速度，横軸をせん断応力で表わしたグラフ）上の流動曲線と粘度の関係〔流

動直線と縦軸または流動曲線の接線と縦軸とのなす角度の正接が粘度（またはみかけの粘度）に相当] などは，必須の基本的事項である．
3）各種の流動曲線の特徴とこれらに関係するレオロジー特性（ダイラタンシーとチキソトロピーの概念）の理解は必須である．なおレオグラムにおける流動様式の名称のうち，各種の教科書や参考書間で準－（quasi－）と擬－（pseudo－）の取扱いにかなりの混乱がみられるが，正しくは，原点を通りかつ曲線を示すものが準粘性流動であり，原点を通らず横軸切片をもち，かつ曲線を示すものが擬塑性流動である．
4）粘度に及ぼす温度の影響については，アレニウス式に類似した次式が成立する．
　　　　Andradeの式　　$\eta = A \exp(E/RT)$
この式に基づいて，粘度は温度の上昇に伴って低下（粘度の対数値と絶対温度の逆数の間に右上がりの直線関係が成立）することを理解しておくことが大切である．

②高分子の構造と高分子溶液の性質

　セルロース誘導体のような高分子化合物は，低分子量の構成単位（単量体）が規則的に鎖状に連結した，一般に分子量が10,000程度以上の物質であり，次のような多くの特徴をもつ．
1）高分子化合物の物性
　　①化学的安定性が高い，②同じ濃度の低分子溶液に比べて溶液の粘度が高い，③溶液中では拡散しにくい，④半透膜を透過しにくい，⑤分子量が異なるものの混合物であるので，基本構造が同じであっても分子量の不均一性に基づいて物性に差異を生じる，⑥結晶化が遅く，高分子液体を冷却しても非晶質固体に変化しやすい．
2）高分子の溶解性は分子量が増大するほど低下し，不均一性（分子量，組成，立体規則性など）の影響が大きくなる．
3）高分子と親和性のある溶媒（良溶媒）中では高分子は比較的延びた形をとるために粘度は高いが，貧溶媒中では逆に縮んだ状態をとるため，粘度は低下することも記憶しておく．
4）極限粘度 $[\eta]$ と平均分子量Mの関係式（$[\eta] = KM^a$，K，a：定数）からも明らかなように，分子量が増大するにつれて，粘度は，当然，増加することも押さえておく．

③製剤分野で汎用される高分子の物性

　高分子は多岐にわたる特性と機能により広範囲に利用されているが，製剤添加物としては，以下の機能に注目しておくべきである．
1）高分子添加剤の機能
　ⅰ）分散，凝集作用：
　　　界面吸着現象に基づいた,懸濁剤などへの添加による粒子の凝集作用（濃度が低い場合）または分散作用（濃度が高い場合），乳剤中の油滴表面への界面化学的吸着による浮上抑制としての安定化

ii）接着作用：
  高い粘性を利用した固形製剤用結合剤としての機能
iii）膨潤作用：
  体積は増大するが粘度は増加しないという特性を利用した，崩壊剤としての機能
iv）皮膜形成性：
  成膜特性を利用した固形製剤用フィルム・コーティング基剤（胃溶性，腸溶性，徐放性）やマイクロカプセルの被膜基剤としての機能
v）粘着性：
  生体内粘膜への付着性特性を利用した放出制御や徐放性基剤としての機能
vi）生分解性：
  生体内で酵素的または非酵素的に分解を受ける特性を利用した，DDS用素材としての機能
vii）薬物担持性：
  薬物担持特性を利用した，マトリックス素材としての機能
2）製剤添加物として利用されている半合成高分子や合成高分子は多数に及ぶが，主な添加物名とそれらの機能は，日常の業務を通して十分に整理しておくことが望まれる．

④粉体の性質

粉体物性は個々の粒子に関係する1次物性と，粒子の集合体である粉体としての2次物性，さらに2次物性が集積された3次物性に分類されるので，以下のような関連項目の正確な区別と理解が必要である．

1）粉体物性
  i）1次物性：
    粒子径とその定義及び測定法，粒子形状，粒子密度など
  ii）2次物性：
    粒子径分布と平均粒子径，比表面積の定義とこれらの測定法，かさ密度とタップ密度及びかさ比容積
  iii）3次物性：
    充塡性（タップ密度及び空隙率），流動性（安息角，オリフィス（円孔）からの流出速度）
2）空隙率は次式で示されるが，容器中の粉体の充塡特性，特に錠剤の圧縮状態を評価する際に必要な数値である．

  $\varepsilon = 1 - \rho_B/\rho_P$　ε：空隙率，ρ_B：かさ密度，ρ_P：粒子密度

  上式は簡単な式ではあるが極めて重要であるので，ぜひ暗記して計算問題に対応できるようにしておくことが大切である．
3）粉体のかさに関する用語である，かさ密度[g/cm³]とかさ比容積[cm³/g]については，これ

ら両者の数値は互いに逆数の関係にあることを理解しておく．
4）大粒子に微粒子を添加した際の混合粉体の流動性は，微粒子の添加濃度が増大するにつれて急激に改善されるが，最適濃度（0.5%程度）が存在し，これ以上の濃度では再び流動性が低下するという事実も重要である．
5）比表面積測定法（空気透過法とガス吸着法）については，前者は粉体層中を流れる空気抵抗から流体力学的取扱い（コゼニー・カルマン式）によって概括的な比表面積を求めるのに対して，後者では個々の粒子表面における不活性ガス分子のBET式に基づく吸着現象から求められるので，同一粉体であっても測定原理が異なれば測定値も異なる（後者のほうが大），という事実は重要である．
6）日局では粉体物性に関わる以下の測定法などが一般試験法と参考情報として収載されているので，定義と測定法の概要について理解しておきたい．①比表面積測定法，②粒度測定法（光学顕微鏡法，ふるい分け法，レーザー回折法（参）），③かさ密度及びタップ密度測定法，④粉体の粒子密度測定法（参），⑤粉体の流動性（参），⑥固体又は粉体の密度（参）

⑤製剤材料としての分子集合体

1）溶解性や安定性の改善，製剤からの薬物の徐放化，ターゲティングなどを目的とした分子集合体の例として，①結晶多形，②溶媒和物及び水和物，③非晶質，④包接化合物，⑤リポソームなどがある．それぞれの項目でこれらの物質の特徴・物性と主要例について理解しておく．
2）結晶多形の相転移（準安定形→安定形）については，可逆的な場合（互変形）と非可逆的な場合（単変形）があること，またファントホッフ・プロットにおいて準安定形と安定形直線の交点に相当する温度が転移温度に相当することも覚えておきたい．

⑥薬物と製剤材料の安定性と安定化法

医薬品製剤は保存中に種々の要因により安定性が低下するので，これらの品質確保と保証のための製剤設計が必要である．要因として，物理的要因と化学的要因がある．
1）安定性に及ぼす要因
　ⅰ）物理的要因：吸湿・温度の上昇→外観変化と分解，非晶質の結晶化，多形転移
　ⅱ）化学的要因：薬物間の相互反応，温度，pH，イオン強度，酸化，加水分解，光分解など．
2）添加剤による安定化法
　ⅰ）複合体の形成による分解の抑制：カフェインによるプロカインの安定化
　ⅱ）包接化合物形成による安定化：シクロデキストリンによるプロスタグランジンE_1やプロスタサイクリンの包接化
　ⅲ）プロドラッグ化による安定化：エリスロマイシンエチルコハク酸エステル，トコフェロール酢酸エステル，トコフェロールコハク酸エステルカルシウム

3）温度，pH，イオン強度の影響の仕方については，本項の（3）反応速度（285ページ）を参照のこと．また有効期限や使用期限，さらに医薬品申請の際に，「安定性試験法ガイドライン」（医薬審発第0603001号，平成15年6月3日，厚生労働省）に基づいた，安定性試験法（苛酷試験，加速試験，長期保存試験）の試験条件に関する学識は，製剤技師に求められる必須要件の1つである．

⑦粉末X線回折測定法の原理と利用法

1）粉末X線回折測定法の原理

日局一般試験法「粉末X線回折測定法」では，"粉末試料にX線を照射し，その物質中の電子を強制振動させることにより生じる干渉性散乱X線による回折強度を，各回折角について測定する方法である."とされており，X線回折がBragg（ブラッグ）の法則により散乱X線に干渉が生じることを利用している．

2）測定法の特徴

以下の項目は本測定法の重要なポイントであるので，確実に頭に入れておきたい．
①他の分析法とは異なって，非破壊的な測定法であり，温度・湿度条件によらず測定が可能，②信頼性の高いX線回折パターンの測定には，微結晶試料が「無配向」していることが重要である，③定性的（同定），定量的測定のいずれもが可能，④非晶質については結晶化度（非晶質と結晶の割合）の評価も可能

3）結晶性試料の場合はその物質に特徴的な回折パターンを示すが，非晶質試料は結晶構造に規則性がないため，回折パターンにおけるピーク強度の強弱関係がなく，平坦でブロードなパターン（ハロ・パターン）を示すことを理解しておく．

⑧製剤材料物性の測定法

以下の物理的・分光学的測定法は，プレフォーミュレーション過程や生産工程中で原薬や添加剤を対象とした物性評価における重要な測定法であるので，原理と概要について知識を十分に整理しておくことが必要である．

1）日局一般試験法に規定されている測定法の対象となる特性または物性

ⅰ）熱分析：

「熱分析法」には"物質の温度を一定の温度プログラムによって変化させながら，その物理的性質を温度または時間の関数として表示するもの"と規定されている．ⅰ）示差熱分析法（DTA：試料の熱的挙動を温度変化として検出する），ⅱ）示差走査熱量測定法（DSC：試料の熱的挙動を熱量（エンタルピー）変化として検出する），ⅲ）熱重量測定法（TG：試料の温度変化に伴う，脱水，吸着または脱離，酸化等による質量変化を観測する）が規定されている．

ⅱ）赤外吸収スペクトル：
「赤外吸収スペクトル測定法」により赤外線が試料を透過する際の透過率（または吸光度）を，各波数について測定する．試料の調製法には，ⅰ）臭化カリウム錠剤法又は塩化カリウム錠剤法，ⅱ）溶液法，ⅲ）ペースト法，ⅳ）液膜法，ⅴ）薄膜法がある．

ⅲ）比表面積：
「比表面積測定法」に従って測定する．不活性ガスを用いた気体吸着法により粉末医薬品や粉末状添加剤の比表面積（m^2/g：単位質量当たりの粉体の全表面積）を測定するもので，BETの吸着等温式が利用されている．

ⅳ）粒子密度：
「粒子密度測定法」では気体置換型ピクノメーターを用いて測定することが規定されている．なお，日局参考情報の「固体又は粉体の密度」において，粒子密度が定義されている．

ⅴ）水分測定：
「水分測定法（カールフィッシャー法）」に従って，容量滴定法または電量滴定法のいずれかにより測定する．なお，試薬と反応性のある試料には本測定法は適用できず，「乾燥減量試験法」によるが，この場合は乾燥によって失われる試料中の水分，結晶水の全部または一部，及び揮発性物質などの量を測定することになる．

ⅵ）粘度：
「粘度測定法」中の各種測定法（第1法　毛細管粘度計法，第2法　回転粘度計法）の原理と測定法の概略に関する理解が必要である．なお，半固形製剤のレオロジー特性の評価については局方に規定はないが，品質管理の面からペネトロメーターやスプレッドメーターが利用されている．

(7) 分析

🔑 キーワード
紫外可視吸光度測定法，蛍光光度法，IR，NMR，MS，元素分析，X線結晶解析の原理と応用，クロマトグラフィーの原理と応用（GC，GPC，HPLC，HPLC/MS）

⚠️ 留意点
製剤現場で駆使されている各種の分析技術と機器は極めて多岐にわたり複雑であるが，日局一般試験法を参考として，日常の業務に十分に活用できる程度の，一般的な学識範囲内での準備が求められる．

✏️ 問題例
（固体NMR）2－8問，（液体クロマトグラフィー）4－2問

Ⅰ．基礎編

> **対策**

1）各種の分光学的測定法（紫外可視吸光光度測定法，蛍光光度法，赤外吸収スペクトル測定法，核磁気共鳴スペクトル測定法），質量分析法，X線結晶解析：いずれも原理と応用について概要の理解が必要である．

2）クロマトグラフィー
　GC，GPC，HPLC，HPLC/MSなどの原理と応用についての概要を整理しておく必要がある．

3）その他の分析法
　その他の分析法として，元素分析とX線結晶解析の理論と応用についても概要を理解しておくことが望まれる．

（松田芳久）

2　生物薬剤学

　薬物の吸収，分布，代謝，排泄（ADME）は，製剤設計において考慮されるべき重要な基本的要素である．すなわち，薬物の薬理活性を最大限に引き出すにはこれらの生物薬剤学的な性質をまず知ることが必須で，薬物の医学的有用性を最大限に高めるための製剤設計の基本である．ただ単に生産性に優れた美しい製剤であるとか，単に飲みやすくするための製剤設計ではなく，薬物の吸収を高め，いかに作用点へ送達するのかを考えた，本質的な製剤設計がなされなければならない．それには，薬物自身のADMEをよく把握し，生理的影響や製剤に影響する種々の因子を洗い出すことが合理的な製剤設計に必要である．また，薬物体内動態の速度論的解析や相互作用及び副作用回避のためのTDMによる最適な適用法などもよく考慮する必要があり，総じて最良の製剤設計と生産システムの構築が可能となり，あらかじめこれらの性質を理解した設計において初めて，本質的な製剤機能の付加や改良のアイデアが生じる．これらの情報は，薬系大学における薬剤学・製剤学，生物薬剤学の教科書に詳細に記載されているので，これらの参考書をしっかり学習し，動態解析問題は実際に計算してみることをお薦めする．

（1）吸収

> **キーワード**
>
> 薬物吸収様式，受動拡散，促進拡散，能動輸送，輸送担体，トランスポーター（促進拡散，1次性能動輸送，2次性能動輸送），膜動輸送，薬物の吸収部位（投与経路）と吸収性，消化管粘膜の構造と機能，pH分配理論，薬物の吸収に及ぼす因子（製剤側の因子，生体側の因子），消化管内移動，酸・酵素・腸内細菌による分解，食事の影響，パイエル板とリンパ吸収，薬

物の投与方法（剤形）と吸収性，製剤の吸収過程（崩壊，溶解，吸収），吸収促進（溶解性・粘膜透過性），経皮投与，経鼻投与，経肺投与，口腔内投与，経眼投与，注射

> **留意点**
>
> 薬物は消化管やいくつかの粘膜において，基本的に分子の状態に溶解して吸収される．薬物投与の場合は，この過程で薬物を最大限に体内へ送達することであり，この吸収過程とそれに影響する種々の因子をよく理解し，これと薬物・添加剤，製剤の物理化学的性質とを組み合わせた合理的な製剤設計を行う．すなわち，種々の粘膜の構造と機能，吸収のメカニズム，粘膜上にある輸送担体，吸収促進のメカニズムなどを整理して理解しよう．また，薬物投与には局所作用を目的とした場合と全身作用を目的とした製剤設計が必要で，溶解性・吸収性の制御，作用の持続時間，作用点への送達などが工夫されなければならない．

> **問題例**
>
> （生体膜透過性）1－9問，（消化管吸収）3－11問，4－10問，（投与経路と吸収性）3－13問，4－11問，5－10問，（吸収と輸送担体）4－9問，5－9問

対策

①生体膜透過性
1) 薬物は基本的に分子の状態で生体膜の脂質二重膜に分配して吸収されるが，トランスポーターなどの輸送担体による膜透過が解明されており，トランスポーターの種類，透過される薬物，エネルギー依存性，イオン濃度勾配依存性などの性質を整理して理解しよう．

②消化管吸収
1) 消化管吸収における，胃内容排出速度，消化管内移動速度，食事の影響，吸収・促進拡散や排出のトランスポーターの働きを理解しよう．
2) 難溶性薬物は食後投与されることがあるが，食事によって胆汁酸の分泌が増加し溶解度を増加させて吸収を改善することがある．
3) CYP3A4は肝臓に比べて少ないものの小腸でも存在し，多くの薬物のBAを低下させている．
4) セフォチアムはシレキセチルエステル化された吸収促進のためのプロドラッグとして経口投与される．クリンダマイシンはパルミチン酸エステル化されたプロドラッグであるが，吸収改善ではなく苦味マスクのためである．
5) 脂溶性の高い比較的分子量の大きな薬物は，消化管吸収後リンパ系に移行するものがあり，鎖骨下静脈で血液と合流し全身を循環するため，肝臓での初回通過効果を回避できる場合がある．

6）ノルフロキサシンなどのニューキノロン類は，制酸剤中のアルミニウム，マグネシウム，カルシウムなどの金属イオンと不溶性キレートを形成し，消化管吸収が低下する．

③投与経路と吸収性

1）薬物は投与する経路の粘膜・組織の違いにより，その吸収性は大いに変動する．口腔，鼻腔，肺，眼，皮膚，直腸，小腸など，それぞれの粘膜の構造と吸収性，初回通過効果などの薬物吸収性に及ぼす影響を，吸収性の異なる低分子化合物あるいはバイオ医薬品について整理して理解しておこう．

2）肺は有効表面積が広く，上皮細胞層が薄くて血管網が発達しており，経肺投与の吸入剤では難吸収性の薬物も速やかに良好に吸収させることができる．鼻粘膜投与もバリアー性が低く，初回通過効果が回避できるため，全身作用を目的に速やかな吸収部位として期待されている．

3）ニトログリセリンやフェンタニルは粘膜透過性に優れており，貼付剤，舌下錠などとして使用されている．

4）粘膜吸収の促進剤は安全性の観点から使用が限られているが，カプリン酸ナトリウムはセフチゾキシムの小児用坐剤で使用されている．代表的な薬物の粘膜投与製剤及び吸収性の特徴は理解しておこう．

④吸収と輸送担体

1）小腸からの多くの薬物吸収は，pH分配仮説に基づいた小腸粘膜への分配・拡散によって吸収されるが，抗生物質の一部はジペプチドトランスポーターによって吸収される．例えば，β-ラクタム抗生物質のセファクロルは，小腸上皮細胞のPEPT1（H^+依存性の2次性能動輸送系）によって良好に吸収される．

2）抗生物質の経口吸収性は，プロドラッグ化による吸収促進及びジペプチドトランスポーターを介した吸収などがある．アモキシシリンは消化管内では解離して脂溶性が低いが，PEPT1によってプロトン濃度勾配を駆動力として吸収される．

3）小腸上皮に存在するP-糖タンパク質（P-gp）は1次性能動輸送の促進拡散輸送系輸送担体で，濃度勾配に逆らって吸収された薬物を小腸腔内に分泌して吸収を抑制する．

4）1次性能動輸送系トランスポーターはATPのエネルギーを直接利用した能動輸送で，ナトリウムポンプのNa^+/K^+-ATPase，胃内の酸性pHを維持するプロトンポンプであるH^+/K^+-ATPase，がん細胞が抗がん剤を排出し耐性を示す原因になっているP-糖タンパク質（P-gp）などがある．ナトリウムポンプはNa^+イオンを細胞外に汲み出し，K^+イオンを細胞内に濃縮的に取り込む．このイオンの濃度勾配差が他の物質の移動や浸透圧維持の役割を担っている．P-gpは正常な細胞にも存在しており，腸管における吸収阻害やBBBにおける移行抑制にも関与している．

5) 2次性能動輸送トランスポーターは1次性能動輸送によって生じたイオン濃度勾配を利用して物質を輸送する系で，駆動力になるイオンと輸送される物質が同一方向に移動する共輸送と逆方向に移動する対向輸送がある．これらは小腸や腎の上皮細胞刷子縁膜に存在する，酸性アミノ酸，D-グルコース（SGLT1），カルニチンなどのNa^+イオン勾配を利用して輸送するトランスポーターがある．さらに，ジペプチド及びトリペプチド（PEPT1），モノカルボン酸（MCT1），葉酸など，プロトン勾配を駆動力として送達するトランスポーターなどがある．主な輸送担体と輸送される薬物を整理して覚えておこう．

(2) 分布

キーワード

薬物組織分布（肝，腎，脾，脳，胎盤，筋肉），血液量，分布差の要因，肝取り込み，血液－脳関門（BBB），血液－胎盤関門，リンパ系移行，変動要因，血漿タンパク質結合性，血球移行性，生体成分との結合，タンパク結合と組織移行性，分布容積，トランスポーター

留意点

　　吸収された薬物は血流によって全身に運ばれるが，薬物の物理化学的性質と組織との親和性の違いによって組織分布はそれぞれ異なる．まず，肝，腎のように血流量が大きな組織には薬物は速やかに分布する．血流量が低い筋肉，皮膚，脂肪組織，骨などへの分布は遅い．毛細血管透過性は臓器間で多少差があり，肝臓の毛細血管はシヌソイドと呼ばれ，アルブミンのような大きな分子でも透過する．肝臓には有機アニオン，有機カチオン薬物を積極的に取り込むためのトランスポーターが存在し，例えば，ジゴキシン，プラバスタチン，シメチジン，プロカインアミドなどの薬物が能動輸送される．さらに，胆汁酸のトランスポーターや，インスリン，インターフェロン，上皮細胞増殖因子，幹細胞増殖因子などの受容体介在性の取り込みもある．一方，脳，胎盤の毛細血管は通常の臓器とは異なる構造を示し，薬物の透過性は制限されるが，脂溶性物質の拡散による透過に加えて，アミノ酸，糖，鉄イオン，インスリンなどの細胞維持に必要な物質はトランスポーターや受容体を介した輸送系がある．これらのルートを介在した薬物の透過や，積極的な利用による分布促進の技術がDDS開発に検討されている．これらの組織移行は血漿タンパク質と結合していない非結合形の薬物に制限されており，タンパク結合の様式と解析法（Scatchard plot）はしっかり理解しよう．また，これらの組織分布様式はそれぞれの組織の機能に適合した合理的なシステムであり，整理して理解しておこう．

問題例

（臓器分布）3－14問，（脳内移行）1－10問，5－11問，（分布容積）2－11問，3－12問，（タンパク結合）2－12問，4－15問

> **対策**

①臓器分布

1) 血液脳関門（BBB, Blood-Brain Barrier）の概念や受容体，トランスポーター，P-gpなどの種々の輸送担体を整理して，実際にどのような薬物がどのように透過しているかを理解する．

2) BBB, 血液脳脊髄関門（BCSFB, Blood-Cerebrospinal Fluid Barrier），血液胎盤関門（BPB, Blood-Placental Barrier）などの構造的・機能的特徴や薬物透過性について整理して覚えておこう．脂溶性が高く脳毛細血管透過性が良好なシクロスポリンやビンクリスチンのBBB透過性が低いのは，脳血管内皮細胞の血管側膜上に存在するABC（ATP-binding cassette）トランスポーターのMDR1が一度透過した薬物を，ATPのエネルギーを直接使用した1次性能動輸送で排出するからである．MDR1はがん細胞に誘導され，細胞から制がん剤を排出して耐性を生じさせる多剤耐性（MDR, Multi-Drug Resistance）の一因であるとされているが，BBBあるいは肝，腎，消化管などの正常な組織にも存在し，薬物排出輸送担体として働いている．

3) 水溶性のD-グルコースがBBBを透過しやすいのは，脳血管内皮細胞の血管側膜上に存在するトランスポーターGLUT1がエネルギー非依存的に促進拡散によって送達しているからである．その他に，ロイシン，イソロイシン，フェニルアラニンなどを脳内に輸送しているNa$^+$非依存性の中性アミノ酸トランスポーターLAT1がL-DOPA，α-メチルドパ，α-メチルチロシン（PETプローブ），バクロフェンなどの薬物を脳内輸送していることが知られている．また，このLAT1はがん細胞にも高発現しており，種々のがんの標識や増殖抑制剤の開発，脳腫瘍の中性子捕捉療法の際のベータ線源であるホウ素をBPA（p-boronophenyl alanine）として静脈内投与し，LAT1を介してBBBを通過させ高濃度でがん細胞へ送達するDDSとして利用されている．

4) 薬物の臓器移行性は，支配血管透過性，臓器細胞膜移行性と臓器血流速度に依存している．

②分布容積

1) 薬物の体内分布の特徴及び分布容積の概念はよく理解しておこう．分布容積とは薬物が血漿中濃度と同じ濃度で分布していると仮定したときの体液量であり，組織タンパク結合率及び血漿タンパク結合率に影響される．

2) 高齢者では体脂肪／体水分量の値が上昇するため，脂溶性薬物の分布容積は増加する．

③タンパク結合

1) 薬物のタンパク結合は分布や排泄を考える場合に重要な現象であり，血液中では主にヒト血漿アルブミン（HAS, 血漿タンパク質の55％，分子量65,000）やα$_1$-酸性糖タンパク質（分子量44,100）などとの結合である．

2）薬物の体内分布にタンパク結合が強く影響し，通常，タンパク非結合薬物が臓器分布する．一方，薬物濃度の上昇に伴いタンパク結合は飽和現象を起こし，臓器分布は増加する．

3）アルブミンの結合部位には主に3種類があり，①結合サイトⅠ（ワルファリンサイト）：ワルファリン，フロセミド，フェニルブタゾン，インドメタシン，フェニトインなど，②結合サイトⅡ（ジアゼパムサイト）：ベンゾジアゼピン類，フルルビプロフェン，イブプロフェンなど，③結合サイトⅢ（ジギトキシンサイト）：ジギトキシン，ジゴキシンなどがあり，血漿アルブミンには多くの薬物が結合する．

4）α_1-酸性糖タンパク質は血漿タンパク質中の1％未満であるが，急性炎症時に5〜50倍に上昇する．プロプラノロール，リドカイン，イミプラミン，クロルプロマジン，イマチニブ，リトナビル，キニジン，ジゴキシンなどの塩基性薬物と強く結合し，その臓器分布を低下させる．

5）薬物のタンパク質への結合様式（タンパク質1分子あたりに同じ親和性をもつ薬物の結合部位数 n，結合定数 K）は，Scatchard plotによって明らかになる．Scatchard式は次式（1）になる．

$$r/C_f = nK - Kr \cdots\cdots (1)$$

ここで，r：タンパク質1分子に結合している薬物分子数，C_f：非結合形薬物濃度，K：結合定数である．また，P：薬物が結合していない結合部位の濃度，C_b：結合型薬物濃度，P_t：全タンパク質濃度とすると，$K = C_b/PC_f$，$r = C_b/P_t$ となる．y軸に r/C_f を，x軸に r をプロット（Scatchard plot）すると勾配から $-K$ を，x軸切片から n が求められる．この直線が下に凸の曲線となった場合は，複数の結合サイト（種類）があると考えられ，結合サイトが同じであれば直線になる．

6）薬物のタンパク結合の測定法には，平衡透析法，限外ろ過法，分光学的手法，超遠心法，ゲルろ過法などがあり，タンパク質を分離して遊離の薬物量を測定して求める．

7）タンパク結合以外にも，生体内成分との結合によって体内分布が左右されることがある．例えば，アドリアマイシンは核内DNAに，ビンカアルカロイド系抗がん剤は細胞内のチュブリンに，プロプラノロール，イミプラミン，キニジンなどの弱塩基性薬物はホスファチジルセリンなどの酸性リン脂質に，フェニルブタゾンやフロセミドなどの酸性薬物は筋肉に，チオペンタールなどの脂溶性の高い薬物は脂肪組織に分布しやすい．

(3) 代謝

> 🔑 キーワード
>
> 薬物の代謝様式，代表的な代謝酵素と基質薬物，代謝部位，代謝の薬効への影響，シトクロムP-450（Cytochrome P450，CYP）の性質，反応様式，薬物の酸化・還元・加水分解・抱合の具体例，薬物代謝酵素の変動要因（誘導，阻害，加齢），初回通過効果，肝及び固有クリア

ランス，腸肝循環，活性代謝物，薬物代謝酵素の薬理遺伝学，一塩基多型（Single Nucleotide Polymorphisms，SNPs）

⚠ 留意点

　異物である薬物は体内に投与された後，水溶性を高めるために，酸化・還元，加水分解，抱合などの代謝を受け，肝及び腎より排泄される．薬物の80〜90％はシトクロム P-450（CYP）で酸化代謝される．基質特異性，酵素の誘導・阻害などの変化，あるいは遺伝的な多型に基づく様々な薬物の代謝の変動を個々の場合の原因を理解して覚えておこう．これらの代謝の変動は2剤以上を併用した場合の体内での薬物相互作用の原因ともなり，副作用を回避し，最大限の薬理効果を得るための合理的な製剤設計と適正使用（個別化医療）への重要な切り口であり，整理して覚えておこう．

📝 問題例

（投与経路と代謝）1−11問，（代謝と抱合）2−13問，（CYP）2−14問，（薬物代謝の遺伝的多型）4−12問

対策

1）代謝は体内の多くの部位で生じ，薬物の水溶性を増加させ腎や肝から排泄（解毒）する方向で代謝は進行する．投与経路による薬物の移動を考慮しながら，代謝を避けた合理的な製剤設計が必要である．

2）第一相反応：多くの代謝酵素は細胞質あるいは細胞小胞体断片のミクロソーム画分に存在し，水酸基，アミノ基，カルボキシル基などの極性官能基が導入（あるいは暴露）される．特に，80〜90％の薬物はシトクロム P450（CYP）によって酸化（脱メチル化，水酸化）される．他の代謝酵素としては，フラビン含有モノオキシゲナーゼ（FMO），カルボキシルエステラーゼ，エポキシド水解酵素，アルコール脱水素酵素，モノアミン酸化酵素（ミトコンドリア）などがある．

3）第二相反応：これらの代謝物は主に細胞質に存在する抱合酵素によってグルクロン酸（UDP−グルクロン酸転移酵素，ミクロソーム画分，グリシン抱合，グルタミン抱合），硫酸（硫酸転移酵素，細胞質），アミノ酸（N−アシル転移酵素，ミトコンドリア）あるいはグルタチオン（グルタチオン転移酵素，細胞質），アセチル基（N−アセチル転移酵素，細胞質）などと結合（抱合）してさらに水溶性が高められ，尿や胆汁に排泄される．

4）汎用される薬物がどのような酵素によって代謝・抱合され排泄されるか整理して理解しよう．表2−1のようにCYPの分子種と主な代謝薬物（基質），さらにはCYPの阻害・誘導を引き起こす薬物及び物質について整理し，体内動態をにらんだ投与の最適化と回避すべき薬物相互作用を理解しよう．

5）特に，50％の薬物はCYP3A4によって代謝されており，カルシウム拮抗薬，抗不整脈，抗ヒスタミン薬，マクロライド系抗生物質からステロイド，発がん性物質の代謝まで行っている．誘導剤としてリファンピシン，阻害剤としてエリスロマイシンがあり，よく知られているグレープフルーツジュースによる阻害によってカルシウム拮抗薬やシクロスポリンの効果の増強が起こる．また，アゾール系抗真菌薬は酵素のヘム鉄に配位して強い阻害効果を，マクロライド系抗菌薬は活性代謝物が複合体を形成して非可逆的に阻害することなどは覚えておこう．

表2-1 CYP分子種と代謝薬物，代謝の阻害及び誘導を起こす薬物・物質

分子種	代謝薬物	阻害	誘導
CYP1A2	テオフィリン，カフェイン，R-ワルファリン	ニューキノロン系抗菌薬（エノキサシン，ノルフロキサシン，シプロフロキサシン），フルボキサミン	オメプラゾール，喫煙
CYP2C9	ヘキソバルビタール，フェニトイン，トルブタミド，S-ワルファリン	スルファメトキサゾール	リファンピシン
CYP2C19	S-メフェニトイン，オメプラゾール，ジアゼパム	フルボキサミン	
CYP2D6	デブリソキン，アミトリプチリン，イミプラミン，スパルテイン，コデイン，デシプラミン，プロパフェノン，プロプラノロール	キニジン	
CYP2E1	吸入麻酔薬，アセトアミノフェン	ジスルフィラム	イソニアジド，エタノール
CYP3A4/CYP3A5	ジアゼパム，カルバマゼピン，ニフェジピン，リドカイン，トリアゾラム，シクロスポリン，テルフェナジン，テストステロン，R-ワルファリン	アゾール系抗真菌薬（ミコナゾール，イトラコナゾール），マクロライド系抗生物質（エリスロマイシン，クラリスロマイシン），シメチジン，グレープフルーツ	リファンピシン，カルバマゼピン，フェノバルビタール，フェニトイン，マクロライド系抗生物質

（「最新薬剤学 第10版」．林正弘ほか編，p.193，2012，廣川書店 一部改変）

6）通常，薬物は代謝により解毒される方向であるが，一部は毒性の高いものを生じる場合があり注意を要する．イプロニアジドは加水分解によってイソプロピルヒドラジンに変化した後，P-450によるN-水酸化で活性化され，脱水してアルキルアゾ化合物に変化する．このアゾ化合物からイソプロピルラジカルが生成し，最終的に毒性物質（肝障害性）を発生する．また，P-450は，アフラトキシンB_1とG_1，6-アミノクリセン，ベンゾ[a]ピレン-7, 8-ジヒドロジオールなどの変異原性・癌原性物質の代謝活性化にも深く関与している．

7）疎水性基を化学結合（エステル，アミド結合）させて生体膜への分配・吸収性を高め，体内で徐々に加水分解（カルボキシルエステラーゼ）されて元の活性薬物（活性代謝物）に変換させる方法をプロドラッグ化といい，親水性化合物の吸収促進法として汎用されている．主なものを整理して覚えておこう（表2-2）．

表2-2 主な活性代謝物

薬物	活性代謝物	薬理作用
アスピリン	サリチル酸	解熱鎮痛
アミトリプチリン	ノルトリプチリン	抗うつ
イミプラミン	デシプラミン	抗うつ
コデイン	モルヒネ	鎮痛
ジギトキシン	ジゴキシン	強心
チオペンタール	ペントバルビタール	催眠
プリミドン	フェノバルビタール	抗てんかん

(「最新薬剤学 第10版」, 林正弘ほか編, p.189, 2012, 廣川書店より)

8) 薬物代謝酵素の遺伝子多型は, 代謝能が低い個体poor metabolizer (PM) 及び代謝能が正常な個体extensive metabolizer (EM) の差を生じる. 特に, CYP2D6には遺伝子多型が多く, デブリソキン (降圧薬), スパルテイン (子宮収縮薬), デキストロメトルファン (鎮咳), プロメタジン (抗ヒスタミン薬) の個人差の原因とされている. また, 死亡につながる塩酸イリノテカン (抗がん薬) の副作用 (下痢) は, グルクロン酸転移酵素の遺伝子多型を調べることによって予測が可能になった. CYP2D6のPMは欧米人で5～10％, 日本人と中国人では1％以下である. CYP2C19では, 欧米人では5％であるのに対して, 日本人や中国人では約20％と高い. イソニアジドのアセチル化能 (アセチル転移酵素) は白人よりも日本人のほうが高い. PMの場合, 薬物代謝能が低く, 血漿中濃度が高く, かつ長時間持続するため, 効果は高くなるが副作用の発現頻度が高くなる. 有効性・安全性確保のためにグローバルな医薬品開発には必要な知識であり, 今後急速に進展することが予想されている "個別化医療" の重要な因子でもある.

(4) 排泄

🔑 キーワード

腎における排泄機構 (糸球体ろ過, 尿細管再吸収, 尿細管分泌), 糸球体ろ過速度, 腎クリアランス, 胆汁中排泄, 腸肝循環, 唾液・乳汁中への排泄, 尿中排泄率の高い薬物, 腎・肝でのトランスポーター

⚠ 留意点

薬物の排泄は, 主に腎臓から尿中に, 肝臓から胆汁中に排泄される. そのほか, 小腸から腸管腔内へ, 肺から呼気中に, 乳腺から乳汁中に, 唾液腺から唾液中に, 汗腺から汗へと排泄される. 薬物の腎排泄では, 糸球体ろ過, 尿細管再吸収, 尿細管分泌, イヌリン・クレアチニンクリアランス, タンパク結合の影響などが問われる. 肝は代謝臓器であるばかりでなく, 胆汁を介しての排泄器官でもある. 胆汁への排泄は肝実質細胞から毛細胆管を経て行われる. まず, 肝実質細胞への取り込みは, 主にシヌソイド膜にある有機アニオン輸送系のOATPファ

ミリーとOATファミリーが，有機カチオン輸送系としてはOCTファミリーがあり，肝実質細胞から血液方向へのトランスポーターとしてMRPファミリーが発現している．内因性物質としては胆汁酸，ビリルビン，ステロイド類の代謝物，ビタミンDが，薬物としてはジゴキシン，メトトレキサート，プラバスタチン，シメチジン，ラニチジンなどが基質となる．分子量が大きいインスリン，インターフェロン，EGF（epidermal growth factor）やグロブリンAの肝実質細胞への取り込みは，レセプター介在性のエンドサイトーシスによるとされている．次に肝から胆汁中への輸送には，一般にはグルクロン酸，グリシン，グルタチオンなどとの抱合代謝を受け分子量が大きくなるほど胆汁排泄の割合が大きくなり，能動輸送に関しては胆管側の膜にMDR，MRP，BCRP，BSEPなどの排泄トランスポーターが発現している．腎及び肝の構造，それぞれの排泄の特徴を整理して覚えておこう．その他，唾液中排泄では，血漿中濃度に相関がある場合が多いので，薬物の体内濃度のモニタリング（Therapeutic Drug Monitoring，TDM）に利用する試みがなされている．乳汁中排泄は一般的にタンパク非結合薬物の受動輸送によるものが多く，薬物の乳汁中濃度／血漿中濃度（M/P比）は1.0より低いものが多いが，実際の現場ではいまだ情報量が十分ではない．授乳婦の健康維持と乳児の安全性を考慮して，開発されるすべての薬物に関して乳汁中分泌量と乳児の安全性情報の提出が製薬企業の義務である必要がある．

問題例

（腎排泄）1－14問，2－15問，3－10問，5－13問，4－16問，（肝・腎排泄）3－15問，4－13問

対策

①腎排泄

1) 糸球体ろ過速度（Glomerular Filtration Rate，GFR）は男性で125 mL/min，女性で110 mL/minで，1日のろ過量は約180 Lになるが，近位尿細管でほとんどが血中に再吸収され，最終的に尿量は1～1.5 Lとなる．

2) 糸球体ろ過される化合物の分子量は約10,000以下で，分子量が約5,500のイヌリンは血漿タンパク質に結合せず糸球体ろ過を受けた後，尿細管分泌も再吸収も受けないため，腎クリアランスはその血漿中濃度に関係なく一定でGFRに等しい．内因性物質のクレアチニンは有機カチオン輸送系で多少分泌されるが，イヌリンと同様にほぼGFRに等しく，クレアチニンクリアランスを測定することによって患者の腎機能を推測することができる．

3) 糸球体ろ過の分子ふるいによってアルブミンなどの血漿タンパク質はろ過されず，そのためタンパク質と結合した薬物はろ過されない．

4) 糸球体ろ過速度GFRは血漿中薬物濃度依存ではなく，通常，一定速度で排出され，その後，近位尿細管での再吸収及び分泌によって移動し，最終的に尿中に排泄される．一般に，薬

物の腎排泄速度は次式（2）で表される．

[腎排泄速度] ＝ [ろ過速度] ＋ [分泌速度] － [再吸収速度] ……（2）

そして，腎クリアランス CL_r（mL/min）はこの腎排泄速度をその時の血漿中薬物濃度で割ったもので，次式（3）で求められる．

$$CL_r = \frac{U \cdot V}{C} \quad \cdots\cdots (3)$$

U：尿中薬物濃度（mg/mL）
V：1分間当たりの尿量（mL/min）
C：血漿中薬物濃度（mg/mL）

5) 近位尿細管からの薬物の再吸収にはpH分配理論に依存した分配，あるいはトランスポーター，レセプター介在性再吸収がある．弱酸性薬物の場合，尿のpHの低下によって非解離型分子が増加し，尿細管再吸収が増大するため尿中排泄が低下する（pH分配仮説）．一方，セファレキシンのように，薬物の中には近位尿細管から輸送担体（PEPT1，PEPT2）を介した能動輸送（H$^+$／ペプチド共輸送系）によって再吸収されるものもある．

6) 近位尿細管からの薬物の分泌は，血液／尿細管の濃度差による受動拡散よりも，主に輸送担体を介した能動的分泌である．すなわち，近位尿細管の血管側側底膜（有機アニオン輸送系：OAT1，OAT3，有機カチオン輸送系：OCT1，OCT2）及び管腔側刷子縁膜（有機アニオン輸送系：MRP2，MRP4，NPT1，有機カチオン輸送系：MDR1，OCT3，OCTN1，OCTN2）にそれぞれのトランスポーターがあり，内因性物質と同様に薬物を能動輸送系で分泌排泄している．例えば，有機カチオン輸送系ではアトロピン，モルヒネ，シメチジンなどが，有機アニオン輸送系ではβラクタム系抗生物質，プロベネシド，フロセミド，インドメタシンなどが分泌される．同一輸送系で分泌される薬物を併用すると競合阻害が起こり，体内からの消失が遅くなる．例えば，ペニシリンはプロベネシドとの併用によって分泌阻害が起こり，血中濃度の低下が遅延される．

②肝クリアランス

1) 肝実質細胞の血管側膜には，OATP，OCT，OATなどの輸送担体が発現しており，多くの有機アニオン系，有機カチオン系薬物が能動的に取り込まれている．
2) 肝実質細胞の毛細胆管側膜から毛細胆管への薬物の排出は，受動拡散よりもP-糖タンパク質（P-gp），MRP2，BSEPなどの一次性能動輸送担体によって有機アニオン系，有機カチオン系の薬物が能動的に分泌されている．胆汁排泄におけるトランスポーターの種類と主な薬物及び分子量の影響などを整理して覚えよう．
3) 肝クリアランスは薬物の肝臓での代謝クリアランスと未変化薬物の胆汁中への排泄クリアランスの和である．

(5) 相互作用

🔑 キーワード

薬物動態（吸収・分布・代謝・排泄）の競合阻害による相互作用，薬物や食物による肝での代謝酵素の誘導・抑制による相互作用，タンパク結合の競合阻害

⚠️ 留意点

タンパク結合による分布・排泄の相互作用，輸送担体介在の分布・排泄での相互作用がある．代謝では代謝酵素の阻害や誘導による同じ酵素によって代謝される化合物に代謝の抑制・亢進がみられ，主作用及び副作用の発現の増減に注意が必要である．代表的な代謝酵素，輸送担体，ペプチドと薬物の親和性や作用，及びそれによってもたらされる薬物併用時の相互作用について整理して覚えておこう．

📖 問題例

（代謝における相互作用）5 - 14問

対策

①タンパク結合

1) タンパク結合における体内での相互作用がある．すなわち，血漿あるいは組織タンパク結合の置換によるもので，タンパク質上の薬物結合部位での併用薬物間の競合的阻害，あるいはタンパク質に薬物が結合することによるタンパク質の構造変化などがある．これらの作用によって血液中の薬物の非結合形の割合を増加させて薬物の組織分布に影響を与える．例えば，タンパク質と強い結合能をもつフェニルブタゾンとサルファ剤を併用した場合，体内でサルファ剤が置換され遊離薬物が増加して副作用を生じることがある．

②代謝

1) 代謝における相互作用には酵素の阻害によるものが多く，例えば，ケトコナゾール（イミダゾール骨格）やイトラコナゾール（トリアゾール骨格）はCYP3A4を強く阻害するため，同じ酵素で代謝を受ける薬物は，併用時に思わぬ血中濃度の上昇による副作用の発現に注意が必要である．

2) オメプラゾールはCYP1A2を誘導し，CYP2C19を阻害する（表2-1）．

3) エノキサシン，シプロフロキサシンなどのニューキノロン系抗生物質はCYP1A2を強く阻害するが，併用したニフェジピン，シクロスポリンはCYP3A4の代表的基質であり，この阻害には影響を受けない．

4) 代謝は年齢によって変化を受け，乳幼児，成人，高齢者において代謝能が異なるものがある．例えば，テオフィリンは幼児期のクリアランスが成人に比べ大きいので，体表面積当

I．基礎編

たりの投与量を成人より高めなければいけない．
5）リファンピシンによってトリアゾラムの代謝酵素CYP3Aが誘導されるので，併用時はトリアゾラムの血中濃度が低下し薬理効果が低減することがある．

(6) 薬物動態の解析

🔑 キーワード

薬物動態に関する代表的パラメーター，薬物の生物学的利用能（Bioavailability, BA）とこれに影響する要因，平均滞留時間（Mean Residence Time, MRT），線形1コンパートメントモデル，2コンパートメントモデル，生理学的モデル，非線形コンパートメントモデル，生物学的半減期，全身クリアランス，モデルによらない薬物動態の解析法，点滴静注時及び連続投与時の血中濃度

⚠ 留意点

薬物動態の解析にはコンパートメントモデル，非線形モデル，生理学的モデルがあり，それぞれの基本概念及びよく用いられる計算式には慣れておこう．複雑な式を暗記する必要はないが，式のパラメーター及び意味するものを理解できる必要がある．連続投与時の平衡血中濃度の算出は，徐放性製剤の設計時に必要になる．また，BA，AUC（薬物血中濃度－時間曲線下面積，Area Under the blood concentration time Curve），MRT，クリアランス，タンパク結合などの動態における意義を理解しよう．

✏ 問題例

（体内動態）1－16問，（BA）2－9問，5－15問，（MRT）2－10問，（臓器クリアランス）2－16問，3－16問，（コンパートメントモデル）3－9問，（点滴静注時の負荷投与量）4－14問，（タンパク結合）5－12問，（非線形モデル）5－16問

対策

①体内動態

1）薬物動態解析において種々汎用される解析の速度式及び用語については，整理して覚えておくこと．絶対的BA（静脈内投与後のAUCとの比較），相対的BA，半減期，MRTなどの定義はしっかり覚えること．

2）式としては，1コンパートメントモデルでの急速静脈内注射時の薬物の消失速度式は式（4）で示される．

$$\log C = -\frac{k_{el}}{2.303}t + \log C_0 \quad \cdots\cdots (4)$$

C：時間tでの薬物血中濃度，k_{el}：薬物排泄速度定数，C_0：0時間の薬物血中濃度

静脈内定速注入時の定常状態での血中濃度式，早期に治療血中濃度にするための負荷投与量（loading dose）の式，経口投与時の一次吸収過程を含む場合の血中濃度推移，静注及び経口繰り返し投与時の血中濃度推移の式などはよく理解しておこう．

3）錠剤の平均吸収時間（Mean Absorption Time，MAT）は，錠剤のMRTから静脈内投与後のMRTを差し引いたもので，消失速度定数は静脈投与後のMRTの逆数，さらに，錠剤の平均溶解時間は錠剤投与後のMRTから溶液投与後のMRTを差し引いたものであることなどが，すぐに理解できるようにしておこう．

4）全身クリアランス，臓器クリアランス（最大値は臓器の血流速度），肝固有クリアランス，肝抽出率，タンパク結合の影響などを理解できるようにしよう．

5）血中からの薬物の排泄が，肝代謝と尿中への排泄のみによって起こる場合，全身クリアランス＝Dose／AUC，腎クリアランス＝Dose×腎排泄率／AUCである．肝クリアランスは，全身クリアランスから腎クリアランスを差し引いたものとして計算される．クリアランスの概念には実際に計算して慣れておこう．

6）肝代謝によってのみ消失する血漿タンパク結合率90％の薬物で，タンパク結合率が低下した場合，全身クリアランスは非結合形分率に比例して増大し，消失速度は比例して増加し，定常状態の血漿中薬物濃度は反比例して減少する．一方，分布容積は本薬物が低分布容積型であるためあまり影響を受けない．分布・排泄が薬物の非タンパク結合形に依存することをしっかり把握しておくこと．

②BA

1）主に肝代謝によって消失する薬物の肝抽出率が60％であるとき，経口投与した場合，初回通過効果によって代謝を受けるため，BAは40％以下である．BAの向上には吸収の促進と排泄の抑制がある．

2）BAはAUCを用いる量的な比較と，C_{max}（血中濃度のピーク）で比較する速度の比較がある．この両者が同じ場合に両製剤のBAは同等であるという．処方の一部変更や後発品の開発の時に行う同等性試験はこれらの2因子で評価する．

3）難溶性薬物のBAを向上させるために粒子径を小さくして比表面積を大きくすれば溶解速度が向上し，通常，BAは増大する．しかし，ナノサイズまで粉砕した場合，表面積の増加に伴う凝集力の増大が生じ，期待したほどのBAの向上が得られない場合が多い．この場合は，水溶性賦形剤，水溶性高分子や界面活性剤の添加による粒子凝集の抑制を図る必要がある．

4）肝代謝のみで消失し肝抽出率の大きな薬物のBAは，肝固有クリアランスが増大してもあまり影響がない．なぜならこの場合の肝クリアランスは肝血流律速となり，肝固有クリアランスにはあまり影響されないからである．

③非線形モデル

1) 動態解析における非線形性の現象は，酵素，輸送担体，受容体，タンパク結合など薬物が作用する対照の濃度に限界があり，飽和が生じる場合にみられ，吸収，分布，代謝，排泄のいずれの過程においても生じる．例えば，肝代謝，肝及び腎での分泌とタンパク結合率の投与量依存性による糸球体ろ過などに非線形性がみられる．代謝または分泌の速度 V は，次式（5）のMichaelis-Menten式で表される．

$$V = \frac{V_{max} \cdot f \cdot C}{K_m + C \cdot f} \quad \cdots\cdots (5)$$

V_{max}：最大速度，f：非結合率，K_m：薬物との解離定数

また，V_{max} と K_m を求めるには，次式（6）を用いるLineweaver-Burkプロットを利用する．

$$\frac{1}{V} = \frac{1}{V_{max}} + \frac{K_m}{V_{max}} \cdot \frac{1}{C} \quad \cdots\cdots (6)$$

すなわち，$1/V$ をy軸に，$1/C$ をx軸にしてプロットすると，y軸切片が $1/V_{max}$ で勾配が K_m/V_{max} となり，これらから V_{max} と K_m が求められる．

代謝速度に非線形性のある薬物（例えば，フェニトイン）の定常状態における体内からの消失は，次式（7）のMichaelis-Menten式で表される．

$$k_0 = \frac{V_{max} \cdot C_{ss}}{K_m + C_{ss}} \quad \cdots\cdots (7)$$

ここで，k_0：投与速度，C_{ss}：定常状態での薬物血漿中濃度，K_m：ミカエリス定数，V_{max}：最大消失速度

(7) TDM 治療薬物モニタリング

> 🔑 **キーワード**
>
> 有効薬物血中濃度域（治療濃度域，Therapeutic Window），治療薬物モニタリング（Therapeutic Drug Monitoring，TDM）の意義，TDMが必要とされる代表的な薬物，至適血中濃度を維持するための投与計画，母集団薬物速度論（ポピュレーションファーマコキネティクス），ベイジアン法

> ⚠️ **留意点**
>
> TDMはすべての薬物に必要ではないが，予防的に長期間服用が必要な抗てんかん薬，気管支拡張薬，免疫抑制薬などの場合は有用である．さらに，有効薬物血中濃度域が狭い，体内動態の個体差が大きい，体内動態が非線形である，薬物の副作用が疑われる，薬物の併用によって体内動態が変化する，肝及び腎機能の変化が危惧される，剤形や投与方法を変更した

第2章　試験項目と対策

場合などの治療に当たってはTDMが必要になる．

問題例

これまでの出題例はない．

対策

1）作用部位での薬物濃度を想定する目的で薬物の血中濃度を測定し，無効域と毒性発現域の間を有効薬物血中濃度域（治療濃度域 therapeutic window）と呼ぶ．すなわち，薬物の投与はこの領域にいかに長時間薬物を血中に存在させるかを考慮して設計される．例えば，臨床的にTDMが行われる薬物の有効血中濃度域を**表2-3**に示す．

表2-3　TMDが行われる主な薬物の有効血中濃度域（治療濃度域）

薬効分類	薬物名	有効血中濃度域
抗てんかん薬	カルバマゼピン フェニトイン フェノバルビタール バルプロ酸 ゾニサミド	4～12 μg/mL 10～20 μg/mL 10～30 μg/mL 50～100 μg/mL 10～30 μg/mL
精神神経用薬	ハロペリドール リチウム	3～17 ng/mL 0.6～1.2 mEq/L
強心薬	ジゴキシン ジギトキシン	0.5～1.5 ng/mL 15～25 ng/mL
循環器官用薬	プロカインアミド ジソピラミド リドカイン	4～10 μg/mL 2～5 μg/mL 1.2～5 μg/mL
気管支拡張薬	テオフィリン	5～20 μg/mL
免疫抑制薬	シクロスポリン タクロリムス	50～300 ng/mL（全血トラフ値） 5～20 ng/mL（全血トラフ値）
アミノ配糖体系抗生物質	ゲンタマイシン トブラマイシン アルベカシン アミカシン	6～24 μg/mL（ピーク値） 1 μg/mL以下（トラフ値） 6～24 μg/mL（ピーク値） 1 μg/mL以下（トラフ値） 6～24 μg/mL（ピーク値） 1 μg/mL以下（トラフ値） 35～50 μg/mL（ピーク値） 1 μg/mL以下（トラフ値）
グリコペプチド系抗生物質	バンコマイシン テイコプラニン	10～15 μmg/mL（トラフ値） 15～25 μg/mL（トラフ値）
抗悪性腫瘍薬	メトトレキサート （大量療法）	10^{-5} mol/L以下（24時間値） 10^{-6} mol/L以下（48時間値） 10^{-7} mol/L以下（72時間値）

（「最新薬剤学 第10版」，林正弘ほか編，p.567, 2012, 廣川書店より）

なお，これらの濃度は非結合形の薬物濃度ではないため，実際はタンパク結合率の変化も

想定して考慮する必要がある．例えば，タンパク結合の低下が予想される場合には，目標とする薬物血中濃度は通常の有効血中濃度に比べ低めに想定する必要がある．また，シクロスポリンやタクロリムスなどは血球への移行性が非常に高いが，いずれも測定の精度を考慮して血漿中か血球を含めた全血液中薬物濃度を使用する．

2）アミノ配糖体やグリコペプチド系抗生物質を静脈内投与する場合，有効血中濃度域に維持すると腎臓あるいは聴覚器官に毒性が現れる．したがって，ピーク値を有効血中濃度域に到達させた後，トラフ値が安全域に下がるまで投与を中止する．

3）メトトレキサートの大量療法時には，臨床研究から経験的に副作用発現の危険限界濃度が設定されており，血中濃度がこの値を超えた場合には副作用の軽減を目的に葉酸製剤ホリナートの増量投与あるいはホリナート救援投与の延長などの処理を行う．このように薬物の血中濃度をモニターしながら投与することによって有効性を確保し，副作用を最少限にする合理的な薬物治療が可能になる．

4）薬物の体内動態を解析する方法としては，血中濃度を多く測定するほうが正確な判定ができるが，臨床上頻回の採血は困難であるので，多くの患者（母集団）における薬物動態パラメーターの統計分析（ポピュレーションパラメーター）を使用することによって，最少の採血回数で統計的推定を行うことが通常実施されている．ベイジアン法によるポピュレーションパラメーターには，TDMによって蓄積されたデータを用いた非線形混合モデル（NONMEN）法の解析用コンピューターソフトが市販されている．ただし，これはあくまでも統計的推定法であり，採血ポイントが多いほうが信頼性が高まることは言うまでもない．

5）薬物速度論は薬物の体内動態の項で説明したように，実際の治療において投与量や投与間隔の推定には有用で，これを用いてTDMで確認しながら治療することが理想的である．そこで採血して薬物を定量する方法に代わる方法として，例えば唾液による血中濃度の推定のような非侵襲的なモニタリングが開発されることが望ましい．

6）薬物の全身クリアランスは，腎クリアランスと腎以外の臓器からのクリアランスの和であるが，水溶性が高く静注によって投与される薬物は腎によってほとんどが排泄される．このような薬物は腎機能の影響を強く受ける．アミノ配糖体やグリコペプチド系抗生物質がこれに当たる．一方，脂溶性が高く経口投与される薬物は，腎臓で糸球体ろ過されても尿細管からほとんどが再吸収されるために腎クリアランスが小さく，肝代謝を受けて水溶性の代謝物にならないと腎排泄されにくい．しかし，脂溶性であっても尿細管分泌を受けて腎排泄される薬物，あるいは水溶性であっても消化管で輸送担体によって吸収される薬物は，腎排泄の影響は無視できない．薬物によってさまざまな体内動態があることを理解しよう．

7）クレアチニンは筋肉で生成される内因性物質である．クレアチニンクリアランス（CL_{cr}）は，若干の尿細管分泌によって実際のGFRに比べて少し高い値を示すが，血漿タンパク質とほとんど結合せず，尿細管での再吸収がないため，その血清中濃度を測定してGFRを推

定する．また，年齢，性別，体重によって若干影響を受けるため，次式（8）で補正される．男女とも平均値は 100 mL/min（正常値は 70 ～ 130 mL/min）である．女性の場合はこれの 85％の値である．

$$CL_{cr} = \frac{(140-年齢) \times 体重}{72 \times 血清クレアチニン濃度} \quad \cdots\cdots (8)$$

8) 肝炎や肝硬変の肝疾患患者においては，血流速度の低下，肝細胞機能不全，血漿タンパク質の生合成低下，胆汁流速の変化などが起こる．しかしこれらの変化は多様性があり，薬物の体内動態にどの程度影響しているかを予測することは困難である．例えば，フェニトインやテオフィリンは，肝機能低下時の血漿タンパク質の低下に伴う非結合型の増加と薬物代謝能の低下に伴う固有クリアランスの低下という，相反する影響を受ける．すなわち，フェニトインやワルファリンのようなタンパク結合率の高い薬物では，肝疾患時の肝クリアランスは不変か増加の傾向を示し，テオフィリンやアンチピリンのようなタンパク結合率が高くない薬物では，肝疾患時には肝クリアランスは低下する．

9) 一般に，新生児及び乳児期では薬物代謝が遅いが，幼児期までに急速に薬物代謝活性が上昇する．そして幼児，小児のほうが成人よりも薬物代謝が速いことが報告されている．小児服用量の算出には体表面積を用いるのが良いが，薬物ごとに薬物動態や感受性が異なるため，個々の薬物に応じて用量を決定する必要がある．

10) 加齢に伴う生理機能の低下は，腎血流速度及び GFR の低下，肝重量の低下，肝血流速度の低下，代謝酵素の変動，タンパク結合率の低下などが生じるが，個人差が大きいために TDM に基づく患者個別の投与設計が望まれる．

(岡田弘晃)

3 製剤工学

(1) 日本薬局方

キーワード
通則，製剤通則，製剤総則と代表的な剤形の種類と特徴

留意点
日本薬局方（以下，局方または日局）は，プレフォーミュレーション段階から製剤の品質管理・保証に至るまで，製剤開発を円滑かつ合理的に進めるにあたって最も重要な基本的事項に深く関わっている．したがって，本認定制度試験でも毎回にわたって局方関係の問題が多数出題されているので，受験準備に際しては出身分野や業務分野を問わず，局方の内容と

最新情報は常に十分に理解・整理しておくことが必要である．

なお過去問に関しては，［問題と解説編］に詳述しているので，必ず参照していただきたい．

参考

1）日本薬局方の位置付け

今さら言うまでもなく，日本薬局方は法的には「医薬品，医療機器等の品質，有効性及び安全性の確保等に関する法律」（略称：医薬品医療機器等法．なお，従来の薬事法は内容を大幅に改正し，平成26年11月25日より名称を上記法律名に変更して施行されている）第41条第1項の規定に基づき，医薬品の性状及び品質の適性を図るため，厚生労働大臣が薬事・食品衛生審議会の意見を聴いて定める医薬品の規格基準書である，とされている．

2）現行の日本薬局方の改正経緯

第41条第2項には少なくとも10年ごとに全面にわたって改正されることが規定されているが，日局12（平成3年）からは5年ごとの全面改正に加えて，この間に2回の追補が発行されている．最新の局方に関する改正経緯は，以下の通りである．

版	公布年月日	収載品目数
第十六改正日本薬局方	平成23年3月24日	1764
同　第一追補	平成24年9月27日	1837
同　第二追補	平成26年2月28日	1896
第十七改正日本薬局方	平成28年4月（施行目標）	

したがって，本認定試験では第7回（平成28年10月実施予定）から，局方が関係する問題はすべて日局17に基づいて出題されることになる．

3）日本薬局方の構成

局方における医薬品各条以外の製剤に関わる事項は，通則，製剤総則（［1］製剤通則，［2］製剤包装通則（日局17より新設），［3］製剤各条，［4］生薬関連製剤各条），一般試験法及び参考情報の一部に分類されている．

問題例

a. 通則：（桁数の取扱い，「直ちに」の定義，試験用水）1－1問，（容器）1－7問，（標準温度，溶解性の定義，容器）2－1問，（「約」，標準温度の定義）3－1問，（標準温度，溶解性，「約」，「正確に量る」の定義，容器）4－1問，4－2問，（力価，熱湯，「直ちに」，「約」の定義，容器）5－17問

b. 製剤各条：（製剤の定義）1－4問，3－1問，3－2問，4－2問，5－18問，5－19問，（貼付剤）1－4問，（内用剤）1－4問，（チンキ剤と酒精剤）1－1問，3－2問，4－2問，5－18問

第2章　試験項目と対策

対策

①通則

1) 通則は薬局方を運用するための原則となる規定であり，44項目から構成されている．運用にあたって解釈を統一するために必要な一般的規定を掲げたものであるので，いずれの項目についても十分に精通しておくことが必須である．

　① 第12項：バリデーションは［応用編］の受験準備と関係づけて理解しておくことが大切である．

　② 第20項：医薬品の試験に用いる水は，日局16から「試験を妨害する物質を含まないなど，試験を行うのに適した水とする．」(日局15までは「精製水」)に改正された．

　これに伴って，第16項の滴数の量り方は，「水20滴」(旧：精製水20滴) に改正されている．

　③ 第23項：日局16第二追補から，質量を「精密に量る」に関係する数値が，ウルトラミクロ化学秤に対応する精度として，「10mg，1mg又は0.1mg」(旧：0.1mg，0.01mg又は0.001mg) に変更されたので，いずれも注意が必要である．

　④ 第29項：溶解性を示す用語 (7種) の表現順序を確実に理解しておくことが必要である．

　⑤ 第37～41項：容器や遮光の定義と保存の完全性は実務面においても常に重要である．

2) いずれも製剤開発のあらゆる過程に関係する重要な内容を含んでいるので，準備に際しては細心の注意を払いたい．特に重要な項目中の数値については，間違いのないように理解しておくことが肝要である．

②製剤総則，製剤通則

1) 製剤通則は製剤全般に共通する事項を記載するもので，日局16では11項目が収載されている．

2) 添加剤の機能と安全性 (第6項)，製剤用水 (第7項)，容器・包装 (第10項) は，いずれも重要なポイントである．製剤用水は日局16から「精製水」と「注射用水」のいずれについてもバルクと容器入りに区別し (「精製水」(旧) →「精製水」と「精製水 (容器入り)」(新) など)，別各条に改正された．

3) 第9項の「含量均一性試験法」と「溶出試験法」については，一般試験法 (後述) 中でのこれらの試験法の運用と関係づけて理解しておく必要がある．さらに製剤の容器・包装に対する考え方は，通則第37～40項と併せて理解しておくことが必要である．なお，第7回 (平成28年) 以降の試験準備にあたっては，製剤包装通則の基本的事項についても確実におさえておくことが望まれる．

③製剤総則，製剤各条

1) 剤形については，日局15までの五十音別 (28剤形) が日局16では全面的に整理・追加さ

れた．すなわち，まず投与経路別（11種類）及び適用部位別に分類し，さらに製剤の形状，機能，特性面から小分類まで細分類されており，この結果，収載剤形数が大幅に増加した（71剤形）．小分類の基本的構成は，剤形の定義，製法，具備すべき製剤特性と品質管理のための試験，容器・包装及び貯法等となっている．

2）膨大な剤形数であるが，従来の主要な剤形（錠剤，顆粒剤，カプセル剤，シロップ剤，注射剤，点眼剤，眼軟膏剤，軟膏剤，坐剤，貼付剤など）に加えて，日局16から新規に収載された半数に上る剤形（口腔内崩壊錠，口腔用錠剤，透析用剤，吸入剤，スプレー剤など36剤形）について，基本的概念に関する知識と理解が求められる．

3）日局15から新たに収載された経皮吸収型製剤（後述）は，日局16の製剤総則中では独立した剤形名として取り扱われていないが，引き続き貼付剤の中に含まれており，最近の製剤開発の動向において重要な位置を占めている．

4）内用剤は経口投与によって食道を経て消化管粘膜から吸収された後，最終的に全身循環血中に入るものをいう．したがって，たとえ口腔内に適用されてもその部位において吸収され全身循環血中に入ることを目的とする製剤は，外観的に経口投与製剤に類似していても内用剤としては取り扱われない，という理解はきわめて重要である．

5）各製剤の定義は最も重要な基本的事項である．日局16においてシロップ用剤は，「水を加えるとき，シロップ剤となる顆粒状又は粉末状の製剤」と定義している．また散剤（経口投与する粉末の製剤）と顆粒剤（経口投与する粒状に造粒した製剤），軟膏剤（有効成分を基剤に溶解又は分散した半固形状の皮膚に塗布する製剤）とクリーム剤（水中油型又は油中水型に乳化した半固形状の皮膚に塗布する製剤）（新収載）の区別における根拠（それぞれ，「造粒の有無」，「乳化の有無」で区別）や，大項目と小項目中の製剤名との関係は間違いのないように整理しておくことが重要である．

6）新収載の剤形（例えば，口腔内崩壊錠，舌下錠，シロップ用剤，経皮吸収型製剤，吸入エアゾール剤，テープ剤，クリーム剤，経口ゼリー剤など）については，特に入念な準備が必要である．

④製剤総則，生薬関連製剤各条

1）主として生薬を原料とする製剤であり，エキス剤，丸剤，酒精剤，浸剤・煎剤，茶剤，チンキ剤，芳香水剤及び流エキス剤の8製剤がある．

2）いずれもマイナーな製剤で出題頻度は高くないが，エキス剤と流エキス剤，酒精剤とチンキ剤の区別の根拠は重要である．

3）各製剤の第1項（定義）は最低限必須の要件である．また「火気を避けて保存する．」に該当する製剤名も覚えておきたい．

第2章 試験項目と対策

(2) 代表的な製剤の種類と性質

🔑 キーワード
固形製剤の種類と性質（散剤，顆粒剤，錠剤，カプセル剤），半固形製剤の種類と性質（軟膏剤，坐剤），液状製剤の種類と性質（液剤），無菌製剤の種類と性質（点眼剤，眼軟膏剤，注射剤），エアゾール剤・吸入剤の種類と性質，代表的な製剤添加物の種類と性質

⚠️ 留意点
　局方中の製剤を主として形態面から分類すると，①固形製剤，②半固形製剤，③液状製剤，④無菌製剤，⑤エアゾール製剤となる．製剤各論については，細部にわたる専門的項目やその他の製剤が［応用編］で出題されているが，上記5分類の中で，錠剤，カプセル剤，顆粒剤及び無菌製剤については，製剤総則の観点から［基礎編］においても簡単な基礎的知識を問う問題が出題されている．出題内容は基礎，応用の両分野で共通する項目も多いので，効率的な準備が勧められる．［基礎編］では製剤各条を十分に整理しておきたい．

📝 問題例
（口腔内錠剤）1－4問，3－1問，4－2問，5－19問，（顆粒剤）1－5問，4－7問，（カプセル剤）3－3問，5－20問，（眼軟膏剤）1－4問，1－7問，（液状製剤）3－2問，（シロップ剤）1－4問，3－1問，（注射剤）1－6問，3－4問，4－2問，（点眼剤）1－7問，（眼軟膏剤）1－7問，（吸入剤）4－2問，4－7問，（滑沢剤，結合剤，賦形剤）4－5問，（保存剤，等張化剤の機能と物性）1－6問，4－5問

対策

①固形製剤
1) 局方の中分類及び小分類には固形製剤に含まれる剤形として，以下の製剤がある．
　　錠剤，カプセル剤，顆粒剤，散剤，口腔用錠剤，吸入粉末剤，点鼻粉末剤，膣錠，外用散剤．
　これらの製剤のうち，錠剤，カプセル剤，顆粒剤は，最も主要な経口投与製剤として汎用されているので，製剤各条に関連する全般的事項を一般試験法も含めて確実なものにしておく必要がある．

2) 舌下錠とバッカル錠はいずれも口腔用錠剤であるが，前者は舌下粘膜から直接に全身循環系へ有効成分を送りこんで速効性を期待する（したがって崩壊試験が適用される）のに対して，後者は臼歯と頬の間で錠剤を徐々に溶解させて口腔内粘膜から吸収させるという違いがある．

3) 経口投与錠剤と口腔内に適用する錠剤の目的と機能の違いを明確に区別できることが必要である．

4）顆粒剤については，汎用されている造粒法と製造された顆粒物性との関係を十分に把握しておくことが必要である．

②半固形製剤
1）口腔用半固形剤，経口ゼリー剤，眼軟膏剤，坐剤，直腸用半固形剤，膣用坐剤，軟膏剤，クリーム剤，ゲル剤，パップ剤が収載されている．

③液状製剤
1）経口液剤，シロップ剤，含嗽剤，透析用剤，点鼻液剤，注腸剤，外用液剤などがある．ドライシロップ剤は製法面及び外観的には顆粒剤と類似しているが，製剤総則中ではシロップ剤として位置付けられており，シロップ剤に含まれることに注意したい．

④無菌製剤
1）注射剤，点眼剤，眼軟膏剤がある．注射剤は固形製剤における錠剤と並んで最も主要な剤形の1つであるので，種類とその目的，利点と欠点，製造工程（特に溶液注射剤，凍結乾燥注射剤），関係する局方一般試験法，エンドトキシン，クリーンルームの清浄度，HEPAフィルター，無菌性の保証，凍結乾燥の原理などの理解は，［基礎編］においても必須の事項である．
2）局方における注射剤の条文は全剤形中で最も多い（22項目：日局16第二追補で1項目追加収載）ので，受験準備では十分な時間的余裕を持たせて取り組みたい．

⑤エアゾール製剤
1）適用部位によって名称が異なり，吸入剤（気管支・肺に適用），口腔用スプレー剤（口腔内に適用），スプレー剤（皮膚などに適用）に分類される．
2）有効成分の1回当たりの投与量に定量性を保証しなければならない吸入エアゾール剤には，定量噴霧式吸入器が必要であることも理解しておきたい．吸入剤については［応用編］においてよく出題されているので，傾向と範囲を確認しておくことが必要である．

⑥代表的な製剤添加物の種類と性質
1）製剤添加物には複数の異なる機能を有するものが多いので，同じ添加剤であっても剤形によって名称や使用目的が異なることがある（例：カルメロースナトリウム→結合剤（錠剤など），懸濁化剤（懸濁剤），粘稠剤（点眼剤，シロップ剤）．したがって，現行の局方と『医薬品添加物規格2014』（薬添規）に収載されている添加剤の主なものについて，代表的な機能と物性を日常の業務の中で十分に理解しておくことが大切である．
なお，添加剤の使用目的と安全性については，製剤通則第(6)項を確認しておくことが重

要である．

（3）製剤化

> 🔑 **キーワード**
>
> 製剤化の単位操作及び汎用される製剤機械（粉砕，混合，造粒，カプセル充填，打錠，コーティング，乾燥，ろ過，滅菌），単位操作を組み合わせた代表的製剤の調製，汎用される容器，包装の種類と特徴
>
> ⚠️ **留意点**
>
> 各種の単位操作を連結して製造される固形製剤と，特殊な単位操作を必要とする無菌製剤について，これらの単位操作の特徴と機能を十分に理解しておくことが必要である．本項も［応用編］と共通する点が多いが，準備には『製剤の達人による製剤技術の伝承』上・下巻（じほう，2013）の内容が大いに参考になると思われる．
>
> なお（問題例）からも明らかなように，無菌製剤についてはほとんどの問題が［応用編］において出題されている．
>
> ✏️ **問題例**
>
> （粉砕）1－3問，1－5問，2－4問，3－3問，（混合）1－3問，3－3問，（造粒）1－3問，1－5問，4－7問，（打錠）3－3問，5－20問，（コーティング）3－3問，（乾燥）1－3問，2－4問，（カプセル充填）2－4問，3－3問，5－20問，（ろ過）5－20問，（滅菌）2－4問，4－7問，5－20問

📖 **対策**

製剤化の単位操作及び汎用される製剤機械に関する対策を以下に示す．

①固形製剤

1) 固形製剤に適用される工程は他の剤形と共通するものが一部あるものの，より多数の工程の組み合わせによって製造されている．したがって，個々の単位工程（操作）の特徴と問題点をよく理解したうえで，有効成分の物性や製剤設計方針に最もよく適合する機械・装置を選択するための基礎知識が求められる．
2) 工程順の単位操作に関する主なポイントは，以下のとおりである．
   ⅰ）粉砕
      粉砕機の種類と特徴［ジェットミルの原理とミル内におけるジュール・トムソン効果（圧縮空気の断熱膨張による冷却効果），ハンマーミルにおける機内の温度上昇の問題点など］

ⅱ）混合

混合機の種類と特徴，混合機内での粒子の分離・偏析，混合に関係する因子（粒子径，粒子密度，粒子形状，混合時間など）

ⅲ）造粒

造粒法の種類と造粒機の特徴，湿式造粒法と乾式造粒法，造粒法と顆粒物性の関係

ⅳ）打錠

錠剤の種類（目的と特性），打錠法（直接粉末圧縮法，半乾式顆粒圧縮法，乾式顆粒圧縮法，湿式顆粒圧縮法）の分類と特徴，錠剤機の機構と動作原理，打錠障害の原因と対策

打錠については特殊な錠剤（有核錠，複層錠など）とこれらを製造するための専用錠剤機に関する知識も求められている．

ⅴ）コーティング

コーティング法（シュガー・コーティングとフィルム・コーティング）の特徴，添加剤，装置，糖衣工程と水系コーティング

ⅵ）乾燥

含水率の表示法（乾量基準水分と湿量基準水分），平衡含水率，乾燥機（流動層乾燥機，噴霧乾燥機，凍結乾燥機，高周波乾燥機）の種類と特徴，凍結乾燥の原理

ⅶ）カプセル充填

硬カプセル充填機，軟カプセル製造機（ロータリー・ダイ法，滴下法），シームレスカプセルの製造原理

②無菌製剤

1）無菌製剤に共通する最も重要な工程は，ろ過と滅菌である．日局一般試験法「滅菌法及び無菌操作法」は日局16第二追補から削除され，これに伴って参考情報中の「最終滅菌法及び滅菌指標体」の名称が「滅菌法及び滅菌指標体」に変更されるとともに，全面的に内容が改正されたので注意が必要である．新旧の滅菌法の分類の概要と対比は，以下のとおりである．

（新）	（旧）
1．加熱法 ・湿熱滅菌法 ・乾熱滅菌法 ・高周波滅菌法	1．加熱法 ・高圧蒸気法 ・乾熱法
2．ガス法 ・酸化エチレン（EO）ガス滅菌法 ・過酸化水素による滅菌法	2．照射法 ・放射線法 ・高周波法

3. 放射線法 ・放射線滅菌法	
4. ろ過法	

　上表のように，高圧蒸気法の名称が湿熱滅菌法に変更され，高周波法が加熱法の中に含まれたほか，ガス法が新設されるとともに，従来は滅菌法の範疇外にあったろ過法が新たに第4の滅菌法として位置付けられたことを理解しておくことが重要である．

2) 注射剤の製造工程におけるクリーンルームやHEPAフィルターの機能についても，確実に理解しておくことが必要である．
3) ろ過と滅菌に関する主なポイントは，以下のとおりである．
　ⅰ) ろ過：ろ過法の定義，超ろ過法（参考情報「医薬品の試験に用いる水」），膜モジュール
　ⅱ) 滅菌：滅菌法の定義，滅菌法の種類と長所・短所，適切な滅菌法の選択

　汎用される容器，包装の種類と特徴に関する対策を以下に示す．
1) 日局通則第37項における「容器とは，医薬品を入れるもので，栓，ふたなども容器の一部である．容器は内容医薬品に規定された性状及び品質に対して影響を与える物理的，化学的作用を及ぼさない．」という定義は重要である．したがって，医薬品を入れるものであれば，紙袋や薬包紙も容器とみなされる．この定義に従って，第38項（密閉容器），第39項（気密容器），第40項（密封容器），第41項（遮光）に関わる容器の定義を十分に理解しておくことが必要である．
2) 剤形に応じて以下のような容器が汎用されているので，これらの材質の特性や機能について整理しておこう．
　ⅰ) 注射剤容器：ガラス瓶（アンプル瓶，バイアル瓶），プラスチックバッグ，ボトル，注射用キット製品（プレフィルドシリンジ，バッグ製剤，ダブルバッグ製剤など）
　ⅱ) 錠剤及びカプセル剤：ストリップ（SP）包装，PTP包装，ブリスター包装，ガスバリア包装
　ⅲ) 軟膏剤及び眼軟膏剤：押出しチューブ（プラスチックチューブ，ラミネートチューブ，金属チューブ）
　ⅳ) 坐剤：坐剤用コンテナ
3) 注射剤容器の遮光については，一般試験法「注射剤用ガラス容器試験法」において着色容器の遮光性試験として規定されているので，光透過率についても確認しておきたい．なお製剤の容器・包装に関する一般的事項については，製剤通則第(10)項を必ず確認しておくこと．

（4）製剤試験法

> 🔑 **キーワード**
> 日本薬局方収載の製剤に関する試験法とその実施
>
> ⚠️ **留意点**
> 　日局一般試験法は，共通な試験法，医薬品の品質評価に有用な試験法及びこれに関連する事項をまとめたものであり，日局16では71項目に及ぶ．
> 　これらの中で製剤開発に関係するものは多数に及ぶが，（問題例）では13の試験法が繰り返し出題されているので，十分な準備が必要である．一般試験法についても［応用編］と共通する事項が多いので，効率的な準備を心掛けたい．
>
> 📝 **問題例**
> （製剤均一性試験法）1－8問，2－3問，3－5問，4－3問，5－22問，（製剤の粒度の試験法）2－2問，（溶出試験法）1－8問，3－5問，2－2問，（崩壊試験法）4－3問，（エンドトキシン試験法）1－8回，（発熱性物質試験法）3－5問，5－21問，2－2問，（注射剤の不溶性異物検査法）3－5問，2－2問，4－3問，（無菌試験法）3－5問，（微生物限度試験法）2－3問，（輸液用ゴム栓試験法）5－21問，（注射剤の採取容量試験法）5－21問，4－3問，（眼軟膏剤の金属製異物試験法）2－2問，（点眼剤の不溶性微粒子試験法）5－21問

対策 ....

1）本認定試験に関わる製剤試験法は，以下のとおりである．
　① 主として固形製剤に関わる試験法
　　　製剤均一性試験法，製剤の粒度の試験法，崩壊試験法，溶出試験法
　② 注射剤に関わる試験法
　　　注射剤の採取容量試験法，注射剤の不溶性異物検査法，注射剤の不溶性微粒子試験法，注射剤用ガラス容器試験法，プラスチック製医薬品容器試験法，輸液用ゴム栓試験法，エンドトキシン試験法，発熱性物質試験法，微生物限度試験法，無菌試験法，鉱油試験法
　③ 点眼剤に関わる試験法
　　　点眼剤の不溶性微粒子試験法，鉱油試験法
　④ 眼軟膏剤に関わる試験法
　　　眼軟膏剤の金属性異物試験法

2）各試験法の前文は各条医薬品中の試験項目と一般試験法との関連を述べたものであるので，いずれの試験法についても前文に基づいて，定義，目的などをよく理解しておかねばならない．

第2章　試験項目と対策

3) 製剤均一性試験法は,「単剤又は配合剤に含まれる個々の有効成分に対して適用される」ものであり, 生薬または生薬関連製剤を原料とする製剤中の生薬成分については適用されないことに注意しておくことが重要である (2-3問).

4) 製剤含量の均一性は含量均一性試験または質量偏差試験のいずれかの方法で試験されるが, 含量均一性試験はすべての製剤に適用可能であるのに対して, 質量偏差試験が適用できる製剤は, ①溶液製剤, ②単一有効成分からなる散剤, ③顆粒剤及び用時溶解する注射剤などの固形製剤, ④有効成分が25mg以上の硬カプセル剤, ⑤素錠またはフィルム・コーティング錠など, であることに注意する必要がある. 例えば,「アンプル内で有効成分2mgを含む溶液を凍結乾燥した注射剤」(5-22問) の解釈と取扱いなどは重要である.

5) 試験法については, 試験条件に関係する数値を正確に覚えておくことが大切である. 問題中で「以下」「以上」「未満」などの条件に関わる境界数値の解釈と取扱いには十分に注意する.

6) 「製剤均一性試験法」は, 日局16第二追補から以下の改正がなされているので, 注意が必要である.

製剤均一性試験法：

1.含量均一性試験中の (ⅱ)「液剤：試料10個について,・・・有効成分含量を測定し判定値を計算する.」→「液剤又は半固形製剤：試料10個についてそれぞれ定量する.・・・投与量当たりの有効成分含量を測定し判定値を計算する.」

7) 「注射剤の不溶性異物検査法」は第二追補から以下の改正がなされているので, 注意が必要である.

注射剤の不溶性異物検査法：

第1法 「溶液である注射剤及び用時溶解して用いる注射剤の溶液は・・・」→「溶液, 懸濁液又は乳濁液である注射剤及び用時溶解又は懸濁して用いる注射剤の溶解液は・・・」, 第2法 「用時溶解して用いる注射剤はこの方法による.・・・又は注射用水を用いて溶解し,・・・」→「用時溶解又は用時懸濁して用いる注射剤はこの方法による.・・・又は注射用水を用いて溶解又は懸濁し,・・・」

(5) DDS

🔑 キーワード

DDS（Drug Delivery System, 薬物送達システム）の概念と有用性, DDS製剤に使用される主な製剤材料

⚠ 留意点

DDSに関係する事項は［基礎編］の中でも製剤開発における最も先端的な内容を包含しているので, 受験者は業務分野に関わらず幅広い学識を修得するとともに最新の情報にも注意

いずれかに基づいている.

2）リザーバー型では放出制御膜を透過する薬物の透過速度が問題となるので，Fickの第一法則に基づく拡散理論式の正確な理解が必要である．したがって，この式はシンプルであるので，完全に暗記しておくことが必要である．この式によれば，シンク条件下では薬物透過速度は時間の関数とならず，一定である（したがって，透過薬物量は時間に比例する）．

3）マトリックス型製剤からのHiguchiの式に基づく薬物放出理論では，透過薬物量は時間の平方根に比例する（したがって，透過速度は時間の経過とともに減少する）ことが重要なポイントである．

（7）粘膜及び経皮投与DDS

🔑 **キーワード**

代表的な粘膜投与製剤と特徴，代表的な経皮投与製剤の特徴，腸溶性製剤・速崩壊型錠剤の特徴と利点，主な粘膜吸収促進法

⚠ **留意点**

粘膜投与製剤に関係する投与経路として，鼻腔，口腔，眼，肺，膣，直腸があるが，これらの部位はいずれも経口投与経路とは異なって，薬物は直接全身循環系に入るという特徴を有している点に着目しておくことが大切である．また最近開発が盛んになっているマイクロニードルの製剤設計コンセプトについても注目しておくべきである．

✏ **問題例**

（ニトロダーム®）4－4問，（TTS）5－23問，（放出特性）1－2問，（腸溶性製剤）3－6問

対策

①代表的な粘膜投与製剤と特徴

1）次の投与経路は，既に実用化されたり今後のDDS開発において期待されているので，重要である．
　ⅰ）肺胞：ペプチド性医薬品（インスリン，カルシトニンなど）
　ⅱ）鼻腔：ペプチド性医薬品（デスモプレシン酢酸塩，ブセレリン酢酸塩など）

②代表的な経皮投与製剤と特徴

1）経皮吸収型製剤の特徴，利点と欠点，経皮治療システム（Transdermal Therapeutic System, TTS）による全身薬理効果の発揮例，マトリックス型とリザーバー型製剤からの薬物放出機構に関する理論的内容などの理解が必要である．

2）皮膚透過については，pH分配仮説（［基礎編］物理薬剤学の項を参照）に従って，脂溶性

の高い薬物ほど透過性が高いことを理論的に理解しておくことが重要である．
3）経皮吸収型製剤は比較的長期にわたって投与されるので，薬剤耐性の発現が認められることに注意したい．

③腸溶性製剤の特徴と利点
1）腸溶性製剤は胃内での有効成分の分解を防いだり，胃に対する刺激作用を低減させる目的で，有効成分を胃内で放出せず，主として小腸内で放出させるよう設計された製剤である．この特徴をより積極的に評価して，本製剤は日局16第二追補から「有効成分の放出開始時間を遅らせた放出制御製剤である放出遅延製剤」と位置付けられたので，注意が必要である．すなわち，時限放出型製剤の一種である．
2）腸溶性製剤の設計には，適切な皮膜基剤の選択が不可欠である．日局16に収載されている3種類の皮膜剤（セラセフェート，ヒプロメロースフタル酸エステル，ヒプロメロース酢酸エステルコハク酸エステル）の物性をよく理解しておくことが重要である．

(8) ターゲティングDDS

> **キーワード**
> ターゲティング製剤の概要と意義，代表的なドラッグキャリアとそのメカニズム
>
> **留意点**
> 　ターゲティングは，物理学的・生物化学的に標的部位または組織に親和性を有する物質をキャリアーとして用い，薬物を包含するキャリアーの体内動態特性を薬物送達に利用するものである．このようなターゲティングにより，効果の増大と共に副作用の軽減も期待できる．なおこの場合，受動的ターゲティングと能動的ターゲティングの明確な区別が重要である．
>
> **問題例**
> （定義と目的）2－7問，5－24問，（標的化プロドラッグ）3－8問，（抗体医薬品）5－24問，（PEG化医薬品）2－6問，2－7問，4－8問，5－24問，（リポソーム製剤）2－7問，3－7問，4－4問，5－24問，（リピッドマイクロスフェア）4－4問

対策

①ターゲティング製剤の概要と意義
1）疾患部位や組織に特異的に関わり，または過剰に発現している分子と結合してこれを抑える新規な分子標的薬は，低分子有機化合物（例：イマチニブ，ゲフィチニブなど）とモノクローナル抗体（抗体医薬品）（例：トラスツズマブ，リツキシマブなど）に区別されることも把握しておく必要がある．

②代表的なドラッグキャリアとそのメカニズム

1）製剤が標的部位に選択的に移行するために，製剤学的な修飾を施したものが標的指向化製剤である．以下のような物質がキャリアーとして利用されているので，整理しておくことが望ましい．

・高分子化医薬：

ポリエチレングリコール（PEG）やデキストランなどの水溶性高分子キャリアーで生理活性タンパク質を修飾すると，分子量の増大に伴って腎排泄の抑制，肝臓などの組織内への取り込みの低下，タンパク分解酵素による分解の回避などが期待される．多くの場合，薬物は高分子から解離して効果を発揮する（→高分子化プロドラッグ）．

（実用例）ペグ・インターフェロン・アルファ（2-6問），SMANCS®（2012.3製造販売中止）

2）微粒子キャリアーには，次のような実用例がある．

ⅰ）リピッドマイクロスフェア：

ダイズ油をレシチンで乳化したo/w型エマルションに脂溶性の高い薬物を溶解させた製剤で，炎症部などに高濃度で集積しやすい性質を利用している．

（実用例）プロスタグランディンE_1，パルミチン酸デキサメタゾン

ⅱ）リポソーム：

脂質二分子膜からなる閉鎖型小胞体であり，水溶性薬物（内水相），脂溶性薬物（脂質相）のいずれでも取り込みが可能である．

（製剤例）アムホテリシンB（アンビゾーム®），ドキソルビシン塩酸塩（ドキシル®）

3）リポソーム製剤に関連して，腫瘍組織のEPR効果（Enhanced Permeability and Retention Effect）についても理解を深めておくことが大切である（4-8問）．

(9) プロドラッグ

キーワード

代表的なプロドラッグとその目的・特徴

留意点

プロドラッグとは，薬理活性を持っていても医薬品として好ましくない性質を併せ持っている薬物の分子構造を化学的に修飾し，その好ましくない性質を改善した後，体内で酵素的または非酵素的に元の薬物（親化合物）に復元されて薬理活性を示す薬物をいう．したがって，プロドラッグ自体は薬理活性を示さないことが重要である．

本項では以下に述べる8項目の製剤特性の改善に関係するプロドラッグの役割について，知識をよく整理しておこう．

第2章 試験項目と対策

> **問題例**
> （プロドラッグ及びアンテドラッグの定義と機能）2－8問，2－6問，（サラゾスルファピリジン）2－8問，4－6問，（カンデサルタンシレキセチル）3－8問，4－6問，（レボドパ，L－DOPA）3－8問，4－6問，（アセメタシン及びアシクロビル）3－8問，（バラシクロビル及びロキソプロフェン）4－6問，（クロラムフェニコールパルミチン酸エステル）3－8問，4－8問

対策

①代表的なプロドラッグとその目的・特徴

1) プロドラッグ化の目的は以下のように多数あるので，プロドラッグの代表例（カッコ内は親化合物）は覚えておくことが必要である．

   ⅰ）脂溶性の増加による吸収性の改善：タランピシリン塩酸塩（アンピシリン），カリンダシリンナトリウム（カルベニシリンナトリウム），エリスロマイシンエストレート（エリスロマイシン）

   ⅱ）体内移行の改善：フルスルチアミン塩酸塩（チアミン，ビタミンB_1），レボドパ（ドーパミン）

   ⅲ）標的組織での活性化と効果の持続化：テガフール，カルモフール（フルオロウラシル）

   ⅳ）難溶化による矯味・矯臭：クロラムフェニコールパルミチン酸エステル（クロラムフェニコール），キニーネエチル炭酸エステル（キニーネ）

   ⅴ）消化管に対する副作用の軽減：アセメタシン（インドメタシン），アンピロキシカム（ピロキシカム）

   ⅵ）水溶性の改善による注射化：ヒドロコルチゾンコハク酸エステルナトリウム（ヒドロコルチゾン），リボフラビンリン酸エステルナトリウム（リボフラビン，ビタミンB_2）

   ⅶ）酸化に対する安定性の改善：トコフェロールコハク酸エステルカルシウム（トコフェロール，ビタミンE）

   ⅷ）体内での持続的な加水分解による作用の持続化：アラセプリル（カプトプリル），プレドニゾロンコハク酸エステルナトリウム（プレドニゾロン）

   ここでⅱ）のレボドパは，血液－脳関門の通過性を改善した特異なプロドラッグとして記憶しておく必要がある．

2) 一方，アンテドラッグ（2－8問）は化学的修飾により投与部位では活性を示すが，循環系に入ると速やかに代謝されて不活性物になるものをいう．またアナログは合成した誘導体が親化合物に復元されなくても，そのままで薬理活性を有する誘導体である．
   ステロイド剤の外用適用で真価を発揮しているアンテドラッグとして，以下のような開発例がある．

   ⅰ）軟膏剤：酪酸プロピオン酸ヒドロコルチゾン，吉草酸酢酸プレドニゾロン

ⅱ）噴霧剤：フルニソリド，ベクロメタゾンプロピオン酸ヒドロコルチゾン
ⅲ）ゲル外用剤：ファルネシル酸プレドニゾロン
3）製剤技師には他社製品であっても優れた製剤に関する情報は必須の一般的知識として求められるので，DDS技術と同様に平素から広範囲な情報を収集しておくことが肝要である．

(10) その他のDDS

> **キーワード**
> 利便性製剤（口腔内崩壊錠，ゼリー剤，ダイアリー製剤，フィルム剤），キット製剤，遺伝子治療製剤，細胞治療製剤，将来の製剤（在宅医療用製剤，個別化医療用製剤）
>
> **留意点**
> 製剤使用時の利便性の向上や患者の服薬コンプライアンスの改善を意図した製剤，より一層的確な治療効果の達成を目指した製剤や将来の医療システムの転換にも寄与できるような，各種の新規な発想に基づく製剤の開発動向にも注目しておかねばならない．
>
> **問題例**
> （口腔内崩壊錠）5－19問，（細胞治療）2－6問，4－8問

対策

①利便性製剤

1）医療者側の使用性の向上及び患者の服用性の改善を意図した製剤として，以下の代表的な製剤が開発されている．これらの製剤の概要と利点についての一般的な知識は必要である．

ⅰ）口腔内崩壊錠（Orally Disintegrating Tablet，OD錠）
嚥下障害のある患者や水分摂取量が制限されている患者，服薬コンプライアンスの悪い小児や高齢者などの服用性改善を目的として開発された製剤である．適切な硬度（＞3kg）を持つとともに，口腔内での崩壊時間は20秒以内であることが必要とされている．種々の技術コンセプトに基づく多数の製品が上市されている．

ⅱ）ゼリー剤：
日局16から経口ゼリー剤の名称で収載されたもので，「経口投与する，流動性のない成形したゲル状の製剤」と定義されており，有効成分に添加剤及び高分子ゲル基剤を加えて混和し，適切な方法でゲル化させ一定の形状に成形する．

ⅲ）フィルム剤：
有効成分を配合した，水なしで服用できるシート状フィルム製剤である．利点として，①フィルム製造工程中の成分変化が少ない，②成分の均一化が可能，③口内炎，歯槽膿漏などの対症療法に適する，④異種成分の積層が可能，などがあげられている．製法と

しては，有効成分にヒプロメロースなどの高分子基剤を混合・分散・溶解し，適切な方法でゲル化させて展延・乾燥させ，フィルム状に成形する．数種類のODフィルムが上市されている．
2）口腔内崩壊錠は多数の技術による製剤が開発されており（現在は第四世代），今後の利用と発展が一層期待される製剤であるので，その特徴や特性には十分に注意しておくことが大切である．

②キット製剤
1）注射用キット製品は，「医療機関での投薬調製時の負担軽減，細菌汚染・異物混入の防止を目的として，医薬品と医療用具又は2以上の医薬品を一つの投与体系として組み合わせた製品」（昭和61年3月12日付け薬審第98号通知）として定義されている．通知には具体的な事例として，事例1～事例4のタイプが示されているが，バッグ製剤やダブルバッグ製剤，プレフィルドシリンジがこれらに該当する．

③遺伝子治療製剤及び細胞治療製剤
1）本認定試験においては比較的なじみが薄く，体系化は未完であるが，用語の定義や簡単な内容は一般的知識として問われるので，理解を深めておくことが望ましい．
  i）遺伝子治療製剤：
    患者の疾患と関連した遺伝子をベクターを利用して，効果的に体内の標的細胞中へ導入し，生理活性タンパク質を分泌して疾患を治療するものである．
  ii）細胞治療製剤：
    細胞が生体内で営む生命現象に着目し，その機構を疾病治療に応用するために生体から単離した細胞を"くすり"として投与する治療戦略の中で，これを機能性粒子として捉えた"細胞性製剤"である．
2）遺伝子治療と細胞治療の明確な区別ができることが重要である．

(松田芳久)

4 医薬品開発と生産

(1) 医薬品開発のコンセプト

> **キーワード**
> 医薬品開発計画時に考慮すべき要因，日本の疾病の特徴

Ⅰ．基礎編

> **⚠ 留意点**
>
> 以下の項目につき把握しておくこと
> ① 医薬品の定義と分類
> ② 医薬品開発の基本理念
> ③ 主要疾病について，その死亡率と順位，その年次傾向（人口動態統計概況，厚生労働省）

> **✎ 問題例**
>
> （主要疾患の死亡率の年次推移）4－13問

対策

1）医薬品開発計画時に考慮すべき要因としては，患者や医療人からのニーズ，市場性，競合先行品の存在とその動向のほか，現在の科学水準における成功確率や自社の開発競争力を把握しておくことが重要である．
2）医薬品開発には10～15年程度の時間を要し，その間に疾病の動向，社会状況（例えば，社会保険制度，薬価制度等）に変化を生じる可能性があることにも注意しておく必要がある．

（2）医薬品市場と求められる医薬品

> **🔑 キーワード**
>
> 国内外の売上高上位の医薬品，薬価を決定する要因，ジェネリック医薬品の役割，オーファンドラッグ開発の重要性

> **⚠ 留意点**
>
> 以下の項目につき把握しておくこと
> ① 厚生労働省や製薬企業団体が発行する医薬品産業に関する主要統計資料等を参考にした医薬品産業や市場の最新の情報
> ② 新医薬品，ジェネリック医薬品の薬価算定方式，既収載医薬品の薬価改定
> ③ ジェネリック医薬品使用促進のために，国が実施している医療保険制度対策
> ④ 製造販売承認を獲得するにあたっての必要な検討項目
> ⑤ 最近市販されたオーファンドラッグの主な銘柄とその特徴
> ⑥ オーファンドラッグとして開発の指定を受けるにあたっての基準

> **✎ 問題例**
>
> （医薬品売上額，薬価算定，ジェネリック医薬品，アンメットメディカルニーズ）1－6問，（研究開発費）2－9問，（薬価算定）3－9問，（医薬品生産額）3－13問

第2章　試験項目と対策

> **対策**

1) 世界の医薬品市場は約9兆5千億ドル（2011年）で，日本は米国に続き第2の市場国である．医薬品開発は低分子医薬品からバイオ医薬品へ，現在，その開発対象は移り，2013年の世界の大型医薬品ランキングでは，バイオ医薬品がトップ10のうち7品目を占めている．
2) 薬価基準とは，国によって定められた，保険医療において使用できる医薬品の品目と薬剤費（薬価）を記載したもので，新薬の算定方式には，類似薬がある場合は類似薬比較方式で，類似薬がない場合は原価計算方式で算出される．
3) ジェネリック医薬品の薬価は，その上市されている銘柄の数によって異なる．ジェネリック医薬品は患者負担の軽減及び医療保険財政の改善の施策の1つとして推奨されているが，先発品と同等な品質，情報提供，安定供給の課題が課せられている．
4) オーファンドラッグとは，難病などの治療で医薬品としての必要性は高いが，患者数が少ないため，開発の採算が取れない医薬品をいう．オーファンドラッグの開発には，国からの開発助成金，医薬品医療機器総合機構による指導・助言，認定事業に対する税制上の優遇措置といった支援だけでなく，優先的な治療相談及び優遇審査の実施や再審査期間の延長といった特典が得られる．
5) 最近の日本の医薬品産業について，世界における売上金額の順位とシェアの増減傾向，新薬開発能力の順位，医薬品全売上高に占める一般医薬品の売上高の割合，売上高に対する研究開発費の割合，医薬品の輸入金額と輸出金額の比較，技術導出入収支に関する問題が出題されている．
6) 新医薬品，ジェネリック医薬品の薬価算定方式，海外で既に販売されている医薬品が我が国で新医薬品として販売される場合の算定方式，補正加算の要件に関する問題が出題されている．
7) 日本の医薬品生産額と医療用医薬品の占める割合，そのうち，ジェネリック医薬品の売上のシェアに関する問題が出題されている．

(3) 非臨床試験

> **キーワード**
> 非臨床試験の目的と実施概要（GLP，Good Laboratory Practice）
>
> **留意点**
> 以下の項目につき把握しておくこと
> ① 臨床試験前に検討すべき原薬の物理化学的性質の検討とその目的
> ② 薬効薬理試験，薬物動態試験，安全性薬理試験ならびに毒性試験の試験内容とその目的

③ 非臨床試験からヒトへの初回投与量を決定する際の判断基準

問題例

（創薬の確率）2－13問，（非臨床試験）4－10問

対策

1）非臨床試験における CMC（Chemistry, Manufacturing and Control）担当者の役割は，主に安定性や溶解性を中心とした原薬の物理化学的性質の評価と試験法の設定であるが，高品質の原薬提供や精度の高い試験法設定は同時並行で実施される薬効薬理試験，薬物動態試験，安全性薬理試験ならびに毒性試験の信頼性確保のために重要である．また，これら生物学的試験計画と歩調をあわせ，いかに迅速な原薬供給と試験法の確立をしていくかが臨床試験までの期間を短縮するカギとなる．

2）新規化合物を創製してから，前臨床試験，臨床試験を経て，最終的に医薬品として承認される確率を問う問題が出題されている．

3）新有効成分含有医薬品の承認申請に必要な非臨床試験の種類，「医薬品の安全性に関する非臨床試験の実施の基準（GLP）に関する法令」の目的，GLP施設における適合性調査の確認更新時期，動物モデルを用いた非臨床試験によってヒトにおける安全性または有効性を十分評価できるか，ICHにおいてSafety（安全性）に関する数々のガイダンスが発行されているかを問う問題が出題されている．

（4）臨床試験

キーワード

臨床試験の目的と実施概要（GCP，治験薬の取扱い，治験薬GMP）

留意点

以下の項目につき把握しておくこと
① 臨床研究における臨床試験の位置付け
② 臨床試験における治験の位置付け
③ GCP（Good Clinical Practice，医薬品の臨床試験の実施基準）の規制対象
④ 臨床試験の倫理面での対策が歴史的にどのようになされてきたか
⑤ 治験実施にあたっての治験依頼者と治験実施機関の役割と実施の手順

問題例

（臨床試験）3－11問

第2章　試験項目と対策

> **対策**

1) 臨床試験は臨床研究の一部であり，予防，診断，治療上の主効果と価値を実施計画書に基づいて実施する研究である．
2) 医薬品，医療機器の承認申請を目的とした臨床試験を「治験」と呼ぶ．
3) 臨床試験には高い倫理性が求められ，1975年のヘルシンキ宣言をはじめ歴史的に多くの対策がなされてきた．
4) 治験実施は，ⅰ）資料作成（業務手順書，治験薬概要書，治験実施計画書），ⅱ）医療機関や治験責任医師の選定，ⅲ）治験審査委員会（IRB）の審査，ⅳ）治験依頼者による治験届書の提出，ⅴ）各施設での治験，ⅵ）統括報告書作成の手順で進行する．
5) 治験の定義，臨床試験における検証的試験の定義，「医薬品の臨床試験の実施に関する基準」（GCP）の目的に関する問題が出題されている．

(5) 医薬品の承認

> **キーワード**
>
> 申請までのプロセス，承認申請から承認までのプロセス，承認区分（申請資料項目），申請資料（CTD，一部変更承認申請，製造方法），ガイドライン（安定性試験等），市販後調査とその意義，医薬品開発における国際的ハーモナイゼーション（ICH），PIC/S（343ページ参照）

> **留意点**
>
> 以下の項目につき把握しておくこと
> ① 医薬品の承認審査における，信頼性を確保するための基準であるGLP，治験薬GMP，GCPの内容
> ② 製造販売業者におけるGQP（Good Quality Practice，医薬品，医薬部外品，化粧品及び医療機器の品質管理の基準），GVP（Good Vigilance Practice，医薬品，医薬部外品，化粧品及び医療機器の製造販売後安全管理の基準）の内容
> ③ 製造業者におけるGMPの内容
> ④ 市販後のGPSP（341ページ）などの法的規制
> ⑤ 医薬品の申請区分と必要な資料
> ⑥ CTD（Common Technical Document）の構成とその目的・内容
> ⑦ 医薬品製造販売承認申請書の「成分及び分量又は本質」欄及び「製造」欄の記載事項
> ⑧ 安定性試験ガイドラインの内容
> ⑨ 市販後調査における再審査制度，再評価制度，副作用・感染症報告制度の内容と目的
> ⑩ 承認から再審査までの時期，安全性定期報告の時期
> ⑪ ICHの理念と目的，構成メンバーと委員会，特に品質分野におけるトピック，ステップ

1からステップ5までの調和プロセスの内容

> **問題例**
> （一部変更承認申請）1－1問，2－12問，（申請区分）1－3問，（治験）1－4問，（成分・分量の記載）2－10問，（安定性ガイドライン）2－11問，（市販後調査）3－11問，（ICH）3－12問，（製造販売承認申請）4－12問，（再審査・再評価制度）5－28問，（審査の流れ図）5－29問

対策

1）GLPは医薬品の安全性に関する非臨床試験の基準であり，ヒトを用いたADMEに関する試験は含まれない．

2）信頼性保証部門の担当者がGLPの実施担当者に含まれていてはならない．

3）治験薬GMPとは，治験薬を製造する際に治験依頼者が遵守すべき，適切な治験薬の製造管理及び品質管理の方法の基準と必要な製造設備の基準を定めたものである．

4）治験薬の品質の均一性の保証により，臨床試験の信頼性を確保し，また，治験薬と市販後製剤の同一性の保証により，研究開発から市販薬の製造まで一貫した品質設計（Quality by Design, QbD）が達成され，製品の有効性と安全性が確保される．

5）承認申請から承認までのプロセスの概要は，製造販売業者が医薬品の製造販売承認申請を行った後，独立行政法人医薬品医療機器総合機構及び厚生労働省（審査管理課）により，薬事・食品衛生審議会審議，GLP・GCP適合調査ならびに製造業者へのGMP適合調査が実施され，厚生労働大臣より医薬品の製造販売承認が下される．審査項目は企業としての責任体制，製品の生産方法ならびに管理体制，製造販売承認申請された医薬品の品質，有効性及び安全性に関する事項である．

6）医薬品の申請区分は，①新有効成分含有医薬品，②新医療用配合剤，③新投与経路医薬品，④新効能医薬品，⑤新剤形医薬品，⑥新用量医薬品，⑦剤形追加に係る医薬品，⑧類似処方医療用配合剤，⑨その他の医薬品，に分類される．

7）製造販売承認申請に必要な資料は，イ 起原又は発見の経緯及び外国における使用状況等に関する資料，ロ 製造方法並びに規格及び試験方法等に関する資料，ハ 安定性に関する資料，ニ 薬理作用に関する資料，ホ 吸収，分布，代謝，排泄に関する資料，ヘ 急性毒性，亜急性毒性，慢性毒性，催奇形性その他の毒性に関する資料，ト 臨床試験の成績に関する資料であり，①～③ではすべての資料の提出が求められる．ジェネリック医薬品ではロ及びハの資料と生物学的同等性（ホ－5）の資料の提出が求められる．

8）開発過程で得られたデータはコモンテクニカルドキュメント（CTD）の様式でまとめられ，申請書とともに規制当局に提出される．CTDとは，ICHでの日米EUの三極合意に基づいた共通の様式で，この様式でまとめることによって，日米EUいずれの地域の当局にも受け入れられる．

9) 製造販売承認申請書には，販売名，成分分量，製造方法，用法・用量，効能・効果，貯法・有効期間，規格・試験法等が記載され，承認後これらの内容が承認事項になり，その内容を変更するときには，一部変更承認申請（一変）を行い，承認を得る必要がある．変更の内容が軽微なものは届出（軽微変更届）だけで済むものもある．

10) 承認申請時には，承認申請書に製造場所及び製造方法を記載する必要がある．製造方法については，出発物質から包装工程までの一連の工程を具体的に記載することが必要であり，製造工程の中でも品質確保に特に重要な工程及び中間体をそれぞれ重要工程及び重要中間体として，その工程操作の概略，プロセスパラメータ，工程管理試験等も含めて記載することとなっている（「改正薬事法に基づく医薬品等の製造販売承認申請書記載事項に関する指針について」平成17年2月10日　薬食審査発0210001参照）．

11) 承認申請書に記載した製造方法では，承認申請書に添付する製造方法の開発の経緯，製造方法のバリデーションデータ等に関する資料により，その科学的妥当性を説明する．審査においては提出された資料の科学的妥当性が確認され，また，GMP調査において実際の製造場所での製造工程，実生産でのバリデーションデータ等が確認される．

12) 規格及び試験方法の設定に際しては，日本薬局方の通則，製剤総則，一般試験法，標準品及び試薬・試液等を準用することを原則とする．含量規格は，製造過程，定量誤差及び安定性等に基づき，有効性と安全性に関して同等とみなせる規格値を設定するもので，上限値と下限値を定める．確認試験は，当該医薬品が目的物であるか否かを確認する試験である．純度試験は，有機・無機不純物及び残留溶媒の基準値に関するガイドライン（Q3A，Q3B，Q3C）を参考に，個々の医薬品で設定すべき項目を判断する．

13) 規格項目には，性状，確認試験，定量法及び純度試験のようにおおむね全ての原薬または製剤に適用されるものと，示性値や溶出性及び製剤均一性のように，各原薬または製剤の特性に応じて設定するものがある．審査においてはその医薬品の特性を踏まえた上で，品質を保証するために適切な規格試験項目，試験方法及び規格値が設定されているかどうかを，設定根拠として提出された資料を基に確認する．

14) 新有効成分含有医薬品の安定性試験は，「安定性試験ガイドライン」（Q1A(R2)）に基づき実施される．温度，湿度，光等のさまざまな環境因子の影響の下での品質の経時的変化を評価し，原薬，製剤について貯蔵条件及び有効期間の設定に必要な情報を得る．

15) わが国における市販後調査（PMS：Post-Marketing Surveillance）は再審査制度，再評価制度及び副作用・感染症報告制度の3つの制度で構成されている．再審査制度は医薬品の承認後一定期間（原則8年：4～10年間），市販後に行う製造販売後調査等により，有効性，安全性等に関する情報を収集し，医薬品の有効性を再確認することを目的とする．再評価制度は，すでに承認された医薬品について，現時点での医学・薬学の学問水準から有効性及び安全性を見直すことを目的とする．

16) 副作用・感染症報告制度には，製薬企業による副作用等報告制度，医薬関係者による医薬

品等安全性情報報告制度，諸外国との安全性情報交換を行うWHO国際医薬品モニタリング制度がある．これらの制度を円滑に運用するため，「医薬品の製造販売後の調査及び試験の実施の基準」GPSP（Good Post-Marketing Study Practice）が制定されているが，これは，医薬品製造販売業者等が行う製造販売後調査等が適正に実施され，再審査及び再評価の申請資料における信頼性を確保するために，遵守すべき事項を規定した基準である．

17) ICHの目的は，「日米EU三極における新医薬品の承認審査資料関連規制の整合化を図ることにより，臨床試験や動物実験等の不必要な繰り返しを地球規模で防ぎ，承認審査を迅速化するとともに，新医薬品の研究開発を促進し，すぐれた医薬品をより早く患者の手元に届けること」とされている．主なトピックは品質（Quality：Q），有効性（Efficacy：E），安全性（Safety：S），複合領域（Multidisciplinary：M）の4つの分野に分けられている．ICHの調和プロセスは，トピックの選定，問題点の分析，EWG（Expert Working Group）の設置及びICH調和ガイドライン案を起草するステップ1，ICH調和ガイドライン案の決定・承認，各国におけるガイドライン案の内示・意見聴取を実施するステップ2，寄せられた意見に基づきガイドライン案を修正するステップ3，ICH調和ガイドライン最終合意のステップ4，各国が合意内容を国内規制に取り入れるステップ5の5段階の手順で進行する．

18) 既承認医薬品と剤形が異なる医薬品，及び剤形は同一であるが有効成分の含量が異なる医薬品を申請する場合に必要な安定性試験は何か，散剤・顆粒剤をディスク式（無圧）で充填した容れ目違いの硬カプセル剤における生物学的同等性試験の必要性の有無，「成分及び分量又は本質」欄の微量記載成分を変更する場合は資料を省略でき確認も必要ないか，に関する問題が出題されている．

19) 医療用医薬品の申請区分における新投与経路医薬品，新効能医薬品，新剤形医薬品，剤形追加の定義に関する問題が出題されている．

20) 治験に関しダブルダミーの定義，ダブルブラインドテストの定義と実施方法，クロスオーバー試験の定義，治験コーディネーターの任命についての問題が出題されている．

21) 「成分及び分量又は本質」欄への記載に関し，記載内容，他国の薬局方やJISに記載されている成分を使用する場合の規格等の記載の必要性，複数成分の適量記載が可能かどうか，1品目で異なる粘度のグレードがある場合，粘度範囲を記載する必要があるか，添加剤の種類によらず，全量に対する配合割合が0.1%以下の場合に，「微量」と記載して差し支えないかについての問題が出題されている．

22) 新有効成分含有医薬品の安定性ガイドラインの概要に関する記載について，"明確な品質の変化"の意味，半透過性容器に入れられた水を基剤とする製剤の安定性試験条件，冷蔵庫保存時の加速試験条件，製剤に使用する原薬のロットは製剤ごとに変える必要があるか，実生産スケールで製造された任意の3ロットについて長期保存試験，加速保存試験を実施し，添付資料として提出することができるかについての問題が出題されている．

23) 医薬品製造販売承認申請書の製造方法欄の変更に関し，自社工場間の製造場所の変更は一

部変更承認申請の対象にならないか，重要工程の意味，承認申請の際に提出されるデータは実生産の設備で収集されたものでなければならないか，一部変更承認申請対象とされた製造工程以外の事項に関する変更に関しては届出の対象にならないかについての問題が出題されている．

24) ICHについて，その構成メンバー，専門家作業部会の役割，ICH会議ではGMP課題は対象外であるか，調和プロセスのステップの内容に関する問題が出題されている．

25) 医療用医薬品の製造販売承認申請時の添付資料の取扱いに関して，既承認医薬品と剤形が異なる医薬品を申請する場合の安定性試験の内容，バイオ医薬品を申請する場合の安定性試験の内容，製造方法欄に記載するデータは生産設備で収集されたものでなければならないか，添加剤として使用前例がある添加剤は当該添加剤の品質，安全性に関する資料を提出する必要はないかについての問題が出題されている．

26) 再審査制度及び再評価制度に関して，再評価制度の内容，両制度は医薬品だけでなく医療機器にも適用されるか，再評価制度の対象に品質は含まれないか，品質再評価の内容と目的についての問題が出題されている．

27) 新医薬品審査の流れ図が示され空欄のチーム審査の内容を選択する問題が出題されている．

(6) 医薬品の製剤設計・製造と品質管理

キーワード

プレフォーミュレーション研究，処方化研究と工業化研究，工場での生産，品質管理とバリデーション（GMP，適合性調査，ロット保証），製造における環境保全

留意点

医薬品の製剤設計においては，探索段階での活性化合物の薬物としての素養（Drug-like properties）があるかを調べるプレフォーミュレーション研究から，実際に工業化に適した処方であるかの詳細な処方化研究がなされる．ここでの評価項目としては，化合物のADME/Tox（吸収・分布・代謝・排泄／毒性）の項目に関して精査され，安定性や吸収性（生物学的有用性）の評価に工業生産性などの観点に立った幅広い検討を基盤とした工業化研究及び生産体制の構築がなされる．その中で，医薬品の品質を保証するためのGMP，バリデーションの重要項目や環境保全などの開発の流れをよく理解しよう．GMP組織とその各々の役割，バリデーションが必要な場合と必要でない場合の事例，PIC/S及び医薬品の製造と品質に関するICHトピック（特にQ8，Q9，Q10）の内容について整理して覚えておこう．

問題例

（医薬品製造販売業）2－14問，（PIC/S）4－14問，（ICH Q9）5－30問

Ⅰ. 基礎編

対策

1） プレフォーミュレーションは製剤設計の基本となる原薬の特性を把握する研究であり，生物学的特性にはバイオアベイラビリティ，吸収部位，代謝（初回通過効果），消化管内安定性などが，物理化学的特性としてはpH-溶解度プロファイル，pH-安定性プロファイル，安定性（温度，湿度，光），pKa，分配係数，結晶多形，濡れ性，粉体物性（密度，比重，安息角，粒子径，静電気など）のデータをこの段階で獲得する．また，この段階では動物に投与される前臨床試験に使用される製剤の設計も検討する．

2） プレフォーミュレーションでの検討結果をもとに，製剤設計の段階に入る．製剤化研究では，まず，どのような剤形にするかが選択され，添加剤との配合変化試験を加味し，基本処方が決定される．

3） 基本処方製剤の物性・安定性が確認された後は，工業化検討に移行し，治験薬との生物学的同等性を確保した条件下で，生産適性を念頭においた，製造条件・製造方法の検討，スケールアップが実施され，実生産規模まで拡大される．

4） 医薬品の品質を担当する部門は，品質システムの構築と維持にあたる品質保証部門と，試験検査を実施することによって製品の品質が規格に適合していることを確認する品質管理部門であり，これらの品質部門は製造部門から組織的に独立していなければならない．

5） 医薬品の製造にあたっては，環境保全にも十分に留意することが大切である．具体的には省資源・廃棄物対策の強化，地球温暖化防止の推進，化学物質管理の強化などがあげられるが，この環境保全の活動はISO14001の「環境マネジメントシステム」に従って実施されることが望まれている．

6） 医薬品製造販売業の許可に関して，製造販売業許可の第1種と第2種の相違は何か，製造販売業許可の有効期間は何年か，総括製造販売責任者，品質保証責任者及び安全管理責任者相互の連携協力は遵守すべきか，これら3役は同一事務所内に所在しなければならないか，原則として薬剤師でなければなれない役割はなにか，についての問題が出題されている．

7） PIC/S（Pharmaceutical Inspection Co-operation Scheme，医薬品査察協定および医薬品査察協同スキーム）は非公式の法的拘束力のない枠組みか，PIC（Pharmaceutical Inspection Convention）はEU以外の国でも加盟できるか，治験薬の品質確保は治験薬GMP通知に従うべきで，PIC/SのGMPガイドラインを活用する必要はないか，規制当局にとって加盟のメリットは何か，米国は加盟しているか，についての問題が出題されている．

8） GMPにおけるバリデーションに関して，文書化する必要はないか，注射剤の粉末注射剤から凍結乾燥注射剤への変更，ろ過滅菌法から最終滅菌法への変更には実生産規模での変更時のバリデーションは必要か，非無菌医薬品の製造プロセスに関しては再バリデーションの必要はないか，「バリデーション責任者」は当該製造所に所属する者でなければならないか，についての問題が出題されている．

9）"品質リスクマネジメントに関するガイドライン"（ICH Q9）に関して，リスクの定義には安定供給できないことによる被害も含まれているか，リスクマネジメントツールを用いないで対応する場合，このガイドラインを遵守したことにならないか，本リスクマネジメントプロセスではICH Q9に記載されていないモデルの使用が認められているか，リスクマネジメントツールとして，最終的には欠陥モード影響解析（FMEA）で評価する必要があるか，についての問題が出題されている．

(7) 薬事法と規範

> 🔑 **キーワード**
>
> 規範（GLP, GCP, GVP, GPSP, GQP, GMP），医薬品製造販売業（GQP, GVP），原薬（MF：マスターファイル），添加剤（承認申請の留意事項），輸入，輸出

> ⚠️ **留意点**
>
> 　薬事法の目的は，医薬品，医薬部外品，化粧品及び医療機器の品質，有効性及び安全性の確保のために必要な規制を行うとともに，医療上特にその必要性が高い医薬品及び医療機器の研究開発の促進のために必要な措置を講ずることにより，保健衛生の向上を図ることにある（第1条）．GMP，GQP，GVPの目的を理解する．MF登録における登録者，承認申請者の実施すべき内容と相互の関係を理解する．医薬品の輸入・輸出に関する法令を把握しておくこと．添加剤の使用前例についての情報の確保に努めよう．GLP，GCP，GMPの組織体系と個々の関係者の責任と権限，監査の実施方法などについて把握しておくこと．

> ✏️ **問題例**
>
> （一般用医薬品）3－13問，（MF登録）5－26問，（GMP）2－13問

📖 **対策**

1）「薬事法等の一部を改正する法律」（2013年11月27日法律第84号）の成立により，本法の題名が「医薬品，医療機器等の品質，有効性及び安全性の確保等に関する法律（略称：医薬品医療機器等法）」と改められた（施行日2014年6月12日）．

2）GMPは「医薬品及び医薬部外品の製造管理及び品質管理に関する基準に関する省令」（平成16年厚生労働省令第179号）として規定されており，その目的は人為的な誤りを最小限にすること，医薬品に対する汚染及び品質変化を防止することならびに高い品質を保証するシステムを設計することにある．

3）GMPにおけるバリデーションとは，製造所の構造設備，製造方法，試験方法などの手順その他の製造管理及び品質管理の方法が，期待される結果を与えるよう，適切に設定されていることを科学的に検証し，その結果を文書とすることである．

4) 医薬品を輸出する際の薬事法上の対応は市場に流通している製品をそのままの形態で輸出する場合 は特別な手続きは必要ない．薬事法上の承認を取得していない製品を輸出する場合，あるいは承認及び許可を受けた製品の一部でも変更したものを輸出する場合（例えば，パッケージデザインの変更）は，薬事法上の規制の対象となる．

5) 輸出用医薬品の製造業者は，厚生労働大臣による，当該医薬品の製造所についてのGMP適合性調査を5年毎に受けなければならない（薬事法第80条及び薬事法施行令第71条）．

6) 医薬品を製造販売・製造（輸入）するためには，薬事法の許可（製造販売業許可：法第12条・製造業許可：法第13条）及び，原則，品目毎の製造販売承認（法第14条）が必要である．また，海外にある製造所には外国製造業者認定（法第13条の3）が必要である．

7) GQPは医薬品等の品質管理の基準であり，その要件が「医薬品，医薬部外品，化粧品及び医療機器の品質管理の基準に関する省令」（平成16年厚生労働省令第136号）として規定されている．

8) GVPは医薬品等の安全管理の基準であり，その要件が「医薬品，医薬部外品，化粧品及び医療機器の安全管理の基準に関する省令」（平成16年厚生労働省令第135号）として規定されている．

9) 医薬品（製剤）の製造に使用している原薬等の品質・製造方法等に係るデータを，原薬等の国内または外国の製造業者が審査当局に任意で登録を行う制度を原薬等登録原簿（MF）制度という．当該原薬等がMFに登録されていることを証明する書面をもって，申請時，添付する資料の一部に代えることができる．

10) 日本で使用される医薬品添加剤は，「医薬品添加物事典」に収載されているものについては，使用前例があり，その用途，使用量等が確認されたものとして取り扱われ，当該事典に個別の添加物ごとに記載されている「投与経路」，「最大使用量」の範囲であれば，特別なデータを提出する必要はない．

11) 使用前例のない添加剤を使用する場合は，起源又は発見の経緯及び外国における使用状況等に関する資料，製造方法並びに規格及び試験方法に関する資料，安定性に関する資料，毒性（単回投与毒性，反復投与毒性，生殖発生毒性，遺伝毒性）に関する資料等の安全性に関する試験データを厚生労働省に提出し，審査を受け承認を取得する必要がある．

12) 一般用医薬品は2009年6月の改正薬事法の施行により販売制度が変わり，リスクの程度に応じた分類がなされたが，いくつの分類に分けられたかを問う問題が出題された．

13) 原薬等登録原簿（MF）制度に関して，外国の事業者が申請する場合，国内において当該登録等の事務を行う者（原薬等国内管理人）を選任する必要があるか，登録対象品に容器・包装等が含まれるか，登録事項の変更を行場合，MF登録者は承認申請者に対し事前に通知する必要があるか，登録後，MF登録者に交付される原薬等登録原簿登録証には非公開情報が含まれるかについての問題が出題されている．

14) 医薬品の開発から製造，販売の過程において，研究段階ではGLP，GCP，治験薬GMPが，

製造段階ではGQPとGMPが，流通段階ではGVPとGPSPの諸基準が規定されている．これらの基準を一言で要約すると，GLPは安全性試験実施の基準，GCPは臨床試験実施の基準，GVPは市販後安全性管理の基準，GPSPは市販後調査・試験の基準，GQPは製造販売業者の品質基準，GMPは製造業者の製造管理・品質管理基準である．これらの基準は医薬品企業が必ず遵守しなければならない最低限の法的要件で，その目的及び概要について理解しておこう．

15) GMPの適用を受ける医薬品の製造所または製造業者に関して，同一医薬品を他の製造所で新たに製造する場合，バリデーションは必要か，製造に関する記録はどの部署で保存するか，製造業者は製造した医薬品を市場で製造販売することができるか，GMP適合性調査を実地調査にするか，または書面調査にするかを決めるのは誰か，製造手順の変更を行う場合，品質部門の承認が必要か，についての問題が出題されている．

(8) 特許

キーワード
創薬における知的財産権の意義と概要

留意点
特許出願から特許取得・満了までの流れ，特許法に記載されている主な特許要件（新規性，先願性，産業上の有用性，進歩性）の意味についてよく理解しておこう．

問題例
（特許の期間と要件）3－10問

対策

1) 知的財産権には特許権，実用新案権，育成者権，意匠権，著作権，商標権などがあるが，これらのうち，医薬品の創製において関連が深いのは特許権である．
2) 特許権は，自然法則を利用した技術的思考である発明について，公開を前提に，一定要件を満たす場合に与えられる独占権である．特許法は書面を審査して特許付与の可否を判定する（書面主義・審査主義）．
3) 特許出願が特許庁に受理されると，原則として出願日から1年6月後に公開される．出願から3年以内に出願審査請求されると特許審査官が内容を審査する．特許要件が満たされない場合，拒絶理由通知が特許出願人に通知され，出願人は意見書及び手続補正書の提出をもって応答する．
4) 拒絶理由書で述べた理由が，出願人の意見書・補正書により解消した場合や，審査のはじめから拒絶の理由が発見されない場合は，審査官は特許査定を下す．

5）出願人が設定特許料を一定期間内に納付すれば，設定登録され独占権が付与される．特許権は原則として，特許出願日より20年で満了する．

6）特許に関して，日本では同様の特許が複数出願された場合，先発明主義が採用されているのか，手術や診断などの技術も特許として認められるか，医薬品の場合は，延長登録出願により5年程度の特許期間の延長が認められるか，病院薬剤部や薬局で配合・処方する場合は特許に抵触するか，特許は新規性，先願性，産業上の有用性の3つが特許の要件を満たしていれば取得できるかを問う問題が出題されている．

(9) 薬害

キーワード

代表的な薬害の例（サリドマイド，スモン，非加熱血液製剤，ソリブジンなど），原因と社会的背景，回避するための手段

留意点

サリドマイド，キノホルム，クロロキン，スモン，非加熱血液製剤，ソリブジンなどの代表的な薬害について，その原因と被害が拡大した原因についてしっかり把握するとともに，創薬の現場で薬害を回避するための手段について学習しておくこと．

問題例

（代表的な薬害）4－9問

対策

1）「薬害」とは単に副作用や微生物汚染による健康被害のことを言うのではなく，「予測できなかった重大でかつ社会問題となった医薬品による有害事象」あるいは「医薬品の有害性に関する情報を，企業や行政が故意または過失によって軽視あるいは無視した結果，社会的に引き起こされた人災的な健康被害」と定義されている．

2）薬害を回避するためには前臨床試験段階での動物実験データの精査，進歩する科学を基礎においた市販後の有害事象の継続的検証，副作用や異常が発見された際の速やかな対応が必要である．

3）サリドマイド事件，スモン，2007年に米国で発生したヘパリン製剤に関する死亡事故，クロロキン網膜症，ソリブジン事件の内容の真偽を問う問題が出題されている．

■参考文献
・永井恒司 他 医薬品の開発と生産．じほう，2010
・永井恒司 他 CMCの実際－製剤研究のデザイン－．じほう，2003
・(独) 医薬基盤研究所 HP（https://www.nibio.go.jp/guide/page3.

(板井 茂)

II 応用編
試験項目と対策

1 固形製剤（経口投与製剤，口腔内適用製剤）

(1) 剤形

🔑 キーワード

錠剤（素錠，フィルムコーティング錠，糖衣錠，多層錠，有核錠，口腔内崩壊錠，チュアブル錠，発泡錠，分散錠，溶解錠），カプセル剤（硬カプセル剤，軟カプセル剤），顆粒剤，細粒剤（造粒散剤），散剤，丸剤（球形製粒機），放出制御製剤（即溶錠，腸溶性製剤，徐放性製剤，放出調節製剤，大腸標的化製剤，制御の意義），口腔内適用錠（トローチ剤，バッカル錠，舌下錠，付着錠，ガム剤，含嗽剤）

⚠ 留意点

経口投与固形製剤は利便性に優れること，また一般に大量生産が容易であることから最も使用されている剤形である．日本薬局方（日局16）の製剤総則では剤形を主に投与経路及び適用部位に分類し，さらに製剤の形状，機能，特性から細分類している．錠剤，カプセル剤，顆粒剤等は「経口投与する製剤」に分類され，トローチ剤，バッカル剤，舌下錠等は「口腔内に投与する製剤」として別分類されている．製剤総則に記載されている各々の剤形の定義・分類とその特徴，特に，「経口投与する製剤」と「口腔内に投与する製剤」の分類を明確にし，推定投与量，対象患者の年代，味，におい，昇華性，圧力による失活・不安定化，光安定性，酸安定性等を考慮した剤形選択などについて把握しておこう．

✏ 問題例

（錠剤）1－1問，（カプセル剤）1－3問，3－4問，5－52問，（苦味マスク）1－8問，（製剤設計）3－1問

対策

①錠剤

1) 日局16において，錠剤は「経口投与する一定の形状の固形の製剤」と定義されている．錠剤を形状・機能別に分類すると，単に打錠により得られる素錠，素錠に皮膜を被覆した

フィルム錠，組成の異なる2層以上が1つの錠剤として成形されている多層錠，錠剤の中に別の錠剤を埋め込んだ有核錠，口腔内で速やかに崩壊する口腔内崩壊錠等がある．

2）苦味が強い薬物10 mgを含有する口腔内崩壊錠に関して，矯味剤添加法，コーティング法，マトリックス法のうち，いずれの方法が苦味マスキング法として有効か，OD錠の定義，各種苦味マスキング法の組み合わせによる効果増強の有無，低圧圧縮で打錠せざるを得ないか，苦味マスキングした粒剤の最大粒子径の限度値を問う問題が出題されている．

3）経口製剤の製剤設計に関して，識別性の定義，配合剤設計の意義，フィルムコーティング錠にする理由，有効成分の溶解性改善の目的，素錠とフィルム層の配合性が悪い場合，フィルムコート錠は不向きかを問う問題が出題されている．

4）錠剤に関して，粉砕された場合の問題点も把握しておく必要があるか，カルシウム拮抗薬の錠剤とグレープフルーツをともに摂取することは不可か，安定性に問題のある医薬品は冷蔵庫に保存すれば問題はないか，錠剤を着色して識別性を持たせる場合，フィルムコート錠にする必要があるかを問う問題が出題されている．

②カプセル剤

1）日局16におけるカプセル剤の定義は「経口投与する，カプセルに充てん又はカプセル基剤で被包成形した製剤」である．内容物は，粉末状，顆粒状，液状，懸濁状，半固形状，もしくは成形物などの形で包含される．また，適切な方法により腸溶性カプセル剤または徐放性カプセル剤とすることができる．カプセルの素材としては，成形性に優れたゼラチンが従来，使用されてきたが，牛海綿状脳症（BSE）の影響により，その代替品としてヒプロメロース（HPMC）やプルランなども使用されている．

2）カプセル剤には粉末状や顆粒状の医薬品を充填する硬カプセル剤と，溶解，懸濁，乳化した液状の内容物を含有する軟カプセル剤がある．また，特殊なカプセルの剤形としてマイクロカプセル，小型の錠剤（ペレット）を数個カプセルに充填したペレット充填カプセルや坐剤として直腸に投与されるレクタルカプセルなどがある．

3）カプセル剤に関して，ゼラチンカプセルで承認を得ている製品をHPMCカプセルに変えるのは軽微変更届でよいか，HPMCカプセルで承認を得ている製品をゼラチンカプセルに変えるのは軽微変更届でよいか，酸素透過性が低いのはどちらか，酸性物質に対し溶出性の遅延が少ないのはどちらかを問う問題が出題されている．

4）カプセル剤に関して，ゼラチンに代わる新たな基剤とそれが開発されている理由，ゼラチンカプセルの不溶化の理由，硬カプセルのサイズに規格はないかという問題が出題されている．

5）ゼラチンカプセルの特徴に関して，液体の充填が可能か，形状が規格化されており，包装様式の統一が容易か，湿度に不安定な医薬品を安定化できるか，外観や物性の変化を起こしにくいか，臭いや苦味マスキングが可能かを問う問題が出題されている．

③顆粒剤及び散剤

1) 日局16においては，顆粒剤の定義は「経口投与する粒状に造粒した製剤」，散剤の定義は「経口投与する粉末状の製剤」となり，製造工程における造粒の有無で分類されている．両製剤とも，服用量の調節が比較的容易であるという特徴を持つ．

2) 経口投与製剤では，吸収速度に直結する溶出性が品質管理上重要であるが，造粒された製剤では崩壊過程が溶出の律速段階となる場合もあるのに対し，造粒されていない散剤では主薬の粒子径が溶出性と密接に関係することから，このような定義がなされた．顆粒剤や散剤には粒度の規格はないが，18号ふるいを全量通過し，30号ふるいに残存するものが全体の5％以下のものを散剤と称することができる．また，18号ふるいを全量通過し，30号ふるいに残存するものが全体の10％以下のものを細粒剤と称することができる．

④放出制御製剤

1) 放出制御製剤は，固有の製剤設計及び製法により放出性を目的に合わせて調節した製剤で，胃で分解する薬物や胃で溶けると胃障害を起こす薬物を含有する腸溶性製剤，製剤からの有効成分の放出を遅くすることにより服用回数を減らし，血中の有効成分濃度を一定に長時間保つことを目的とした徐放性製剤などがある．

(2) 製剤設計

🔑 キーワード

処方設計と製造法（製剤機能，処方設計，情報収集，製造法，評価法）

⚠ 留意点

有効性，安全性，患者の利便性を目標として，薬物の物理化学的特性，生物学的特性を最大限に活用した製剤設計が重要である．また，製剤機能の付与による合理的な製剤設計は，正しい評価法の設定とともに薬物の医学的有用性を一層高め，治療効果を確実にできる．そのためには幅広い創薬情報の集約と薬剤学の知識を活用した処方設計及び製造法の確立が必要になる．

✏ 問題例

（製剤設計と評価）4－1問

対策

1) 経口固形製剤の処方設計・評価の考え方に関して，水溶性フィルムコートの成分はすべて水溶性でなければならないか，薬物の溶解度，吸収速度，排泄速度がわかれば徐放性製剤の設計は可能か，打錠用顆粒の粒度分布は含量均一性と関連する錠剤品質特性の1つか，

水に不安定な薬物を含有する製剤の水分測定には水分活性の測定も加えるべきか，難溶性薬物の製剤化には界面活性剤などの可溶化剤の添加が必須かを問う問題が出題されている．

(3) 原薬及び製剤物性

🔑 キーワード

物理化学的特性（融点，ガラス転移温度，昇華，結晶形，結晶化度，吸湿性，密度，粒子径，粒度分布，流動性，ぬれ性，溶解度，溶解度－pH曲線，溶解度－温度曲線，溶解速度，安息角，充填性，混合性），生物学的特性（吸収部位，吸収速度，排泄速度），官能特性（味，におい，色）

⚠️ 留意点

原薬の物理化学的特性と生物学的特性を精査することによって，合理的な製剤設計の確立が可能になる．これまでの出題傾向をみると原薬のバイオアベイラビリティ（Bioavailability，BA），消化管粘膜透過機構に関する問題が多く出題されている．前者については，BAに影響する製剤学的要因と生物学的要因を説明できるようにしておく．後者については受動拡散と特殊拡散（能動拡散，促進拡散）の機構が説明でき，それらの相違を十分に理解しておくことが重要である．また，原薬の物理化学的特性は製剤の安定性，製造適性，BAに強く影響を与える因子であるため，その変化が製剤に及ぼす影響とその機構を説明できるようにしておくこと．

✏️ 問題例

（吸収性改善）1－6問，2－8問，3－2問，4－9問，5－31問，5－50問

📖 対策

①物理化学的特性

1）原薬の物理化学的特性は原薬を特定する指紋であり，承認申請資料の構成要素であるため，信頼性が確保できる環境で測定ならびにデータの取扱いが求められる．

2）原薬の溶解性に関係する特性としてはpK_a，溶解度，分配係数，結晶の性質（結晶多形，結晶形），ぬれ特性，粒子径等があげられる．溶解度は温度が一定の同一溶媒であれば，通常，原薬に固有な値であるが，pHの変化とともにイオン種の量が変化するため，溶解度も変化する．pK_aはイオン種と分子種が等しい時のpHであり，溶解度とpHの関係を推定するための指標となる．

3）分配係数は水と有機溶媒（n-オクタノールが一般的）の二相に溶解したときの平衡溶解度比であり原薬の消化管吸収性の指標となる．

4）結晶多形において，準安定形と安定形結晶の間では安定性，融点，密度，溶解度が異なる

だけでなく，製剤中で結晶転移が起こり，内部構造にストレスが生じて製剤が割れたり，表面にウイスカー（ヒゲ状の結晶）が発生することがある．原薬の結晶化度が低下すると溶解性は向上するが安定性は低下する．

5）ガラス転移温度は非晶質が融点近くでガラス状態になる温度であるが，製剤設計において非晶質状態を維持するためには，ガラス転移温度を高くする工夫が必要である．

6）ぬれ特性や粒子径は原薬表面の溶媒が接する部分の有効表面積の因子となるが，有効表面積の増大は溶解速度を増加させるため，ぬれ特性が優れるほど，粒子径が小さいほど，溶解速度は大きくなる．

7）結晶が溶媒に溶解する時，結晶をイオンに分離するのに必要なエネルギー（結晶格子エネルギー）を吸収し，イオン水和熱を発生する．通常，結晶格子エネルギーはイオン水和熱より大きいため，多くの薬物で溶解過程は吸熱反応となる．すなわち，温度が上昇すれば，溶解度も上昇する．温度と溶解度の間には溶解度の対数が絶対温度の逆数に比例するというVan't Hoffの式が成立する．

8）原薬の粉体特性としては密度，粒子径，ぬれ特性のほかに，粒度分布，流動性，安息角，充填性，混合性等があるが，これらは，製剤の製造適性に大きく影響する因子となる．

9）固体医薬品の粉砕に関して，表面積が増大するため溶解速度は上昇するか，粒子径が非常に細かい場合は静電気による凝集などにより混合性は低下するか，安定性は向上するか，付着・凝集性は減少するか，ぬれ性は改善されるか，球形度の高い顆粒が得られるかを問う問題が出題されている．

10）難溶性薬物の溶解性を改善する手法，溶解度と溶解速度の両方を改善する手法例を問う問題が出題されている．

②**生物学的特性**

1）原薬の生物学的特性としては消化管の吸収部位，吸収速度，体内での代謝速度，排泄速度が主要な因子としてあげられる．原薬は通常，消化管内で溶解し，消化管膜壁の濃度勾配を利用し拡散する．消化管膜は親水性−親油性−親水性の三層構造であり，水と油の中間の性質が透過しやすい．

2）消化管から吸収された原薬は，その程度は原薬により異なるものの，門脈を通り肝臓に運ばれ代謝により分解する（初回通過効果）．肝臓での代謝を免れた原薬は血中を循環し，標的部位に到達したものは薬効を発揮するが，その他の部位に移行したものは副作用を発現する危険性がある．血中の原薬はやがて主に腎臓，胆汁中に排泄される．

3）製剤の大きさ，形状などが消化管通過，BAに及ぼす影響について問う問題が出題されている．

4）薬物のBAに関して，消化管粘膜を透過した割合と肝抽出率よりBAを算出する方法，BAと肝固有クリアランスの関係，消化管での溶解性が低い結晶性薬物のBA改善方法，AUCはBAの指標になり得るか，生物学的同等性の判定方法を問う質問が出題されている．

5）薬物の生体膜透過機構の1つである促進拡散ではエネルギーを必要とするか，経口投与時の相対的BAの算出方法，BAと肝固有クリアランスの関係，膜透過性の高い薬物に対する非撹拌水層の影響の有無を問う問題が出題されている．

6）AUCと分布容積は投与量に比例するか，消化管粘膜透過機構のうち，単純拡散，促進拡散のどちらもアデノシン三リン酸（ATP）の分解に伴って生じるエネルギーを消費しないか，平均滞留時間（MRT）や体内滞留時間（VRT）はBAの指標とはならないか，極性薬物は膜透過しやすいか，初回通過効果の大きい薬物は徐放性製剤にすることによりBAが増大するかを問う問題が出題されている．

（4）添加剤

🔑 キーワード

賦形剤（乳糖，トウモロコシデンプン，結晶セルロース，マンニトール，リン酸水素カルシウム，炭酸カルシウム），結合剤（ヒドロキシプロピルセルロース，ヒプロメロース，ポビドン，デンプン，メチルセルロース），崩壊剤（低置換度ヒドロキシプロピルセルロース，カルメロースカルシウム，トウモロコシデンプン，クロスカルメロースナトリウム，デンプングリコール酸ナトリウム，結晶セルロース），滑沢剤（ステアリン酸マグネシウム，タルク，ステアリン酸カルシウム，ステアリン酸），コーティング剤（水溶性：ヒプロメロース，ヒドロキシプロピルセルロース，腸溶性：ヒプロメロースフタル酸エステル，ヒプロメロース酢酸エステルコハク酸エステル，水不溶性：エチルセルロース），湿潤剤・可溶化剤（ポリソルベート80，ラウリル硫酸ナトリウム，ショ糖脂肪酸エステル），甘味剤（白糖，D-ソルビトール，マンニトール），可塑剤（マクロゴール6000，クエン酸トリエチル，トリアセチン），流動化剤（軽質無水ケイ酸，含水二酸化ケイ素，メタケイ酸アルミン酸マグネシウム），固体分散体と固溶体基剤（マクロゴール，ポビドン，オイドラギット®，ヒドロキシプロピルセルロース，ヒプロメロース，ヒプロメロース酢酸エステルコハク酸エステル：HPMCAS），着色剤（酸化チタン，ベンガラ，黄色三二酸化鉄，レーキ色素），薬物との配合性（含量低下，分解物，外観変化，配合禁忌）

⚠️ 留意点

日局16の製剤通則において，添加剤は「製剤に含まれる有効成分以外の物で，有効成分及び製剤の有用性を高める，製剤化を容易にする，品質の安定化を図る，又は使用性を向上させるなどの目的で用いられる．製剤には，必要に応じて，適切な添加剤を加えることができる．ただし，用いる添加剤はその製剤の投与量において薬理作用を示さず，無害でなければならない．また，添加剤は有効成分の治療効果を妨げるものであってはならない．」と記載されている．製剤通則に記載されている添加剤の定義，使用目的，剤形決定後の処方設計における

第2章　試験項目と対策

添加剤選択の基準，配合変化試験の目的と評価項目，上記の添加剤について，その化学構造，使用目的と添加剤としての機能を発揮する理由などをしっかり把握しておく．

問題例

（添加剤）1－2問，2－4問，2－13問，3－3問，4－6問，5－49問

対策

1）剤形が決まった後の処方設計においては，必要な添加剤をリストアップする．その際，日米EUの使用前例，原薬との反応性，生体への影響（特に使用前例がない添加剤の場合）などを考慮して選択する．選択の際は，将来の処方変更を容易にするため，含量の異なる製剤及び処方変更に関するガイドラインからの考察を加える．

2）賦形剤は主に糖類，セルロース類，無機塩で，有効成分のかさ増し，形状の付与，服用性の向上のために添加される．

3）結合剤には主に親水性高分子やデンプン類が使用されるが，造粒時における粉末同士の結合性の確保を目的に添加される．

4）崩壊剤には主に水溶液中で膨潤性の高い高分子やデンプン類が使用されるが，消化管液中での崩壊の促進を目的に添加される．

5）滑沢剤には主にステアリン酸マグネシウムなどの高級脂肪酸の金属塩，無機物，高級脂肪酸エステルなどが使用されるが，打錠時に粉末の流動性を改善し杵への粉の付着を防ぐとともに，錠剤に光沢を与える目的で添加される．

6）コーティング剤は水溶性コーティング剤，胃溶性コーティング剤，腸溶性コーティング剤，徐放性コーティング剤に分類され，外観の改善，不快な味や臭いのマスキング，有効成分の安定化や放出制御などを目的に添加される．

7）ポリソルベート80やラウリル硫酸ナトリウムなどの界面活性剤は難水溶性の有効成分を可溶化し，製剤の溶出性を改善する目的で添加される．その他，甘みをつけるための甘味剤，コーティングフィルムに柔軟性を付与する可塑剤，製造工程中の粉体の流動性を改善する流動化剤，含量が異なる製剤の識別などに使用される着色剤などの添加剤がある．

8）着色剤や賦形剤は局方品でなくてもよいか，崩壊剤は膨潤によってのみ機能を発揮するのか，トウモロコシデンプンは結合剤，崩壊剤の両方の機能を有するか，滑沢剤として使用できるのはステアリン酸マグネシウムだけかという問題が出題されている．

9）有効成分として用いられる成分を添加剤として使用する場合，使用前例がなければ有効成分として取り扱われるか，「医薬品添加物辞典」に未収載の添加物であっても，既承認医薬品に使用されている場合は使用前例の範囲内で使用できるか，医薬品の添加物としての使用前例がなくても医薬部外品での使用実績があれば，使用前例として認められるか，タール色素については「医薬品等に使用するタール色素を定める省令」別表に掲げるいず

10) フィルムコート剤にはフィルムに柔軟性を与え，加工性を改善させるために可塑剤を添加することが多いか，承認申請時にシクロデキストリンは包接体として新規物質か否かを評価する必要があるか，すべてのカプセル基剤は乾燥すると割れやすいか，スティッキング防止には滑沢剤の原料が効果的か，賦形剤は公的に定められた規格書類に収載されているものでなければならないかを問う問題が出題されている．

11) クロスカルメロースナトリウム，クロスポビドン，ヒプロメロースフタル酸エステル，ヒプロメロース，メチルセルロース及びカルボキシメチルエーテルの化学構造とその使用目的を問う問題が出題されている．

12) デンプングリコール酸ナトリウム（カルボキシメチルスターチナトリウム）とカルメロースの化学構造とその使用目的を問う問題が出題されている．

13) ヒプロメロースの化学構造とその使用目的，結晶セルロースの用途，ポビドン，セラセフェート（酢酸フタル酸セルロース）及びエチルセルロースの化学構造とその使用目的を問う問題が出題されている．

(4) 安定性

キーワード

物理化学的因子（結晶形，結晶多形，吸湿，ガラス転移温度，非晶質化，結晶化度），化学的因子（pH，イオン強度，温度，酸化，光分解，加水分解，脱水），安定性予測（保存条件と安定性，熱分析，長期安定性試験，加速試験，苛酷試験，温度・湿度・時間，光安定性試験，包装条件，反応速度論，アレニウス式による安定性予測，Jander式），添加剤との配合性（配合性試験，含量低下，分解物，外観変化，配合禁忌），安定化剤（親水性抗酸化剤：亜硫酸水素ナトリウム，ピロ亜硫酸ナトリウム，アスコルビン酸ナトリウム，親油性抗酸化剤：トコフェロール，ジブチルヒドロキシトルエン，金属固定抗酸化剤：エデト酸ナトリウム，チオグリコール酸，吸湿剤：シリカゲル，脱酸素剤）

留意点

以下の項目につき把握しておくこと
- 結晶の多形転移によって変化する種々の物理化学的特性が製剤中の有効成分の化学的安定性，製剤の物理的安定性に及ぼす影響
- 非晶質の生成あるいはその安定化に寄与する要因
- 吸湿による医薬品の性状変化
- 臨界相対湿度（Critical Relative Humidity，CRH）ならびにエルダーの仮説の意味
- 酸化，光分解，加水分解を受けやすい代表的な薬物のリスト化

第 2 章　試験項目と対策

- アレニウスの式を使用した任意の温度における医薬品の安定性の予測
- 配合変化試験，光安定性試験の目的とその内容
- 承認申請時に実施する長期安定性試験，加速試験，苛酷試験の内容，目的及び保存条件（温度，湿度，期間，保存形態）
- 反応次数が1次，2次，0次で進行する場合の反応速度，半減期と初期濃度の関係

問題例

（安定性試験）1－2問，（非晶質の安定性）5－33問，（安定性）5－45問

対策

1）固形製剤の安定性に影響を与える物理化学的要因として，結晶多形，結晶性（非晶質，結晶化度），吸湿，ガラス転移温度等があげられる．

2）化学的組成は同一であっても結晶の立体構造の異なる結晶同士を結晶多形という．結晶多形は保存温度の変化，再結晶溶媒の違い，吸湿，加熱等により生成される．結晶多形には，それぞれ固有の融点，融解熱，比熱，蒸気圧，溶解度，真密度をもつ．

3）結晶多形の中で融点が高く溶解度の小さいほうを安定形，その逆を準安定形という．転移温度が融点より低い場合は多形間の転移が可逆的になる．転移温度が融点より高い場合は多形間の転移は非可逆的で，大気圧下では常に準安定形で存在する．

4）結晶中での原子や分子が規則正しい空間格子をつくらないで，乱れた配列をしている固体を非晶質という．非晶質はポテンシャルエネルギーの高い状態にあるため，加熱，吸湿等により徐々に結晶化する．医薬品の製剤化あるいは製造工程において，粉砕，乾燥，加熱などの物理的・機械的エネルギーが加えられ（メカノケミカル効果），結晶の一部または全部が非晶質になる．

5）結晶全体に占める結晶質の割合を結晶化度といい，結晶化度＝（全結晶－非晶質部分）／全結晶の式で求められる．結晶化度の低下で薬物の溶解性は向上するが，安定性は低下する．

6）水和物（結晶水を結晶構造の中に含む結晶）は加温等により結晶水が脱離するとともに結晶化度が下がり，安定性が低下することがある．製剤設計において非晶質状態を維持するためには，ガラス転移温度を高くする工夫が必要である．

7）吸湿とは固体薬物や添加剤などの粉末粒子が水蒸気を吸着することであり，吸湿性の大きい粉体ほど流動性や安定性が低下し，医薬品の配合変化，固結，分解，着色の原因となる．

8）CRHは水溶性で結晶性の医薬品粉末が吸湿量を急激に増加させる相対湿度の臨界値であり，それぞれの水溶性粉体に固有な値となる．混合物のCRHは各成分のCRHの積に等しい．これをエルダーの仮説という．

9）吸湿は固形製剤の外観や溶出性に影響を与える因子であり，吸湿を防ぐためには防湿剤（シリカゲル）の添加や包装設計を実施する必要がある．一般に非晶質状態にある試料は

結晶状態に比べて吸湿性が強い．

10) 日局16の参考情報では固体―水間の相互作用について，表面においてのみ相互作用する場合を吸着，固体中へ水が浸透する場合を吸収，吸着と吸収が同時に起きる場合を収着と表現している．

11) 固形製剤の安定性に影響する化学的要因にはpH，イオン強度，温度，酸化，光分解，加水分解などがある．医薬品は加水分解されるものが多く，その安定性はpHの影響を受けやすい．その際，塩基性で不安定であるが酸性で安定であるもの，その逆に酸性で安定であるが塩基性で不安定なものがある．いずれも中性付近で安定になる．これは水素イオンや水酸化イオンが触媒として作用するためであり，pH一定の溶液中では擬1次反応で分解は進行する．

12) 医薬品では水溶液中で中性塩の添加によって分解速度が変化をすることがある．2種のイオンが存在し，その電荷が同符号の時はイオン強度の増加により反応速度は増加し，異符号の時は減少する．また，どちらかが電荷を持たない場合，反応速度はイオン強度の影響を受けない．

13) 反応速度と温度の関係については，アレニウスの式（反応速度定数の対数が絶対温度の逆数に比例する）が成立し，2つの温度における反応速度定数がわかっていれば，任意の温度における安定性を予測することができる．

14) 酸化は薬物分子から電子が除かれることであり，脱水素も同じ意味である．酸化を防止するためには抗酸化剤（亜硫酸塩，アスコルビン酸，トコフェロールなど）の添加や，酸素が透過しにくい包装素材や容器が使用される．また，酸化を促進する物質には，溶液中で溶存している酸素や，通常，不純物として含まれている過酸化物，重金属イオン，酸化物などがある．

15) 医薬品の多くは有機物質であり，溶液中で紫外部または可視部に特有の吸収を示す．光を吸収して励起された分子の消長は，熱を放出して元にもどるか，光を放出するか，あるいは光化学反応を起こす．この光化学反応では，分子の活性化は熱に無関係である．

16) 光分解の防止は遮光容器に保存することで達成される．溶液製剤では反応に影響する光の波長や強度を知ることが，光分解防止策において重要である．

17) 熱分析装置（示差熱天秤）を用いることにより，窒素雰囲気中では熱分解，酸素雰囲気中では酸化分解，加湿窒素雰囲気中では加水分解の速度を予測することができる．

18) 安定性試験は医薬品が実際に取り扱われるあらゆる状態を想定して広範囲な状況における影響を調べることを目的としており，分解物についてもできる限り同定し，必要に応じてその毒性や一般薬理を検討する．そして，その結果を総合的に判断して，その医薬品の最も適切な貯蔵方法，有効期限あるいは使用期限を決める．

19) シロップ剤，液剤，注射剤については，他剤との配合変化に関する試験も実施する．承認申請時に実施する安定性試験は，長期保存試験，加速試験及び苛酷試験である．

20) 長期保存試験は原薬または製剤の物理的，化学的，生物学的及び微生物学的性質が有効期限を通じて保持されることを評価する試験，加速試験は長期保存した場合の化学変化を予測すると同時に，流通期間において規定された貯蔵方法から短期に逸脱した場合の影響を調べる試験，苛酷試験は流通の間に遭遇する可能性のある苛酷な条件における品質の安定性に関する情報（分解生成物，分解経路，分解機構の解明等）を得るための試験である．

21) 一般に添加剤と原薬との反応は遅いため，長期保存試験で初めて相互作用を知ることになる．配合変化試験ではこれを回避するために，過酷な条件下で相互作用を確認する．配合試験の評価項目は，含量変化，外観検査，質量変化（吸湿量），分解生成物等である．液体クロマトグラフ法等で原薬と異なる新しいピークを検出した場合は分解機構を明らかにし，必要であれば規格に設定する．

22) 反応速度とは反応の進行とともに特定の物質が減少し，または増加する速度であり，反応の進行に伴い減少する物質を反応物，生成する物質を生成物という．反応速度は反応物の濃度に依存する．1次反応はある時間における反応速度がそのときに存在する反応物の濃度に比例する反応で，初期濃度の対数と時間tにおける濃度の対数値の差が時間tに比例する．1次反応では半減期（反応物の濃度が半分になるのに要する時間）は初期濃度に依存しない．2次反応はある時間における反応速度がそのときに存在する反応物の濃度の2乗に比例する反応で，初期濃度の逆数と時間tにおける濃度の逆数の差が時間tに比例する．また，半減期は初期濃度の逆数に比例する．0次反応は反応速度が反応物の濃度に依存しない反応で，初期濃度と時間tにおける濃度の差が時間tに比例する．また，半減期は初期濃度に比例する．

23) 非晶質原薬の安定性に関して，非晶質状態の維持には加熱が必要か，水和物は加熱により結晶水が脱離し結晶化が進むか，非晶質状態を維持するためにはガラス転移温度を高くすればよいか，非晶質化が進むと薬物の安定性と溶解性が低下するか，粉砕などの機械的エネルギーが加わると完全な非晶質になるかを問う問題が出題されている．

24) メイラード反応を起こす薬物は，糖及び糖アルコールと配合不適であり，無機塩が賦形剤として優先されるか，水分に不安定な薬物を顆粒状にして充填したカプセル剤の安定性を確保するための皮膜材質として，ゼラチン，ヒプロメロースのいずれを用いても問題ないか，リテスト期間を超えて原薬を使用することはできないか，「錠剤・カプセル剤の無包装状態での安定性情報」における無包装状態の標準的保存条件，加圧により結晶性や化学的安定性が低下する薬物の錠剤化には乾式顆粒圧縮法がよいかを問う問題が出題されている．

(6) 品質評価（原薬・原材料・製剤）

キーワード

物理化学試験（含量，純度，水分量，残留溶媒，pH，粘度，粒度分布，比表面積，結晶多形），試験装置（水分計，粉末X線回折装置，恒温恒湿器，光照射器，分離分析装置，比表面積測定装置－BET型，レーザー回折型粒度分布測定装置），製剤試験（質量偏差試験法，含量均一性試験法，溶出試験法，崩壊試験法，製剤の粒度の試験法，消化力試験法，外観試験，味，匂い，硬度試験，強度試験），製剤試験機（硬度計，摩損度試験機，溶出試験器，崩壊試験器，分級機，標準ふるい，分光色彩計，光照射装置，恒温恒湿器，水分計，水分活性計，分離分析機器），生物学的同等性試験（処方変更，承認事項一部変更，後発品の開発）

留意点

以下の項目につき把握しておくこと

- 分析法バリデーションでの評価項目とその内容
- 粉末X線回折の原理とその用途
- ガス吸着法（BET法）とガス（空気）透過法の原理ならびに各々の試験法の長所・短所
- 日局16における粒度分布測定法の内容
- レーザー回折法の原理
- 製剤均一性試験において含量均一性試験と質量偏差試験の内容ならびにこれらの試験のどちらを実施するかの判断基準（剤形，有効成分濃度）
- 生物学的同等性試験での溶出試験条件（パドル回転数，溶出液のpH）
- 崩壊試験の目的と適用剤形
- 粒度の試験の適用剤形
- 日局16における消化力試験法の内容
- 味・匂いセンサーの原理と試験方法
- 生物学的同等性試験ガイドライン（後発医薬品の生物学的同等性試験ガイドライン，含量が異なる経口固形製剤の生物学的同等性試験ガイドライン，経口固形製剤の処方変更の生物学的同等性試験ガイドライン，剤形が異なる製剤の追加のための生物学的同等性試験ガイドライン）の概要

問題例

（規格設定）2－5問，（製剤試験）2－8問，3－2問，（溶出試験）3－6問，（生物学的同等性ガイドライン）4－3問

対策

①理化学試験

1）原薬の物理化学的試験として，含量，純度については主に液体クロマトグラフ法により，残留溶媒はガスクロマトグラフ法により測定する．

2）承認申請する場合，設定した分析法が実際に使用される意図にふさわしいことを科学的根拠に基づき検証するため，分析法のバリデーションを実施しなければならない．

3）バリデーションの評価項目としては，真度（Accuracy：真値と実測値との一致の程度），精度（Precision：均一な検体から複数採取した試料を測定した場合の一致の程度），併行精度（Repeatability：繰り返し精度），室内再現精度（Intermediate Precision：同一施設内で，試験日，試験実施者，器具，機器等を変えて実施した場合の一致の程度），室間再現精度（Reproducibility：異なった施設間で測定する場合の精度），検出限界（Detection Limit），定量限界（Quantitation Limit：適切な真度と精度を伴って定量できる分析対象物の最低の量），直線性（Lineality：分析対象物の濃度（量）と直線関係にある測定値を与える能力），範囲（Range：分析法が適切な精度，真度及び直線性を与える試料中の分析対象物の上限と下限の濃度（値）の間隔），頑健性（Robustness：分析条件を小さい範囲で故意に変動させたときに測定値が影響を受けにくい能力）がある．

②試験装置

1）［キーワード］にリストした物理試験（装置）のうち，粉末X線回折法は粉末試料にX線を照射し，その物質の中の電子を強制振動されることにより生じる干渉性散乱X線による回折強度を，各回折角について測定する方法である．本法により，結晶形の確認や同定のほか，結晶多形や溶媒和結晶の同定，結晶化度の測定を行うことができる．

2）比表面積は主にガス吸着法（BET法）あるいはガス（空気）透過法で測定する．ガス吸着法（BET法）は液体窒素温度（77°K）で1分子の占有面積のわかっている気体（通常，窒素またはクリプトン）を分圧を変えて吸着させ，粉体表面に吸着した単分子層のモル数を求め，BET式より比表面積を求める方法である．本法の特徴として非破壊であること，粒子の形状に影響を受けないことがあげられるが，短所としては測定に時間を要し，装置が高価である．また低融点物質については脱気時に加温できないことから前処理に時間がかかる．

3）ガス（空気）透過法は粉体層の両端に圧力差を設け，一定量の気体が透過するのに要する時間を測定し，Kozeny-Carmanの式より比表面積を求める．本法の特徴としては測定に時間がかからず，装置が安価であることがあげられるが，短所として，粒子が球形で粒子サイズが一定と仮定しているため，非球形粒子や粒度分布幅が広い場合では誤差が大きくなる．粒子内に入り込んだ細孔の側面は評価できないため，比表面積を過少評価することになる．脆い粒子に対しては，粉体層形成時に粒子の破壊が起こり適用できない．

③製剤試験

1）粉体の粒度（粒子径，粒度分布）測定法として，日局16の一般試験法では2つの方法が記載されている．光学顕微鏡法は光学顕微鏡または電子顕微鏡を用いて，粉体を構成する粒子の像の大きさと数から粉体の粒度分布（個数基準）を測定する方法であり，サンプリング数と粒度のバラツキにより平均粒子径の精度が決まる．一般には$1\mu m$より大きい粒子に適用でき，非球形粒子を評価するのに有用である．

2）ふるい分け法は目開きの異なるふるいを重ねて粉体をふるい分けした後，各ふるいの網上に留まった粉体質量を測定する方法である．質量基準の粒度分布が得られる．本法は，粒子の大多数が約$75\mu m$（200号ふるいの目開き）より大きい場合に適している．

3）レーザー回折法は，日局16の参考情報記載の粒度分布測定法である．レーザー光をその波長より大きな粒子に照射すると，粒子の背後で回折が起こる．この回折した光をレンズで集光するとレンズの焦点面にリング状の回折像が得られるが，その回折強度はレーザー光の光軸からの距離と粒子径の関数となるため，それをコンピュータにより解析し，粒度分布を求める方法である．本法は，数百ナノメートルから数ミリメートルの粒子に適用される．

4）質量偏差試験法と含量均一性試験法は日局16の製剤均一性試験法に含まれ，製剤含量の均一性はいずれかの方法で試験される．含量均一性試験は，それぞれの成分の含量が許容範囲内にあるかどうかを確認する試験で，質量偏差試験は，有効成分濃度が均一であるという仮定のもと，製剤の質量の偏差を測定して含量の均一性を確認する試験である．いずれの試験を実施するかは，剤形，25mg（25%）を境界とした有効成分濃度の違いにより決定する．

5）溶出試験法は，経口製剤について，有効成分の溶出が規格に適合しているかを判定するために行う試験法であり，同一医薬品の銘柄間及びロット間における著しい生物学的非同等性を防ぐことを目的にしている．日局16には回転バスケット法，パドル法，フロースルーセル法の3法が規定されているが，フロースルーセル法の医薬品各条への適用例は現在のところない．医薬品各条には溶出試験の条件と適否の判断基準が記載されている．

6）崩壊試験法は，錠剤，顆粒剤，シロップ用剤，丸剤が試験液中，定められた条件で規定時間内に崩壊するかどうかを確認する試験法で，徐放性製剤，直径20 mm以上の大きさの製剤，溶出試験法の適用を受ける製剤，製剤の粒度の試験法で散剤や細粒剤に区別されるものなどには適用されない．

7）製剤の粒度の試験法は，造粒製剤の粒度を試験するもので，顆粒剤のうちで散剤または細粒剤と称するもののみに適用される．

8）消化力試験法は，消化酵素の原薬及び製剤のでんぷん消化力，たん白消化力及び脂肪消化力を測定する試験法である．

9）その他，一般試験法に掲載されていない製剤試験として外観試験，味及び匂いの試験，錠

剤や顆粒剤の硬度試験，包装材料の強度試験などがある．

10）製剤の規格設定に関して，製剤の質量及び製剤中の有効成分の両方を規格として設定する必要はないか，溶出試験の代わりに崩壊試験を規格に設定できる有効成分の溶解度の条件，錠剤の硬度や摩損度は規格に設定する必要があるか，微生物限度試験を本試験で実施しなくてもよい条件，即放性製剤の溶出試験規格は何時点での溶出率で設定するかを問う問題が出題されている．

11）製剤試験に関して，溶出試験は n = 6 の平均値で評価するのか，n = 6 の結果が不適だった場合はさらに n を追加して再試験する方法が規定されているか，割線を有する錠剤の分割性評価は官能試験だけでよいか，口腔内崩壊錠では崩壊性と溶出性の両方が重要か，腸溶性製剤の溶出試験は中性以上の pH のみで評価すればよいかを問う問題が出題されている．

12）経口投与する製剤の品質評価に関して，溶出試験が規格に設定されていれば工程管理で崩壊試験は不要か，含量均一性試験は有効成分含量が 25mg/25％以上でも必要となる場合があるか，質量偏差試験のみで製剤の含量均一性を評価できないか，錠剤の脆さ，または硬さはいずれか 1 つの評価でよいか，腸溶性製剤の溶出試験は酸性と中性のそれぞれの試験液で評価する必要があるかを問う問題が出題されている．

13）溶出試験の目的，試料の量，装置の種類，試験液の pH と温度の許容範囲を問う問題が出題されている．

④生物学的同等性試験

1）生物学的同等性試験とは，試験製剤（後発医薬品）の生物学的利用能が標準製剤（先発医薬品）と同等であることを調べる試験である．健康成人を対象に，試験製剤及び標準製剤の血中濃度を測定し，吸収速度と吸収量を比較する．吸収速度を表すパラメーターとしては C_{max}（最高血中濃度），吸収量を示すパラメーターとしては AUC（血中濃度－時間曲線下面積）が用いられ，それぞれのパラメーターについて，標準製剤と試験製剤との間で統計学的に同等であることを確認する．本試験は経口固形製剤の製法変更や後発品医薬品申請時，あるいは製剤開発時の処方変更の際にも実施する．

2）生物学的同等性ガイドラインにおける BA の定義，生物学的同等の許容域，その許容域に適合しない場合の許容条件，追加試験を実施した場合の本試験及び追加試験の総被験者数を問う問題が出題されている．

(6) 製造工程

> 🔑 キーワード
>
> 原薬，原材料の管理，水の管理（製造用仕込水，製造用水，洗浄水），原薬と添加剤の混合（混合方法，混合度），造粒（単位操作：粉砕，篩過，分級，混合，造粒，整粒），造粒法（湿式，

乾式，溶融），押し出し造粒，撹拌造粒，転動造粒，流動層造粒，噴霧乾燥造粒，破砕造粒），粒子特性（形状，粒度，密度，粒度分布，流動性，飛散性，混合性），打錠（製錠）（直接粉末圧縮法（直打法），セミ直打法，乾式顆粒圧縮法，湿式顆粒圧縮法，湿製法），圧縮性，硬度，打錠障害（キャッピング，ラミネーション，スティッキング，ダイフリクション，バインディング），崩壊性，溶解性，コーティング（フィルムコーティング，糖衣，水系，有機溶剤系，苦味マスキング，溶出制御，保護コーティング），苦味マスキング（物理的方法，官能的方法，化学的方法），乾燥（棚式乾燥，流動層乾燥，LOD（Loss on Drying，乾燥減量），ケット法，微量水分計，赤外線水分計），製造設備（粉砕機，篩過機，分級機，混合機，練合機，撹拌機，造粒機，乾燥機，打錠機，コーティング機，乾燥機，整粒機，カプセル充填機，外観検査機），設備・機器管理（保守点検，汚染防止対策），工程管理（外観，質量，比重，pH，粘度，流速，粒度分布，水分量，遮光管理，ピンホール），異物混入防止（製造管理，品質管理，衛生管理，異物発生防止，異物混入防止，防虫管理，作業環境，洗浄法，動線（人，物）管理，空調システム），スケールアップ（粉砕，混合，造粒，コーティング，乾燥，打錠，スケールアップ理論）

⚠️ **留意点**

以下の項目についてしっかり把握しておくこと．

- 「原薬GMPのガイドライン」の概要
- 製造用水の管理方法
- 固形製剤の単位操作（混合，造粒，打錠，コーティング，乾燥）の原理と目的
- 湿式造粒法と乾式造粒法の特徴と用途
- 溶融造粒法，高速撹拌造粒法，流動層造粒法，噴霧乾燥造粒法，押し出し造粒法で得られる造粒物の物性（流動性，粒度分布，粒子形状，みかけ密度，顆粒強度）の比較
- 直接粉末打錠法，乾式顆粒圧縮法，湿式顆粒圧縮法により得られる錠剤特性（圧縮性，硬度，崩壊性，質量偏差）の比較
- 打錠障害の種類とその原因
- 処方（賦形剤，崩壊剤，滑沢剤）ならびに打錠条件・装置｛ロータリー式打錠機の回転盤回転数，予圧ローラー圧力，PCD（Pressure Control Device）装置，AWC（Auto Weight Controller）装置｝が錠剤特性（硬度，崩壊性，溶解性，製剤均一性）に及ぼす影響
- コーティングの種類とその役割（フィルム，糖衣，水系，有機溶剤系，苦味マスキング，溶出制御，保護コーティング）
- 異物混入防止策
- 粉砕機，篩過機，分級機，混合機，練合機，撹拌機，造粒機，乾燥機，打錠機，コーティング機，乾燥機，整粒機，カプセル充填機，外観検査機の種類とその特徴
- 工程管理項目と管理上の留意点
- 設備・機器管理の保守点検と汚染防止対策

第2章 試験項目と対策

・スケールアップの手順と適格性評価，DQ（Design Qualification，設計時適格性評価），IQ（Installation Qualification，据付時適格性評価），OQ（Operational Qualification，運転時適格性評価），PQ（Performance Qualification，性能時適格性評価），予測的バリデーション

問題例

（打錠）1－4問，2－12問，3－5問，3－9問，4－5問，5－43問，5－44問，（造粒）1－5問，2－1問，3－2問，3－3問，4－4問，（粉砕）1－7問，（粉塵爆発）2－7問，（コーティング）2－10問，5－46問，（製造設備）2－11問，3－1問，4－8問，4－10問，（原薬・添加剤の混合）3－4問，4－2問，（スケールアップ）5－34問

対策

① 原薬・原材料の管理

1) 平成13年に発行された「原薬GMPのガイドライン」では，原材料等の受領，確認，区分保管，保管，取扱い，検体採取，試験，合否手順に関する文書の作成，原材料等の供給業者についての評価体制，品質部門によって承認された供給業者からの購入，原材料の供給業者を変更する場合の変更管理の遵守を義務付けている．

2) 原材料の保管においては，分解，汚染及び交叉汚染を防止するよう取り扱い，保管すること，原材料等が保管されているファイバードラム，バッグまたは箱は直接床の上に置かないこと，最も古いものから順次使用されるように適切に管理すること，不合格と判定された原材料等については，識別し管理すること等が規定されている．

② 水の管理

1) 医薬品の製造，容器や設備等の洗浄などに使用される水を製薬用水という．製薬用水の品質を恒常的に確保するためには，要求される品質の水が供給されることを適切なバリデーションにより検証するとともに，日常的な水質管理によりそれを保証し続けることが重要である．

2) 固形製剤の製造には主に「精製水」が使用される．「精製水」は，原水として「常水」を用い，必要な前処理を経て，イオン交換，蒸留，逆浸透または分子量約6000以上の物質を除去できる限外ろ過などを単独であるいは組み合わせて用いたシステムにより製造する．

3) 「精製水」の製造にあたっては，適切な微生物管理が必要である．特にイオン交換，逆浸透または限外ろ過により製造するときは，それぞれに対応した微生物の増殖抑制を図るか，または定期的な殺菌処理を行う．

4) 「常水」は，原薬中間体の製造や製薬関連設備の予備洗浄にも用いられるが，井水または工業用水などから各施設において製造する場合は，適切な処理と管理を行うことにより，水道法第4条に基づく水質基準に適合することとあわせ，アンモニウム「0.05 mg/L 以下」

③原薬と添加剤の混合

1） 混合とは，2種類以上の成分からなる集合体に適当な操作を加え，任意の箇所から採取したサンプル中の各成分の割合が各成分全体の割合に等しい状態にすることである．混合の原理としては，混合装置内に粒子の循環流を発生させ粒子全体を混合する対流（移動）混合，粒子相互の滑り，衝突や粒子あるいは機械壁面への粒子の圧縮や伸長による剪断力を利用した剪断混合，近接した粒子相互の位置交換による局所的な混合である拡散混合がある．各種混合機では，一般に対流，剪断，拡散の3つの作用が同時に起こり，この相乗的な作用により混合が推進される．

8） 滑沢剤混合に関して，滑沢剤は混合工程で均一に混合する必要があるか，実験スケールで最適化した混合時間を生産スケールでも使用すべきか，ステアリン酸マグネシウムの粒子径は重要な変動要因となるか，滑沢剤が不足するとダイフリクション（Die friction）の原因となるか，滑沢剤の適正な添加量は，混合する顆粒の粒度に強く影響を受けるかを問う問題が出題されている．

9） 滑沢剤混合に関して，NIR（Near Infrared）などによって滑沢剤の混合状態をリアルタイムにモニタリングし，その完全な均一混合の終点を検出することが望ましいか，小スケールで最適化した混合時間を生産スケールでも利用できるか，ステアリン酸マグネシウムの粒度は重要な変動要因となるか，滑沢剤の添加濃度は打錠用顆粒の重量に対して1.2％を超えて使用してはならないかを問う問題が出題されている．

④造粒

1） 造粒とは，粉末や塊状物，溶液や溶融物をほぼ均一な形と大きさの粒子にする操作であり，その目的は，ⅰ）流動性の改善，ⅱ）偏析の防止と混合均一性の向上，ⅲ）発塵の防止，ⅳ）溶解性の改善などである．

2） 湿式造粒法は，水や結合剤溶液を補助的に用いて，撹拌・圧縮の際に生じるせん断力や圧縮力による粒子間の付着・凝集力に基づく造粒方法である．

3） 乾式造粒法は，原料粉末をそのままあるいは粉末状の結合剤を添加して圧縮成形後，適当な大きさに粉砕，分級する方法で，水分や熱による変性を受けやすい薬物に適用される造粒法である．

4） 溶融造粒法は一般に溶媒を使用しない造粒法で，熱を加えて融解させた低融点物質を結合剤として作用させ，撹拌造粒により球形粒子を製造する方法である．

5） 湿式造粒法には高速撹拌造粒法，流動層造粒法，噴霧乾燥造粒法（スプレードライ法）などがある．高速撹拌造粒法は，撹拌されている医薬品混合物に結合剤を含む水溶液が添加されて，種々の形状の羽根の回転によりせん断，転動，圧密作用などが加えられて粒子間

の架橋形成が進行し，微小粒の生成，結合（会合）と破砕（解離）が繰り返されるなかで粒子の成長が起こり，造粒粒子が形成されていく造粒法である．

6）流動層造粒法は，医薬品混合物をチャンバー内で多量の温風で吹き上げて流動させ，結合剤を含む水溶液を噴霧しながら粒子同士の衝突を利用して造粒する方法である．

7）噴霧乾燥法は，医薬品混合物の水溶液あるいは懸濁液を熱風とともに細い孔径のノズルから噴霧し，チャンバー内で微小な液滴を形成し，それを短時間に乾燥させる造粒方法である．

8）得られた造粒顆粒につき，粒度分布，流動性，混合性などの粉体物性を評価する．造粒顆粒の粒度分布はふるい分け法により実施する．

9）流動性とは，粉体粒子が容器内を流れるときにどの程度自由流動するかを表す性質で，その指標として，安息角，オリフィスからの流出速度，圧縮度，スパチュラ角，凝集度等が使用される．

10）安息角は静止した粉体堆積層の自由表面が水平面となす角度で，シャーレ上に粉体をロートから流出させで堆積させる．安息角（δ）を直接測定するか，堆積層の高さ（h）を測定し，$\tan \delta = h / (シャーレの半径 r)$から求める．

11）オリフィスからの流出速度は，円筒容器の底の中心部に粒子径に比べて十分大きなオリフィス（出口）をもつ容器に粉体を入れ，流出速度を測定する．

12）圧縮度はタップ密度とかさ密度を用い次式より算出する．

　　圧縮度（%）＝ 100 ×（タップ密度 − かさ密度）／タップ密度

13）スパチュラ角は金属製のへら（スパチュラ）を水平にしてその上に粉体を堆積させた時の側面の傾斜角である．

14）凝集度は3種類の目開きの異なるふるい上に残存する粉体の量で評価する凝集性の指標である．

15）安息角，圧縮度，スパルチュラ角，凝集度の各測定結果を25点満点で評価し，総合点を100点として流動性を総合的に評価するのがCarrの流動性指標である．この点数により，粉体の流動性の程度は「極めて良好」，「良好」，「かなり良好」，「普通」，「やや不良」，「不良」，「極めて不良」の7段階に分類される．

16）製剤中の原薬の混合性は製剤の含量均一性に大きく影響する．混合における留意点としては，錠剤間や錠剤内部の粉粒体の混合組成が不均一な場合，錠剤の含量，崩壊時間及び硬度の変動の原因となる．また，混合顆粒剤においては，各顆粒の物性が異なる場合，容器への小分け，輸送・荷役の際にそれぞれの顆粒は分離・偏析し，均一性を失うことがある．その際は，最適混合条件を把握する必要がある．

17）粉体について，整粒に用いる篩（100号，30号）の目開きサイズ，球形核物質の上に薬物を付着させるために使用する装置，押し出し造粒後に粒子形状を球形化するために使用する装置，粒度分布幅が広い粉体同士と狭い粉体同士ではいずれが均一に混合されるかを問う問題が出題されている．

18) 乾式造粒に関して，直打法より錠剤硬度や錠剤の含量均一性が増大するか，多量の空気を含有する粉末を造粒する機能を有するものがあるか，香気成分が揮散しやすい生薬や水に不安定な薬物を造粒するのに適した方法か，なるべく硬いフレークとなるように設定することにより，硬い硬度の錠剤が得られるかを問う問題が出題されている．

19) 撹拌造粒法に関して，流動層造粒法に比較して圧縮成型に優れた造粒物が得られるか，主軸のシールエアーは造粒中には使用してはならないか，撹拌モーターの消費電力は，造粒終点を決める目安となり得るか，実験室スケールで造粒条件が確立すれば，商用生産規模の造粒条件にそのまま適用できるか，流動層造粒法と比較すると，より緻密な造粒物が得られるかを問う問題が出題されている．

20) 造粒法の一般的特徴に関して，押し出し造粒法により得られた粒子の密度，粒子の強度及びそのばらつきは流動層造粒法により得られたそれらより大きいか，流動層造粒法により得られた粒子の球形度は撹拌造粒法により得られた粒子の球形度より高いか，押し出し造粒法によって得られた粒子は平板状かを問う問題が出題されている．

21) 湿式造粒法に関して，撹拌造粒法における撹拌翼先端の周速度あるいは加速度を基準としたスケールアップ後の撹拌速度決定法は造粒時間の算出にも利用できるか，押し出し造粒法の場合，パンチング板の板厚みを薄くすると造粒速度は速くなるが，造粒物の緻密性は低下するか，押し出し造粒法において溶解度が温度で大きく変化する原料を多量に使用する場合は，適切な冷却方法を考慮する必要があるか，流動増造粒法では水分制御のみに注目すれば，スケールアップ検討を単純化でき，通常生産においてロット間変動を抑制することができるかを問う問題が出題されている．

⑤打錠

1) 打錠は粉末または顆粒を一定の形状に圧縮するか，または湿潤させた練合物を一定の型に充填し乾燥して錠剤を調製する操作である．前者は圧縮錠剤に，後者は口腔内崩壊錠（湿製錠剤）に用いられる．

2) 打錠機には単発式打錠機（エキセントリック型打錠機）とロータリー式打錠機がある．打錠工程は，①医薬品混合物の臼への充填，②杵による圧縮，③上杵を上げて抜圧し，④下杵で錠剤を排出する4工程で成り立つ．

3) 代表的な錠剤の製造方法として，直接粉末打錠法（直打法），乾式顆粒圧縮法，湿式顆粒圧縮法がある．直接粉末打錠法は原薬に添加剤を加えて混和して均一にしたものを直接，圧縮成形する方法である．乾式顆粒圧縮法はあらかじめ添加剤で製した顆粒に原薬及び滑沢剤などを加えて混和して均一にした後，圧縮成形する方法である．湿式顆粒圧縮法は，通常，粉砕，混合，造粒，乾燥，製粒などの単位操作を組み合わせて顆粒を製した後，圧縮成形する，最も一般的に行われる方法である．

4) 原薬や添加剤の中には融点が極めて低いものや，疎水性が強く結合剤液との親和性が悪い

ものがある．前者の場合，打錠時に臼と杵の間の機械的摩擦により融解が起き溶融物が杵に付着する（スティッキング）．そして打錠時に付着部分に当たった錠剤表面がへこみ錠剤外観を損なう．また，後者の場合，打錠時，臼と杵の間で造粒されない微粉が圧密されて上杵や下杵の動きを妨げ，きしみが起き，打錠続行が不可能となる．さらに，性状面においては，打錠時に圧縮圧力が粒体層内に均一にかからず歪みが起こるため，錠剤の一部表面が剥がれるキャッピングや中間部が層状に剥離するラミネーションなどの打錠障害を起こす．なお，これらの打錠障害は滑沢剤や結合剤の添加量の過不足によっても進行する．

5）原薬の中には圧縮しても固まらない性質のものがあり，この場合，乳糖や結晶セルロースといった圧縮性のよい賦形剤を混合することにより圧縮性を向上させることができる．また，これらの賦形剤は薬理活性が高いために含量の微小な原薬の希釈にも使用される．

6）錠剤には消化管内での崩壊を促進させるため，水と接触すると膨潤する性質を有する崩壊剤（カルボキシメチルセルロースなど）や打錠時の粉体の流れを改善させるための滑沢剤（ステアリン酸マグネシウムなど）も含まれている．

7）直接粉末打錠法や乾式顆粒圧縮法は吸湿性の高い薬物や，水，熱に不安定な薬物を錠剤にする場合に用いられる．しかし直接粉末打錠法では，打錠機の回転数を上げると粉の流れが回転に追いついていけず，混合成分の物理的性質の相違により，偏析が起き含量の均一な製剤を得ることが困難になってくる場合がある．その点，湿式顆粒圧縮法は，流動性に優れ，含量の偏析が少なく，硬度の高い錠剤を得る打錠前顆粒の製造に適している．

8）打錠工程が製剤の物性に及ぼす影響としては，打錠圧を上昇させると一般に錠剤の硬度は増加するが，崩壊性，溶解性は低下する．ロータリー式打錠機の回転盤回転数を上昇させると，硬度は低下するが崩壊性や溶解性は向上する．

9）打錠に関して，予圧ローラー付きの打錠機が発売された時期，圧縮停滞時間には圧縮ローラーの直径や杵の底面形状が関与しているか，現在の打錠技術では打錠用顆粒の物性によらず安定した工程維持が可能か，WAC（Weight Automatic Controller）装置（錠剤重量自動測定装置）における錠剤重量の調整機能を問う問題が出題されている．

10）ダイフリクションに関して，滑沢剤の不足により発生するか，打錠機からの異常音は錠剤が臼から放出される箇所で発生するのか，錠剤表面に縦筋が入る現象は，打錠機への負荷はないか，対応策として打錠用顆粒の粒子径分布を粗い方向に調製し，微粉部分を減少させることが有効かを問う問題が出題されている．

11）打錠工程に関して，錠剤の質量変動は打錠条件を最適化すれば防げるか，打錠中に錠剤硬度が低下する原因とその対応策，PCD（Pressure Control Device）装置があれば夜間無人運転は可能か，予圧ローラーの役割，PCD装置では杵の長さを揃えるなどのキャリブレーションが必要かを問う問題が出題されている．

12）打錠工程に関して，クオリティ・バイ・デザイン（QbD）の観点から打錠工程に最も注力すべきか，キャッピングが発生した際は，本圧の打錠圧力を強めることが得策か，PCD

装置を有する打錠機では打錠用顆粒の粒度分布を最適化するなど，打錠用顆粒の物性に注意を払う必要があるか，予圧ローラーの役割，PCD装置では杵の長さを揃えるなどのキャリブレーションが必要かを問う問題が出題されている．

13）錠剤の製造法に関して，直接粉末圧縮法は吸湿性の高い薬物や熱に不安定な薬物を錠剤化するには適さないか，乾式顆粒圧縮法では圧縮圧を高くすることにより十分な硬度の錠剤が得られるか，湿式顆粒圧縮法では直接粉末圧縮法に比べ，含量均一性や溶出性に優れた錠剤が得られるか，押し出し造粒法による打錠前顆粒の見かけ密度は流動層造粒法による見かけ密度より低いか，錠剤の質量変動は打錠条件の最適化や打錠圧力制御装置によりその影響を抑えることができるかを問う問題が出題されている．

14）打錠工程に関して，粒度分布が不適切な場合でもPCDやWACなどの装置が装備されていれば，重量変動の少ない錠剤の製造が可能か，打錠中に錠剤硬度が徐々に低下する原因とその対処法，適切にメンテナンスされた打錠機本体及び周辺設備とPCD装置があれば，長時間無人運転が可能か，含有空気の少ない重質な打錠用顆粒に対しては予圧圧縮の意義は小さいか，PCD装置のパラメーターが有効な設定値となるためには，杵の長さを揃えるなどのキャリブレーションが必要かを問う問題が出題されている．

15）打錠技術と滑沢剤の効果に関して，滑沢剤は他の複数の成分と均一に混合することが望ましいか，滑沢剤の混合時間を長くすると錠剤の硬度は低下し，崩壊は速くなるか，流動性に問題がない場合，撹拌フィーダーよりオープンフィードシューを取り付けて打錠したほうが錠剤硬度は上がるか，ステアリン酸金属塩やタルクの滑沢効果の原理，外部滑沢打錠法は口腔内崩壊錠の製造には適さないかを問う問題が出題されている．

16）打錠技術に関して，楕円錠などの異形錠を打錠する場合，同じ重量の円形錠（丸錠）より打錠速度を低めに設定すべきか，円形錠では両面割線を付与することはできないか，刻印としてスティッキングが起きやすい文字の特徴，材質と直径が同一であれば「普通R面」のほうが「スミ角平面」より金型強度が低いか，フィルムコーティング錠用の刻印は素錠と比較して刻印の幅と深さを大きくした設計にすべきかを問う問題が出題されている．

⑥コーティング

1）コーティングとは錠剤，顆粒，細粒などの表面を適当な物質で被覆し，被膜を形成させる操作である．フィルムコーティングを行うには，主薬の物性や目的に応じて被膜剤，溶剤，可塑剤を添加する．被膜剤は溶解特性の面から，水溶性被膜剤，胃溶性被膜剤，腸溶性被膜剤及び徐放性被膜剤に分類される．溶剤としては水系や有機溶媒系が使用されるが，近年，防災や安全衛生面より，水系（精製水）が主流となっている．可塑剤はフィルムに柔軟性を与え，加工性を改善する添加剤である．

2）糖衣（シュガー・コーティング）は，まず錠剤に白糖を含む懸濁液を乾燥させながら掛け（下掛け），錠剤に丸みをつけ，その上にフィルムを掛けた後，さらにシロップを乾燥させ

ながら掛ける（上掛け）方法をとる．一般に吸湿に弱い主薬に利用される．
3）フィルムコーティングの長所としては，不快な味のマスキングが可能で飲みやすくなること，色素の使用により色のマスキングや着色が可能であること，摩損による粉化が防止できること，錠剤の強度が向上すること，糖衣に比べコーティング時間が大幅に短縮されること，糖衣錠に比べフィルムコート錠は崩壊性や溶出性が良いことなどがあげられる．
4）コーティングにおける留意点として，噴霧液滴が製剤表面に達する前に乾燥すると，噴霧粒子の付着力が低下し，錠剤表面に付着しない．噴霧液滴が乾燥しない状態で製剤表面に付着すると，製剤表面が粘着性を帯びるため，製剤同士が付着凝集してしまう．すなわち，噴霧液滴の表面は乾燥しているが内部は液体の状態で製剤表面に粒子が衝突し，破壊されると，粒子内部の液体で製剤表面に粒子が付着し，被覆層の形成が可能となる．
5）微粒子（100〜500μm）への薬物のレイヤリングとコーティングに適した装置の組合せを問う問題が出題されている．
6）固形製剤のコーティング技術に関して，水系で使用する腸溶性コーティング剤には可塑剤の配合は不要か，糖衣コーティングの工程サイクルならびに展延工程で通気は停止するのか，低胃酸から無酸症の患者も含め良好なバイオアベイラビリティを得るためには，胃溶性コーティング剤としてアミノアルキルメタクリレートコポリマーEよりヒプロメロース（置換度タイプ2910）のほうが適するか，腸溶性顆粒剤の素顆粒を押し出し造粒法で製造する場合，押し出し後にマルメライザーなどで球形化処理すべきか，微粒子を流動層でコーティングするには，上方噴霧法（トップスプレー方式）より側方噴霧法（タンジェンシャルスプレー方式）のほうが適するかを問う問題が出題されている．

⑦乾燥

1）乾燥とは，水または有機溶媒などを含む固体，液体，気体から，加熱及び減圧してそれらを除去することであり，この工程で，薬物の固形化，流動性の向上，吸着溶媒との反応が制御され，取り扱いやすさの向上，化学的安定性の向上，細菌やかびによる製品劣化の防止ができる．通常，固形製剤の製造では棚式乾燥か流動層乾燥が使用される．
2）棚式乾燥は，棚に置かれたトレイの上を温風が通過して造粒顆粒を乾燥させる方法である．流動層乾燥は流動層造粒機を使用する方法である．乾燥の程度の指標として乾燥減量（LOD，Loss on Drying）がある．
3）日局一般試験法「乾燥減量試験法」は，試料を乾燥し，その減量を測定する方法である．この方法は乾燥することによって失われる試料中の水分，結晶水の全部または一部及び揮発性物質などの量を測定するために用いる．固形製剤製造の乾燥工程における乾燥減量測定には赤外線水分計が用いられる．また，微量な水分の測定には，空気を遮断した閉鎖系の中でサンプルを加熱乾燥させ，水分以外の気化物を除去して水分を吸着剤に選択的に吸着させ，その質量変化から水分値を求める水分吸着法を採用した微量水分計も使用される．

⑧製造設備

1）固形製剤の製造設備は，粉砕機，篩過機，分級機，混合機，練合機，撹拌機，造粒機，乾燥機，打錠機，コーティング機，乾燥機，整粒機，カプセル充填機，外観検査機などである．

2）粉砕機にはハンマーミル，ボールミル，ジェットミルなどがある．ハンマーミルはハンマーを高速回転させて粉体を衝撃力によって粉砕する．中砕から微粉砕に適している．ボールミルは鋼鉄あるいはセラミックのボールと粉体を円筒形容器内に入れて回転させ，円筒壁から落下するボールの衝撃と摩擦によって粉砕する．微粉砕に適している．ジェットミルは噴出する圧縮空気に粉体を巻き込み，粒子同士あるいは容器壁との衝突によって粉砕する．超微粉砕に適しており，噴出する際の吸熱により温度の上昇が抑えられる（ジュール・トムソン効果）ため，熱に不安定な化合物や低融点化合物も粉砕できる．

3）ビーズミル湿式粉砕機の原理と調製懸濁液の粒子径，機械的粉砕機に適する粉砕物の粒子径，ジェットミルに適する粉砕物の粒子径，回転型ボールミル粉砕による酸化チタン懸濁シロップ液の性状，ジェットミルに分級機構を有するものがあるかを問う問題が出題されている．

4）粉体を粒子の大きさ，形状，表面性状，密度などで分けることを分級というが，この分級操作は，空気や液体を利用した流体分級と，篩過機を利用したふるい分けに大別される．固形製剤における分級の目的は，種類の異なる粉体の混合均一性の確保，打錠障害の原因となる微粉末の除去などである．篩過機にはロータップ式振とう機，電磁式振動ふるい，円型振動ふるいなどがある．

5）2種以上の物質を混ぜ合わせて均一にすることを「混合」というのに対して，「練合」は固体と少量の液体を混合することをいう．また，液体と液体あるいは少量の固体と液体を混合することを「撹拌」という．混合機には，混合容器を回転させて行う回転円筒型混合機，二重円錐型混合機，V型混合機，固定型の容器内部に撹拌用のリボンが付属しているリボン型混合機，スクリュー型混合機などがある．練合には高速撹拌造粒機やニーダーが使用される．固形製剤の場合，撹拌機は主に結合剤の溶解に使用される．

6）造粒機としては圧縮成形機・解砕機，押し出し造粒機，撹拌造粒機，転動造粒機，流動層造粒機，噴霧乾燥機などがある．これらのうち，圧縮成形機としてはスラッグマシンやチルソネーター（圧縮ローラー）があり，これを解砕機であるトーネードミルなどによって適切な大きさに解砕・造粒する．押し出し造粒機は円柱状の顆粒が得られ，スクリーンの孔径を変えることによって粒子径を調整できる．転動造粒機は球形度の高い顆粒が得られる．球形のショ糖やセルロースなどの核粒子を加えて造粒することもある．

7）流動層装置の吸気エアーの露点を一定の低い温度（6～15℃）に設定する理由，露点が低い空気ほど水蒸気が少なく乾いた空気か，流動層装置の吸気エアーの温め方，露点が一定の場合，相対湿度は温度が上がれば高くなるか，25℃で相対湿度80％の空気の露点は25℃より高いかを問う問題が出題されている．

8) 乾燥機はその乾燥方法の違いにより，熱風乾燥，伝導乾燥及びその他（マイクロ波乾燥，赤外線・遠赤外線乾燥）に大別される．

9) 打錠機のうち，単発式打錠機は油圧圧縮とエキセントリックプレス（偏心圧縮）などがあり，主に研究開発用に小型の装置が使用される．ロータリー式打錠機は種々の大きさの機種があり，研究開発から大量生産まで広範囲に利用されている．特殊な機種としては，二層錠や三層錠を製造する多層錠剤機や二重錠を製造する有核錠剤機，リングトローチを製造するリング錠剤機，遠心力で機械中心部から打錠前顆粒を充填する遠心力充填錠剤機などがある．また，水洗い，減圧打錠や回転盤交換が可能な機種も利用されている．

10) コーティング機にはパンコーティング方式，流動層コーティング方式，転動コーティング方式がある．パンコーティング方式は回転ドラム（パン）のパン内で転動する核となる被コーティング物質にコーティング液をスプレーする方式で，主にコーティング錠に使用される．流動層コーティング方式は空気流により浮遊懸濁させた被コーティング物質にコーティング液をスプレーする方式で，主に粒子コーティングに使用される．転動コーティング方式は，円板上面で水平に回転・転動運動する被コーティング物質にコーティング液をスプレーする方式で，粒子表面に粉末被覆する方法として適する．

11) 整粒とは粒度を揃え滑沢剤などを添加混合する操作である．固形製剤の整粒は主に分級機を用いて実施される．

12) カプセル充填機にはホッパーから供給された粉末を撹拌羽根とオーガー（らせん状の刃先）の回転圧力によって直接カプセルに流し込み充填する方式と，粉末を成型プレート内に導入してタッピングロットで圧縮し，カプセルに充填する方式がある．

13) 外観検査は従来，目視検査で実施されてきたが，熟練度，個人差，疲労度などによる検査精度の変動は避けられない．自動外観検査システムは，この目視検査に代わって医薬品の品質を一定水準で安定的に保証する目的で開発された．その基本機構は供給・搬送機構，検査機構，選別機構である．供給・搬送機構では，ベルトまたはドラムなどのコンベアを通過する際に，側面，表面，裏面の検査エリアを通過する．検査機構はCCDカメラや，カラーカメラの採用，錠剤の場合，刻印検査を目的とする強調照明の採用や側面エッジ部検査などの改善が進められている．さらに，選別機構により，良品と不良品を選別する．

14) 粉塵爆発の危険性の評価に関する問題が出題されている．

15) 固形製剤の製造に関して，V型混合機は混合時間が長すぎても混合物が分離することはないか，撹拌造粒法ではかさ高い造粒物が得られるか，単発打錠機で上杵と下杵にかかる応力を同時に比較すると下杵にかかる応力のほうが大きいか，ジェットミルの粉砕機構，流動層造粒法の特徴と適する造粒物の物性を問う問題が出題されている．

16) 経口製剤の製造工程に関して，造粒による有効成分の物性改善効果，スティッキングのような打錠障害には有効成分粒子のコーティングが最も効果的か，ロットサイズを変えずに生産性を上げるには打錠速度を高めるのが最も効果的か，直接打錠法でも有効成分の少な

い錠剤の含量均一性を確保することは可能か，錠剤の外観検査では錠剤の側面まで観察する必要はないかを問う問題が出題されている．

17) 固形製剤の製造に関して，噴霧凝固造粒法の原理と得られる造粒物の特徴，ジェットミルの粉砕機構，V型混合機の原理と特徴，単発打錠機で上杵と下杵にかかる応力を同時に比較すると下杵にかかる応力のほうが大きいかを問う問題が出題されている．

18) 固形製剤の単位工程に関して，滑沢剤の増量は粉粒体の流動性や錠剤の硬度を向上させるか，湿式造粒法において滑沢剤の添加は造粒中に行うか，打錠時に錠剤表面の一部が杵表面に付着する現象名，流動層造粒装置では造粒された湿った顆粒の乾燥は別装置で実施するのか，乾式造粒法は芳香成分が揮発しやすい生薬や水に不安定な薬物を造粒するのに適しているかを問う問題が出題されている．

⑨設備・機器管理

1) 設備・機器管理面では保守点検と汚染防止策に留意しなければならない．設備・作業室などの清掃については，計画的に実行する必要がある．清掃の頻度や手順，使用する清掃器具や洗浄剤は何かをあらかじめ手順書で決めておき，実際にそのとおりに行った内容を記録で残しておく．製造に関する設備や器具の日常点検や日常確認を定期的に行うとともに，設備が故障することのないように日頃から保守・点検することが求められる．

2) 交叉汚染の防止策としては技術的な手段と組織的手段に大別される．技術的手段としては，施設の専用化，生産設備の分離化，製造プロセスならびに設備間の原材料／製品の移動作業にクローズドシステムの利用，アイソレーターを含む物理的隔離手段（封じ込め，コンテインメント）の利用，使い捨て技術の利用（シングルユース），容易な洗浄を織り込んだ設備の利用，エアーロックと差圧管理の適切な利用などがあげられる．組織的手段としては，交叉汚染のリスクが高い製品を取扱うエリア内での保護衣の着用，廃棄物，汚染リンス水，汚染着衣の特定な処理対策，溢流，事故，手順逸脱の記録，交叉汚染を発生しない洗浄工程の設計，訓練の有効性と適用手順管理書の遵守を確実にする勤務態度のモニタリングなどがあげられる．

⑩工程管理

1) 工程管理とは，製品の生産を行う際に，数量，品質，コストなどの必要条件をベースに納期を終着点とした時間軸による計画を立て，準備を行い実行し，進捗と比較してフィードバックするなどの管理を行うことである．

2) 固形製剤の工程管理項目には，製造工程における仕掛品あるいは包装工程における製品の外観検査，結合剤溶液の比重や粘度，造粒やコーティング工程における空気流の流速，結合剤やコーティング液の噴霧速度，原薬や添加剤の粒度分布，乾燥後の仕掛品の乾燥減量（水分量），光に不安定な原薬，仕掛品及び半製品の遮光管理，容器のピンホールの確認，

半製品の質量均一性試験の実施などがあげられる．

⑪異物混入防止
1) 異物の混入は人，空気，虫から持ち込まれる．人から持ち込まれる異物としては，毛髪，衣服のほこり，皮脂，会話の際に飛沫する唾液などがある．その対策として，帽子を被る，専用の作業着の着用，手指の消毒，マスクの着用，不要の物品は持ち込まない，作業者と仕掛品の動線の分離などの「ルール」により人から持ち込まれる異物を防ぐことが必要である．
2) 空気を介して持ち込まれる微生物や異物対策として，空調の出入口にフィルターをつける，清潔にしたい部屋と廊下の間に圧力差をつけて廊下から室内空気が入り込まないようにする（差圧管理），片方のドアを開けている時には，もう一方のドアは開けないことにするといった「ルール」により異物を防ぐことが必要である．
3) 防虫対策の視点からは，清潔にしたい部屋には外との窓をなくす，入口に黄色のカーテンや防虫ランプをつける（黄色は虫が嫌う），ダンボールをそのまま室内に持ち込まないようにするといった「ルール」により異物を防ぐことが必要である．
4) 製造中の異物発生防止策としては，製造管理においてソフト面ではダブルチェックできる体制，標準的な規則や手順の設定，実施した作業は記録に残す，職員への教育訓練などの対策がある．またハード面では作業するに十分な広さ，仕切りとともに，設備・工程の表示などの対策が求められる．
5) 品質管理においては，ソフト面では自己点検，品質部門と製造部門の独立，設備・機械の定期点検・校正，各工程のバリデーション，記録の整備，品質情報の収集，製造や品質管理の改善につなげるなどの対策がある．ハード面では作業室・機械・設備を製造工程を考慮して合理的に配置する，必要な試験が適切にできる試験設備を設けるなどの対策が求められる．
6) 衛生管理については，ソフト面では職員への衛生教育，作業室の清掃などの手順化，複数品目を同時に製造しない，作業室への立入制限，整理整頓などの対策がある．ハード面では空気の汚染防止設備の設置，作業室の専用化，作業室の床・壁・天井は清掃しやすいものにするなどの対策が求められる．

⑫スケールアップ
1) スケールアップは，通常，まず実生産の1/100スケールで検討し，製造条件の限界，製造条件の製剤特性に及ぼす影響を把握し，重要工程を決定し，それを工程管理規格に反映させる．次に実生産の1/10スケールでの検討に入り，1/100スケールで確立した製造条件の修正及び実生産スケールでの製剤特性を推定する．なお，この段階では，通常，GMP基準に適合する施設，機器，機械，原材料を用いて製造し，その一部は治験薬に使用される．

2）実生産スケールにおいては，新規な製造設備，計測器，製造環境制御装置などの設備が適切に選定され，正しく据付けられ，設定された仕様に適合して稼働することを確認する．それにはそれらの設備，システムまたは装置が，①要求仕様書／設計仕様書を通じて目的とする用途に適していることを確認する「設計時適格性評価（DQ）」，②承認された仕様書通りで，正しく据付組み立てられていることを確認する「据付時適格性評価（IQ）」，③予期した操作範囲で意図したように作動することを確認する「稼働性能適格性評価（OQ）」，④製品ごとに個々の設備，工程，中間製品及び製品の性質において，期待される結果が得られることを確認する「製品性能適格性評価（PQ）」を通じて適格性が確認される．いずれも文書化することが必須である．

3）流動層造粒法に関して，押し出し造粒法と比較して造粒物中の薬物の粒度別含量の変動が大きいか，薬物がぬれにくく微粒子で，薬物含量が50％を超える組成に適した造粒法か，スケールアップの際は造粒中の水分のパターンをスケール間で合致させることにより近似した造粒物特性（見かけ密度，粒度分布）を得ることができるか，造粒から乾燥までがクローズドシステムで対応でき，異物混入や自動化に有利な造粒法か，スプレーやシェーキングの遅延タイマーを適切に設定して，造粒物の流動状態を適正にコントロールする必要があるかを問う問題が出題されている．

(7) 安全性

キーワード

薬物（SDS 安全性データシート），添加剤（最大使用量，使用前例），残留溶媒（第1種，第2種溶媒）

留意点

医薬品の安全性に関しては，化学物質の安全性データシート（SDS, Safety Data Sheet）の記載項目を把握し，添加剤については「医薬品添加物事典」，残留溶媒に関しては「医薬品の残留溶媒ガイドライン」の概要についてよく学習しておこう．

対策

1）化学物質の安全性データシート（SDS）は対象化学物質を含む製品を他の事業者に譲渡または提供する際に，その化学物質の性状や取扱いに関する情報を提供するためのものであり，従来は化学物質等安全データシート（MSDS）と呼ばれていた．標準的な書式（JIS Z7253）における記載項目は，1. 対象となる化学物質及び製品の名称と提供者に関する情報，2. 重要危険有害性及び影響，3. 組成及び成分情報（含有率等），4. 応急措置の内容，5. 火災時の対応，6. 漏出時の措置，7. 取扱い及び保管上の注意，8. 曝露防止及び

保護措置，9. 物理的及び化学的性質，10. 安定性及び反応性，11. 有害性情報，12. 環境影響情報，13. 廃棄上の注意，14. 輸送上の注意，15. 適用法令などである．

2）日本で使用される医薬品添加剤は，「医薬品添加物事典」に収載されているものについては，使用前例があり，その用途，使用量等が確認されたものとして取扱われ，当該事典に個別の添加物ごとに記載されている「投与経路」，「最大使用量」の範囲であれば，特別なデータを提出することなく認められる．使用前例のない添加剤を使用する場合は，起源又は発見の経緯及び外国における使用状況等に関する資料，製造方法並びに規格及び試験方法に関する資料，安定性に関する資料，毒性（単回投与毒性，反復投与毒性，生殖発生毒性，遺伝毒性）に関する資料（必要に応じ，局所刺激に関する資料：皮膚一次，累積刺激，眼粘膜刺激，ヒトパッチテスト）等の安全性に関する試験データを厚生労働省に提出し，審査を受け承認を取得する必要がある．

3）平成10年に薬務局審査課長通知された「医薬品の残留溶媒ガイドライン」は新医薬品の原薬，医薬品添加物及び製剤のすべてに適用されるが，日局17では既存製品にも適用するよう検討が進められている．本ガイドラインではリスクマネジメントに基づき，医薬品の製造において使用を避けるべき溶媒（クラス1），医薬品中の残留量を規制すべき溶媒（クラス2），低毒性の溶媒（クラス3）と残留溶媒が分類されている．クラス1の溶媒については極めて低い濃度限度値が規定されており，事実上，製剤への使用は困難である．クラス2では規定されている濃度限度値あるいは1日曝露量（PDE, Permitted Daily Exposure）の値より残留溶媒を低下させる必要がある．クラス3の溶媒は，50 mg/day 以上の PDE 値をもつものであり，乾燥減量を0.5％未満にする必要がある．

(8) 容器・包装

> 🔑 **キーワード**
>
> 日局における定義（密閉容器，気密容器，密封容器，遮光），容器の完全性（ピンホール，酸素透過性，光透過性，水分透過性，接着不良），材質（セロファン，硬質ポリ塩化ビニル，低密度ポリエチレン，高密度ポリエチレン，アルミニウムラミネートポリエチレン，ガラス），包装形態（PTP包装，SP包装，瓶包装，ピロー包装，安全キャップ，タンパープルーフ包装，ユニットドーズ包装），表示（成分表示，生物由来製品の表示，添付文書，その他薬事法該当事項），使用性（小型化，過剰包装削減，軽量化）

> ⚠️ **留意点**
>
> 以下の項目について把握しておくこと
> ・日局における各々の容器の定義と適用される剤形
> ・包装材質の酸素透過性，光透過性，水分透過性

Ⅱ．応用編

・各種包装形態の特徴と機能

問題例

（容器・包装）2－3問，3－3問，4－1問，5－32問

対策

1）日局における容器の定義は，「容器とは，医薬品を入れるもので，栓，ふたなども容器の一部である．容器は内容医薬品に規定された性状及び品質に対して影響を与える物理的，化学的作用を及ぼさない．」である（日局通則第38条）．

2）通常の取扱い，運搬又は保存状態において，密閉容器とは固形の異物が混入することを防ぎ，内容医薬品の損失を防ぐことができる容器を，気密容器とは固形又は液状の異物が侵入せず，内容医薬品の損失，風解，潮解又は蒸発を防ぐことができる容器を，密封容器とは気体の侵入しない容器をいう．遮光とは，内容医薬品に規定された性状及び品質に対して影響を与える光の透過を防ぎ，内容医薬品を光の影響から保護することができることをいう．

3）通常，医薬品は水分，酸素，光，温度などによって，分解・変色するものが多いため，容器や包装材料の酸素透過性，光透過性，水分透過性や接着不良には十分，留意する必要がある．例えばポリ塩化ビニリデンは他の素材に比べて酸素透過性，水分透過性ともに低いため，防湿PTP包装に利用されている．

4）包装フィルムは数十マイクロメーターという厚みであり，基本的にピンホールが発生しやすい．その原因は，突刺し，摩擦，屈曲疲労によるピンホールの3つに大別できる．

5）PTP包装（プレススルーパッケージ）は錠剤やカプセル剤に最もよく使用されている包装形態で，表面が凸面のあるプラスチック，裏面がアルミ箔からできており，上面を押すことにより，製剤を取り出す．プラスチックの材質としては，ポリ塩化ビニル，ポリプロピレン，高密度ポリエチレン，低密度ポリエチレンなどが使用されている．

6）SP包装（ストリップ包装）はアルミ箔あるいはセロファンに低密度ポリエチレンなどの熱可塑性高分子フィルムを重ね合わせたラミネートフィルムで製造されている．

7）調剤用として一定量の製剤を瓶や缶，プラスチック容器に入れた包装形態は，バラ包装といわれる．また，防湿性を保持するためPTP包装やSP包装を一定数量ずつ束ねラミネートフィルムなどで包装した包装形態はピロー包装といわれる．容器・包装の材質としては，これらのほかにも，アルミニウムラミネートポリエチレン，ポリスチレン，ポリエチレンテレフタレート，ガラスなどがある．

8）小児の誤飲防止を目的に，一般用の小児シロップ剤ではPress-and-Turn式の安全キャップが採用されている．また，人間が無意識に扱った場合や故意に"いたずら"をした場合にも危険を生じないような工夫を施したタンパーレジスタント（Tamper-resistant）包装や，

単回の服用または使用を目的とした包装形態としてユニットドーズ包装も普及している．

9) 医薬品は医薬品医療機器等法により，その直接容器または直接被包あるいは添付文書に成分表示，生物由来成分であればその表示，その他の該当事項を表示しなくてはならない．また，流通過程や使用者の負担の軽減を図るため，包装形態の小型化，過剰包装軽減，軽量化が求められている．

10) 包装により防湿だけでなく脱湿も可能か，PTPシートのカールの原因，PTPからの錠剤の押し出し性評価は官能試験以外にないか，Tamper-resistanceの定義，製品の品質は最終包装形態で保証されればよいかを問う問題が出題されている．

11) 経口投与する製剤の容器・包装に関して，水に不安定な製剤を包装で安定化できるか，気候地区Ⅳでの包装には防湿包装形態が必要か，有効成分の包装材料との相互作用は賦形剤との配合性ほど留意する必要はないか，輸送試験では最終包装形態で実施しなければならないかを問う問題が出題されている．

12) 製剤の包装に関して，包装により防湿だけでなく脱湿も可能か，PTPのアルミピロー包装の場合，製品の品質は最終包装形態で保証されればよいか，長期安定性において防湿性能に最も影響するのはシートの材質か，Tamper-resistanceは流通時における製剤の改ざん防止が目的かを問う問題が出題されている．

13) 包装技術について，ダイオキシン問題によりPTP基材の大部分はPVC（ポリ塩化ビニル）からPP（ポリプロピレン）に変わったか，PTPシート基材としてのPVCとPPの製造特性の比較，PVCのほうがPPより透過性が低いか，バーコード表示の対象となる包装単位，調剤包装単位へのバーコード表示が義務化されるかを問う問題が出題されている．

(9) レギュレーション

> 🔑 **キーワード**
>
> 製造販売承認（製剤設計，製造方法，試験方法及び規格，臨床試験，治験薬，各種ガイドライン，製造販売承認申請書，承認書），GMP（医薬品の製造管理及び品質管理に関する基準，薬局等構造設備規則，医薬品製造業の許可要件，バリデーション，書類の整備，組織の整備，構造設備の整備，製品標準書，組織，実施記録，製造管理，品質管理，衛生管理，異物混入防止，防虫管理，空調システム，リスク管理，安全衛生），日本薬局方（製剤総則（固形製剤），一般試験法，参考情報）

> ⚠️ **留意点**
>
> 以下の項目について把握しておくこと
> ・医薬品販売製造承認の流れ
> ・GMPの定義と目的，GMP組織

- 日本薬局方収載の製剤試験の内容
- 経口製剤の各種（処方変更，後発品）生物学的同等性試験ガイドラインの内容
- ICH Q8, Q9, Q10の内容
- バリデーションの定義

問題例

（製造販売承認）1－5問，2－2問，（日本薬局方）2－6問，4－7問，（製剤設計）3－8問，5－47問，（GMP）4－2問

対策

①製造販売承認

1）医薬品を製造販売するためには，品目ごと厚生労働大臣の承認（医薬品製造販売承認）を受ける必要がある．承認は，製造販売しようとする医薬品の成分，分量，効能・効果，用法・用量，剤形等から総合的に判断される．

2）承認には次の資料の提出を求められる．イ　起源又は発見の経緯及び外国における使用状況等に関する資料，ロ　製造方法並びに規格及び試験方法等に関する資料，ハ　安定性に関する資料，ニ　薬理作用に関する資料，ホ　吸収，分布，代謝，排泄に関する資料，ヘ　急性毒性，亜急性毒性，慢性毒性，催奇形性その他の毒性に関する資料，ト　臨床試験の成績に関する資料．

3）経口剤のBAについて，肝抽出率（E_h）の意味と経口投与時のBAは（$1-E_h$）より大きくなるか，膜透過性の高い薬物ほど非撹拌水層の影響を大きく受けるか，単純拡散と促進拡散の内容，小腸のパイエル板からの吸収は通常の薬物吸収ルートとして利用することはできるか，絶対的BAの定義と絶対的BAが等しい同一有効成分を同含量含む2つの製剤は生物学的に同等かを問う問題が出題されている．

4）経口固形製剤のレギュレーションに関して，各種生物学的同等性試験ガイドラインで試験製剤は実生産スケールでなければならないか，経口固形製剤の処方変更の生物学的同等性試験ガイドラインは開発段階での処方変更には適用できないか，処方変更及び後発医薬品の生物学的同等性試験ガイドラインにおける同等性試験の内容（溶出試験あるいはヒトでの生物学的同等性試験）を問う問題が出題されている．

②GMP（Good Manufacturing Practice）

1）製造販売承認の条件として，GMP対象医薬品については製造する製造所がGMPに適合する必要があり，製造販売業者が製造所のGMP適合性調査申請を製造所を有する都道府県に申請し，調査を受ける必要がある．

2）GMPは医薬品の製造及び品質管理に関する基準であり，その目的は製造環境と機械設備

を整え，教育訓練を受けた作業員によって管理基準に適合した製造作業を実施することにある．「医薬品製造管理及び品質管理規則」でソフト面である製造と品質管理業務を規定し，「薬局等構造設備規則」でハード面を規定している．GMP体制は医薬品製造業の許可要件である．

3）バリデーションとは，製造所の構造設備並びに手順，工程その他の製造管理及び品質管理の方法が期待される結果を与えることを検証し，文書化することによって目標とする品質にかなう製品を製造できるようにすることである．

4）製剤開発に関連して，SUPACの考え方は開発段階の処方変更にも適用されるか，QbDの実施にあたってはDesign Spaceの設定が必須か，スケールアップにあたっては開発段階の製剤との同等性を第一優先にすべきか，製造サイトを変更しても同一機器を使用する場合にはバリデーションは必要ないかを問う問題が出題されている．

5）製剤開発に関して，Design Spaceを構築するためにはすべてのパラメーターの相互作用を多変量解析すべきか，ICH Q8，Q9，Q10の定義，リアルタイムリリース試験を適用する場合に製品規格の設定が不要になることがあるか，ICH Q10の目的，QbDを用いて開発された製品の出荷判定においてGMP要件は異なるかを問う問題が出題されている．

6）GMPに関して，GMPはわが国へ輸出するための医薬品や医薬部外品を製造する海外の製造所にも適用されるか，バリデーションの定義，GMP組織，ジェネリック医薬品の製造にはGMPが適用されないか，GMPの定義を問う問題が出題されている．

③日本薬局方

1）日本薬局方は日本で常用する代表的医薬品の性質，純度，定量法，常用量などを規定した公定書である．製剤総則は製剤に関する一般的規則であり，製剤全般に共通する事項を記載した製剤通則と剤形の定義，製法，試験法，容器・包装及び貯法を示す製剤各条より成る．参考情報は，医薬品の品質確保の上で必要な参考事項及び日本薬局方に収載された医薬品に関する参考となる試験法を記載したもので，日本薬局方に収載された医薬品の適否の判断を示すものではない．

2）日本薬局方収載の製剤試験法に関して，崩壊試験法における各剤形での崩壊の有無を観察する時間，溶出試験法の種類とBAとの関連性のある試験法を採用すべきか，素錠の製剤均一性試験法の内容，腸溶性製剤の崩壊試験法の内容，製剤含量の均一性において複数個の製剤を用いて試験してもよいかを問う問題が出題されている．

3）日本薬局方収載の製剤試験法に関して，溶液中の蛍光物質の濃度が十分に希薄であれば蛍光強度はその濃度に比例するか，粉末X線回折測定法では非晶質と結晶の割合の評価はできないか，溶出試験法の種類と方法・条件は医薬品各条で決まっているか，素錠の製剤均一性試験法の内容，製剤の粒度の試験法の目的と内容を問う問題が出題されている．

(10) その他

> **キーワード**
>
> 生産計画，リスク管理，サプライチェーン，輸送体制（環境の変動の影響），安全衛生，環境保護（不活性化，排水・廃液，廃棄物処理），ISO14001
>
> **留意点**
>
> ・リスク管理の手法の把握
> ・サプライチェーンの改善事例
> ・安全衛生・環境保護に関する国・企業の取り組み

対策

1）医薬品産業は従来から存在する医薬品医療機器等法で定められているGMPの遵守に加え，最近では医薬品の電子記録・電子署名に関する法規制である21 CFR Part 11への対応も急がれている．このような状況のなか，適正在庫の確保，市場変化への柔軟な対応，最新法規制への対応コストの削減，システム運用コストの削減が求められている．

2）サプライチェーンは「価値提供活動のはじめから終わりまで，すなわち原材料の供給者から最終需要者に至る全過程の個々の業務プロセスを1つのビジネスプロセスとしてとらえ直し，企業や組織の壁を越えてプロセスの全体最適化を継続的に行い，製品・サービスの顧客付加価値を高め，企業に高収益をもたらす戦略的な経営管理手法」である．

3）環境保護に関連した基準としてISO 14001がある．これは，企業などの活動が環境に及ぼす影響を最小限にとどめることを目的に定められた，環境に関する国際的な標準規格である．組織の環境方針に沿った結果を出すために，必要な目的・プロセスを設定（Plan）→それを実施及び運用（Do）→結果を報告（Check）→環境マネジメントシステムのパフォーマンスを継続的に改善するための処置をとる（Act）→再度計画を立てる，というPDCAサイクルを回していく仕組みが採られている．

■参考文献
・永井恒司　他：医薬品の開発と生産．じほう，2010
・永井恒司　他：CMCの実際—製剤研究のデザイン—．じほう，2003
・板井　茂　他：製剤機械技術ハンドブック．製剤機械技術学会，2010
・杉林堅次　他：図解　製剤学．南山堂，2013
・杉林堅次　他：製剤化のサイエンス　第2版．東京化学同人，2012
・平野裕之　他：日本薬局方 HANDY INTELLIGENCE．京都廣川書店，2014
・(独) 医薬基盤研究所HP（https://www.nibio.go.jp/guide/page3.html）
・日本医薬品添加剤協会HP（http://www.jpec.gr.jp/research/zanryuyoubai.html）

(板井 茂)

2 無菌製剤（注射剤，点眼剤，眼軟膏剤）

　注射剤の処方・製剤設計に加え，実際に生産，レギュレーションなどの幅広い分野での重要な点について出題される．生産技術やレギュレーションについては常に最新の情報を入手し，薬局方，厚生省等の通達，ガイドライン及び研修会・講習会での情報などをしっかり学習することが肝要である．基礎的な製剤設計については，薬剤学・製剤学の教科書に記載されていることが基本となるので，いくつかを選択して参考書としてしっかり学習することが必要である．特にこの無菌製剤の領域では，製剤の基本処方の設計や調製技術の概念・技術の習得に加え，無菌の概念と無菌化・無菌操作の方法についてはしっかり学習する必要がある．なお，一応項目に分けて記載しているが，問題例及び対策については複合問題や重複しているものがあり，明確な分類はなされていない．

(1) 剤形

🔑 キーワード

注射剤（水性注射剤，非水性注射剤，懸濁性注射剤，乳濁性注射剤，用時溶解注射剤，用時懸濁注射剤，輸液，埋め込み注射剤，持続性注射剤，凍結乾燥注射剤，粉末注射剤，充てん済みシリンジ剤，カートリッジ剤），透析用剤（腹膜透析用剤，血液透析用剤），点眼剤（水性点眼剤，非水性点眼剤，懸濁性点眼剤），眼軟膏剤

⚠️ 留意点

　注射剤は基本的には溶液製剤であるが，薬物の安定化や薬理効果の持続化のために用時溶解あるいは分散する凍結乾燥注射剤や粉末注射剤も汎用されている．また，難溶性薬物に対しては持効性を付与した，水性ないし非水性の懸濁性注射剤や乳化し溶液化された乳濁性注射剤がある．さらに，多量の薬液を点滴注射する輸液，長期間の徐放性の機能が付与された埋め込み注射剤やマイクロスフェアの持続性注射剤などがある．無菌製剤としては，透析用剤として腹膜透析用剤と血液透析用剤がある．一方，眼科用無菌製剤には溶液状の水性，非水性，懸濁性，乳濁性点眼剤に加え，局所での創傷面保護や持効性を高めるための眼軟膏剤がある．これらの製剤の処方設計及び製剤設計についてはその特徴を把握し，特に重要な無菌性については無菌化技術や種々のレギュレーションによる規制などを整理して学習しよう．

📝 問題例

（注射剤）1－22問，1－40問，1－59問，2－63問，3－36問，3－61問，5－36問，5－55問，（眼科用剤）2－41問，4－69問，5－37問

対策

①注射剤

1) 注射剤は通常，等張化が必要であるが，血液によってすぐに希釈される中心静脈栄養注射液（TPN）は高張での製剤化も可能である．

2) 保存剤が使用できる無菌製剤は，分割投与される製剤にのみ添加が許されている．

3) 乳濁性注射剤は静脈投与される場合が多いため，血管閉塞しないための粒子径の規定があり，赤血球の大きさにほぼ相当する $7\mu m$ 以下に制御しなければならない．

4) 2mL以下のアンプル，またはこれと同等の直接容器，もしくは直接の被包に収められた注射剤については，その名称中の「注射液」，「注射用」あるいは「水性懸濁注射剤」の文字を必ず記載する必要がある．ただし，「注」，「注用」あるいは「水懸注」の省略名称に代えることは可能である．

5) 注射剤は常に内容表示をした容器に充填されているため，識別性を目的とした着色剤添加の必要はない．また，保存中の変質による着色や不溶性異物の識別性が低下するため着色剤は添加してはいけない．

6) 埋め込み注射剤または持続性注射剤において，その放出特性を長期にわたる放出試験法で保証する必要はなく，製剤開発の段階で設計された放出特性が有効期間内を通じて有すること，また製造バッチ間での放出特性が同等であることを保証する加速試験法で代替される．

7) 腹膜透析用剤には浸透圧調節のためブドウ糖が配合され，その分解を防ぐためpH 6.0以下に調整されていたが，免疫能や腹膜機能の低下あるいは腹痛の原因になるため，最近では中性付近に調節された製剤が用いられることが多くなった．

8) 溶解度及び安定性のpHプロファイルによって製剤の至適pHを求め，そのpH付近での薬剤濃度及び投与溶液での安定性を評価して製剤化の可否を判断する．

9) 凍結乾燥製剤の補助剤の選択には，乾燥製剤であっても水分による微小環境での局部溶解を想定し，溶液でのpH－安定性試験で得られた至適pHを参考に製剤での安定性を確認する必要がある．

10) 一般に，注射剤に使用する添加剤は，使用実績のあるものから選択することが望ましいが，それでもメーカー，グレードによって製剤品質に影響するものがあるので注意を要する．

11) 注射剤の製造において，熱安定性に問題がない場合は一般的にはオートクレーブなどによる最終滅菌法を採用するのが基本である．しかし，近年の無菌操作設備の著しい進歩により，最終滅菌法が採用できない場合，中間製品において無菌化したものを無菌操作法により製剤化することが可能になった．

12) 一般的な注射剤の処方設計においては，薬物の安定性と生体適合性を考慮して判断する．例えば，点滴静注の水性注射剤では希釈効果があるため，生体適合性のpHの許容幅は広

くなりpH 4.0は可能である．また，医薬品添加剤としてはまず使用実績のあるものから選択するのが好ましいが，重大な品質向上，機能性の付与の場合においてはこの限りではない．

13）弱塩基性薬物を溶解する場合，可溶化工程で塩酸によるステンレス製溶解タンクの腐食が懸念されることから，塩酸溶液をタンクに先に入れるのではなく，まず，薬物を注射用水に分散させ撹拌しながら酸を滴下して溶解するのが好ましい．

14）pH 4.0で可溶化した弱塩基性薬物の点滴静注製剤の場合，混注による配合試験で最も懸念される変化はpHの変化による薬物の析出である．

15）注射剤に用いる安定化剤として，局方に準拠した品質試験が実施された安定化剤Aを購入したが，購入に際しその製造法や製造に用いた原材料の起源を確認しておく必要がある．申請時に起源情報が求められる．

16）注射剤の容器・製造設備等の薬液が接触する部材に適用される高分子素材は，薬液との接触により溶出する物質（leachables）あるいは抽出される可能性のある物質（extractables）を併せて評価することが好ましい．特に最近では製造設備へのシングルユースシステムの使用が増加しており，クロスコンタミネーション（交叉汚染）のリスクは低減したが，その都度，開発する薬剤に対する部材との適合性についての確認が必要である．

②タンパク質注射剤

1）抗体などのタンパク質医薬品は，通常の低分子薬物とは異なり，凝集，吸着などの物理的な安定性が問題となることが多く，使用する材料や振とうなどに対しての安定化剤の添加が必要になる．例えば，界面活性剤，アルブミン，ゼラチン，アミノ酸などが使用される．また，化学的安定性では，加水分解，ジスルフィド結合や酸化などの多くの課題があり，安定化剤について調べておこう．

2）界面活性剤は薬剤の吸着防止効果や不溶性微粒子の生成抑制効果を期待して注射剤に添加されることが多い．添加量が多いほど期待される効果は高くなるとは限らず，必要量以上に添加した場合，溶血性などの副作用や有効成分の分解を促進することがあるため，至適濃度の検討が必要である．

3）タンパク質薬物は等電点付近のpHで最も分子形が多くなり，溶解度が最も低く，静電的反発が弱くなるため凝集しやすくなる．

4）タンパク質の凝集を防ぐためには少量の界面活性剤を添加したり，タンパク質濃度を低くしたりする方法が効果的である．

5）機械的ストレスによって凝集が加速する場合が多く，溶液の充填には，機械的ストレスが強いピストン式より，ストレスが弱いペリスタ式のほうが適している．また，薬液調製においては，均一性を確認したうえで撹拌速度は低く，撹拌時間は短いほうが好ましい．

③点眼剤

1）点眼剤は無菌の製剤であるが，発熱性物質試験法は適用されない．
2）「有効性」，「安全性」及び「品質」の医薬品の3大要素に加え，点眼剤の場合は「使用感（差し心地）」が重要な要件になる．
3）「使用感（差し心地）」はpH及び緩衝能，浸透圧や基剤のレオロジー特性によって影響を受ける．
4）薬物の角膜透過性に影響する因子として，薬物自体の物理化学的性質や点眼液の液性などがあげられる．
5）点眼剤の粘性の増加は，薬物と眼の接触時間の延長，角膜前涙液層（Precorneal Tear Film, PTF）中の薬物初濃度の増加に影響し，薬物の効果を増大させる．
6）懸濁性点眼剤の課題は均一性であり，再分散性や凝集塊形成の評価が重要となる．
7）点眼剤の保存効力の判定基準は，細菌で14日後は接種菌数の0.1%以下，28日後は14日後のレベルと同等もしくはそれ以下とされている．
8）ベンザルコニウム塩化物は，アニオン性薬物またはペプチド薬物と不溶性の塩を形成して配合変化を起こすことがある．また，ベンザルコニウム塩化物やパラオキシ安息香酸エステルを含有する場合，含水性ソフトコンタクトレンズ装用時の点眼は避けること．
9）EUでは安全性の観点でパラベン類の保存剤が規制されている．
10）保存効力は，JP（日本薬局方），USP（米国薬局方）またはEP（欧州薬局方）の各試験方法に準じて実施されるが，最も厳しい基準はEPである．
11）医師の指示がない場合で懸濁性点眼剤と溶液性点眼剤の両剤を点眼する時は，懸濁性点眼剤は水に溶けにくく吸収されにくいため，まず溶液性点眼剤を点眼した後，少し時間をあけて懸濁性点眼剤を点眼する．また，ゲル化した点眼液の場合，他点眼剤の吸収を妨げるおそれがあるので，ゲル状点眼剤を最後に点眼するが，やむなく点眼する必要がある場合は，本剤点眼後に十分な間隔をあけて他点眼剤を使用する．さらに，点眼剤同士で白濁，変色などの配合変化するものは併用を避けなければならない．
12）点眼剤は注射剤と同様，着色だけを目的とした物質の添加は認められていない．
13）涙液の浸透圧は血清と同じであるが，涙液による希釈作用などもあり眼組織は浸透圧差に基づく不快感をあまり感じない．したがって，粘膜刺激を軽減するにはpHと浸透圧の調節は基本であるが，注射剤ほど厳密な等張性は求められない．
14）製剤の品質に水分の蒸散が影響する点眼剤の容器は，40℃，RH25%以下で3カ月間保存後，5%の水分損失が認められない低水蒸気透過性の容器または包装を用いなければならない．ただし，1mL以下の小容器または単回投与製剤においては例外が認められている．
15）点眼剤の非水性用剤としては，通常，植物油が用いられるが，流動パラフィンやプロピレングリコールなども用いられることがある．
16）懸濁性点眼剤に含まれる粒子は，最大粒子径75μm以下である．

④眼軟膏剤

1）眼軟膏剤で多回投与する容器に充塡されている場合，微生物の発育を阻止できる適切な保存剤を添加することができる．

（2）原薬・物性

> 🔑 **キーワード**
>
> 固体物性（融点，結晶形，溶解度，溶解度－pH 曲線，溶解度－温度曲線，溶解速度），溶液物性（浸透圧，イオン強度，pK_a，等電点，臨界ミセル濃度，比重，粘度，塩形成，塩析，溶解度積）
>
> ⚠️ **留意点**
>
> 薬物には弱塩基や弱酸性のものが多いが，そのpK_aとpHとの関係（分子形及びイオン形の比率）及び，それに伴う溶解度・溶解速度の関係，さらにはそれに及ぼす種々の因子の影響などはまとめてしっかり理解しておこう．
>
> ✏️ **問題例**
>
> （薬物の溶解性）1－41問，3－35問，（pK_aの計算）4－36問

対策

1）弱酸性薬物のpK_aと溶解度（S）の関係は次式の Henderson-Hasselbalch の式として知られている．

$$pK_a = pH - \log\left(\frac{S - S_0}{S_0}\right) \quad \cdots\cdots (3)$$

S_0：非解離形薬物の溶解度，S：弱酸性医薬品の総溶解度

弱塩基性薬物の場合は

$$pK_a = pH + \log\left(\frac{S - S_0}{S_0}\right) \quad \cdots\cdots (4)$$

となる．

2）薬物の結晶を微粉化すると比表面積の増大により溶解速度が速くなると同時に，粒子の化学ポテンシャルが増大するため溶解度も増加する（オストワルド-フロイントリッヒ式）．同様の現象で，針状結晶では曲率半径の小さい先端部分のほうが溶解度は高く溶けやすい．

3）難溶性塩の飽和水溶液にこれと共通のイオンを有する他の物質を添加すると，溶解度積を一定に保つために難溶性塩が沈殿し溶解度が低下する．このような効果を共通イオン効果という．

4）2種類の溶媒を混合することによって，単独の場合より溶解力が高まる現象をコソルベン

シーという．水にエタノール，プロピレングリコール，マクロゴールなどを添加すると薬物の溶解性を増加することができる．また，有機溶媒同士でもこのような現象がみられる．

5）一般に非電解質では温度の上昇とともに溶解度は増大する．一方，硫酸ナトリウムは32℃以下では10水和物（Ma$_2$SO$_4$・10H$_2$O）が安定相であり，溶解は吸熱的（温度上昇とともに溶解度は増大）である．しかし，32℃以上では無水塩が安定相となり，解離に要するエネルギーを水和熱で補えるため溶解は発熱過程（⊿H＜0）となり，温度上昇とともに溶解度は減少する．溶液中のイオンと平衡にある固相の化学組成は水和物のように一定でない場合がある．

(3) 添加剤

> **🔑 キーワード**
>
> 溶剤（水性溶剤，非水性溶剤），賦形剤（共晶温度，共晶濃度），等張化剤（浸透圧計算，イオン強度計算，刺激性），pH調節剤（緩衝能力，イオン種の選択，刺激性），可溶化剤（塩形成，臨界ミセル濃度，曇点），安定化剤（抗酸化剤の種類と用法，pHの選択），懸濁化剤（粘度，粘弾性），乳化剤（HLB），粘稠化剤（粘度，粘弾性），無痛化剤（適正濃度），保存剤（保存効力，適正濃度，適正pH），添加剤との配合変化（各種反応様式，配合禁忌，塩析，溶解度積），電解質・輸液濃度（電解質濃度，酸塩基平衡の計算，カロリー計算）
>
> **⚠ 留意点**
>
> 無菌製剤は，溶液，懸濁性溶液，乳濁性溶液などがあり，溶解性や分散性，薬物の化学的安定性，製剤の物理的安定性，生体親和性を高める添加剤などを整理して覚えておこう．また，可溶化，浸透圧の計算，pH調節，粘弾性の特性，添加剤や他剤との配合試験など基本的な重要な技術・方法について熟知しておこう．
>
> **✏ 問題例**
>
> （製剤設計）1－22問，1－59問，2－59問，（浸透圧の計算）1－39問，1－60問，3－38問，（種々の添加剤）4－21問

対策

①注射剤

1）無菌製剤に使用される保存剤として，パラオキシ安息香酸エステル類は親水性と親油性の異なるエステルを組み合わせて使用するほうが抗菌スペクトルが広がり，効果の増強が期待できる．例えば，パラオキシ安息香酸メチルとパラオキシ安息香酸プロピル，あるいはパラオキシ安息香酸エチルとパラオキシ安息香酸ブチルの組み合わせがよく使用される．

2）安定化剤としては，酸化防止のために抗酸化剤の亜硫酸水素ナトリウム，ピロ亜硫酸ナト

リウム，チオグリコール酸やアスコルビン酸が添加され，微量の重金属が酸化触媒する分解抑制にはエデト酸ナトリウム，チオグリコール酸などのキレート剤が使用される．

3）注射剤の等張化剤として，塩化ナトリウム，ブドウ糖，マンニトール，グリセリンなどが用いられるが，点眼剤にはさらにホウ酸，硝酸ナトリウム，硝酸カリウムなども使用される．これらは薬物溶液の浸透圧（張度）を血液，体液あるいは涙液と等しくする目的で添加される．

4）等張化の計算法としては氷点降下度法，食塩当量法（食塩価法），等張容積法（容積価法），グラフ法などがあり，いずれの方法も使用できるように計算に慣れておこう．例えば，食塩価として，汎用される塩化ナトリウム（0.9g）及びブドウ糖（5g）程度は覚えるとしても，薬物や添加剤の氷点降下度，食塩価，容積価などを記憶する必要はない．

5）ブドウ糖（グルコース）や果糖（フルクトース）などの還元糖は，アミノ酸とメイラード反応するので添加剤として使用できない．また，ショ糖はそれ自体非還元糖であるが，最終加熱滅菌により還元糖のブドウ糖及び果糖を生じるため使用には注意が必要である．

6）クエン酸ナトリウム，リン酸ナトリウム，酢酸ナトリウムなどは注射剤によく使用されるpH調節のための緩衝剤である．点眼剤ではこの他に，保存効果もあるホウ酸がよく使用される．

7）水性注射剤において，薬物の酸化分解を防止するために添加される抗酸化剤の亜硫酸ナトリウム類は酸性にすると速やかに分解するため酸性では使用しない．

8）凍結乾燥製剤でD-マンニトールはよく使用される賦形剤であるが，結晶化時の体積膨張によるバイアル破損の恐れがあるので，使用する濃度に注意しなければならない．

9）凍結乾燥製剤において，飽和濃度に近い薬物溶液に塩化ナトリウムを加え，塩析により結晶化を促進すると，水の昇華を助け速やかに乾燥が進行して薬物を安定化する．

10）ガラス容器を使用する場合，リン酸塩やクエン酸塩などの添加は，不溶性異物発生の原因となることが多く避けたほうがよい．

②点眼剤

1）ピロカルピン塩酸塩1%点眼剤100 mLを調製するとき，等張化するのに0.66 gの食塩を必要とした．ピロカルピン塩酸塩3%点眼剤100 mLを調製するときに，等張化に必要な食塩の量は0.18 gである．求め方は，ピロカルピン塩酸塩1%溶液100 mLを等張にするのに0.66 gの食塩を必要としたのでピロカルピン塩酸塩の食塩当量は，0.9 − 0.66 = 0.24である．したがって，3%溶液では0.9 − 0.24 × 3 = 0.18で，等張に必要な食塩の量は0.18 gである．等張化の計算には，食塩当量法，氷点降下度法，等張容積法があり，いずれでも計算できるように学習しておこう．

(4) 安定性

> **🔑 キーワード**
>
> 水性注射剤または点眼剤（pH管理，浸透圧，不溶性異物発生防止法），凍結乾燥・粉末注射剤または点眼剤（再溶解性，結晶性，外観），油性注射剤または点眼剤（酸価，過酸化物価），エマルション注射剤または点眼剤（沈降防止，粒度分布，表面電荷），懸濁注射剤または点眼剤（沈降防止，粒度分布，表面電荷），持続性注射剤・埋め込み剤（生分解性高分子，ミセル，薬物放出性），安定性予測（反応速度論，アレニウス式による安定性予測），他剤との配合性（配合禁忌）
>
> **⚠️ 留意点**
>
> どの製剤でも同様であるが，薬剤の投与量を正確にするためには薬物の安定性を解析して，予想できる範囲での正確な投与量を確保するための，製剤処方や保存状態の規定及び有効期間の設定が必要である．その場合，できるだけ処方での安定性の確保が必要であり，多方面からの化学的・物理的安定性向上のための方法を検討することが必須である．また，分解物，重合・凝集などの物理的な変化による有効性のみならず副作用の観点での保証が必要となる．
>
> **📝 問題例**
>
> （安定性）1－40問，2－37問，2－58問，（加水分解）1－58問，（凍結乾燥）1－61問，（アレニウスプロット）1－62問，4－38問

対策

1）タンパク質製剤の安定性は，中性領域を選びそうであるが，各タンパク質によって最適のpHは異なるので処方化においては安定性のpHプロファイルを取る必要がある．

2）溶液製剤で安定化するために多くの場合，凍結乾燥法が利用されるが，製造工程での，溶解，ろ過，送液，充填，凍結するまでの各工程での分解を最小限にする工夫が必要である．

3）凍結乾燥時の一時乾燥工程において，凍結した薬物溶液の水分の昇華を速やかにするために溶解しない程度に品温を高くするが，十分な気化熱を得て固体を維持するために真空度を高く設定する必要がある．

4）薬物の溶解度の低い有機溶媒を添加して薬物の結晶化を促進した場合，塩化ナトリウムによる塩析の場合と同様に水の昇華を助け乾燥を促進して製剤の安定化に寄与することがある．

5）凍結工程において，薬液の冷却速度を速くすると氷晶が小さくなり水の通り道が少なくなって乾燥時間が遅れ，安定化への寄与が低くなることがある．

6）凍結工程において薬液の冷却速度を必要以上に速くすると薬物が非晶質で乾燥され，薬物の保存安定性が低下することがある．したがって，凍結工程での適当な温度履歴によって

薬物を結晶化させ乾燥すると，薬物の安定化につながることがある．

7) アレニウス式は安定性予測のためには最も使用される式である．実際に式を用いて算出した分解速度定数，頻度因子，絶対温度の値を入力して活性化エネルギーを求めたり，加速試験から常温での安定性を予測したりするための計算をできるようにしておこう．

8) 一次反応に従って分解する薬物の反応速度定数 k は，薬物の初期濃度 C_0，時間 t における濃度 C とすると，室温で3年後に90%以上の濃度を維持するためには，半減期は次式で表される．（$\log 2 = 0.30$, $\log 3 = 0.48$）

$$k = \frac{2.3}{t} \log \frac{C_0}{C} = \frac{2.3}{3} \log \frac{10}{9} \qquad t_{1/2} = \frac{2.3}{k} \cdot \log 2 = 22.6 \text{年}$$

9) ブドウ糖や果糖などの還元糖は溶液中で一部開環してアルデヒド体で存在しており，加熱滅菌処理や長期間の保存により分解し，3-デオキシグルコソンや不飽和オソン類の重合による褐変現象を呈する．曝光によっては生じない．

10) システインは酸化されやすく，鉄や銅などの微量金属元素により促進されて難溶性のシスチンになる．これを防止するには亜硫酸塩の添加や容器空間部の窒素ガス置換などが行われる．

11) グルタミン酸の安定性にはpH依存性があり，酸性側で経時的に分解する．グルタミンは熱水中で不安定で，開環してピロリドンカルボン酸になる．

12) 還元糖とアミノ酸は重合して褐色物質（メラノイジン）を生成する．これはメイラード反応（褐変反応）として知られており，pHが高くなるほど促進され，温度やリン酸塩，有機酸の共存によって促進される．輸液では両成分は必須であり，本反応を回避するために用時混合のpHは中性のダブルバッグ製剤が開発されている．

13) カルシウムとリン酸塩を配合した電解質輸液の製造において，加熱滅菌によりリン酸カルシウムの沈殿が生成する場合がある．溶液がアルカリ性では溶解性が極めて低い $CaHPO_4$ として存在し，酸性になるほど $Ca(H_2PO_4)_2$ が生成して沈殿生成の可能性が低くなる．

14) 擬1次反応で加水分解する薬物AとBの等モルの水溶液注射剤があり，活性化エネルギーはそれぞれ94 kJ/mol及び58 kJ/molで，40℃で加熱した時，両者の分解速度は同じであった．反応速度論では縦軸 $\ln k$，横軸 $1/T$（絶対温度）のアレニウスプロットで解析することが重要で，上記の条件では40℃でクロスして薬物Aの傾きが大きな直線になることを想定すれば，色々な温度での分解速度の比較が容易に可能である．ICH安定性試験ガイドラインの長期保存試験（25 ± 2℃/60 ± 5%RHまたは30 ± 2℃/65 ± 5%RH）では薬物Aのほうが安定で，加速試験(40 ± 2℃/75 ± 5%RH)では半減期は等しい．また，高圧蒸気滅菌(121℃)では薬物Bのほうが安定，室温（1～30℃）では薬物Aのほうが半減期が長い．本問題（4-38問）は基本的で重要な点を多く含んでおり，このような安定性の解析には慣れておくこと．

(5) 品質評価

> 🔑 **キーワード**
>
> 理化学試験（原薬，原料，製剤）（含量，純度，水分量，pH，浸透圧，鉱油試験法），微生物試験（原薬，原料，製剤）（無菌試験法，微生物限度試験法，発熱性物質試験法，エンドトキシン試験法，保存効力試験法，BSE/TSE情報），注射剤用ガラス容器試験法，輸液用ゴム栓試験法，プラスチック製医薬品容器試験法，注射剤及び点眼剤の不溶性微粒子試験法と不溶性異物検査法，眼軟膏の金属性異物試験法
>
> ⚠️ **留意点**
>
> 無菌製剤には，他製剤と同様の原薬及び製剤に関する純度や含量などの基本的な品質評価に加え，本製剤特有の無菌試験法，発熱性物質試験法，容器に関する多くの試験がある．それぞれの試験法の測定条件の詳細を記憶する必要はないが，その目的や意味するものについてはよく理解しておこう．
>
> ✏️ **問題例**
>
> （日局製剤試験法）2－18問，（日局製剤総則）2－42問，（不溶性異物検査法）5－53問

対策

①注射剤

1) 発熱性物質試験法はエンドトキシン試験法が適用困難な場合などに適用され，ウサギの耳静脈に緩徐に注射し直腸内に挿入した体温測定装置を用いて測定する．3匹の体温上昇の合計が，1.3℃以下の時は陰性，2.5℃以上の時は発熱性物質陽性と判定される．その間の場合はさらに別のウサギを用いての試験が必要になる．

2) 注射剤の感度の高い発熱性試験として，カブトガニの血清抽出成分より調製されたライセート試薬を用いた，グラム陰性菌由来のエンドトキシンを検出する試験法がある．試薬のゲル形成を指標とするゲル化法と光学的変化を指標とする光学的測定法（比濁法及び比色法）がある．

3) 注射剤の不溶性異物検査法は，ガラス容器の場合，白色光源の直下，約1,000（日局17で2,000～3,750に改正予定）lx（ルクス）の明るさの位置で肉眼観察し，澄明で，たやすく検出される不溶性異物を認めてはならない．一方，プラスチック製水性注射剤容器を用いた注射剤については，上部及び下部に白色光源を用いて8,000～10,000lxの明るさの位置で肉眼観察する．

5) 無菌試験法が必要な剤形は，注射剤，点眼剤，眼軟膏剤，点耳剤，それに腹膜透析用剤である．

6) エンドトキシン試験法は，皮内，皮下及び筋肉内投与のみに用いるものを除いた注射剤で

規格として設定されなければならない．すべての注射剤ではない点に注意が必要である．
7）注射剤の採取容量試験法は溶液注射剤に適用されるが，凍結乾燥製剤で容量規定されている用時溶解または懸濁して使用するものにも適用される．
8）埋め込み注射剤においては，注射剤の不溶性異物検査法，不溶性微粒子試験法，及び採取容量試験法を適用する必要がない．
9）製造工程での検査条件は製品毎に最適化すればよく，すべての製品について統一した手順にする必要はない．
10）50μm以下の微小異物については，個人差が大きい目視検査に比べて，機械による自動検査のほうが検出力が高く安定していることが多い．
11）不溶性微粒子検査法を適用していても，不溶性異物検査法の適用は不可欠である．
12）検査判定用に作成した限度見本は，経時的な劣化や変質の可能性があるため，有効期限の設定や定期的な品質試験が必要である．

②眼軟膏剤
1）眼軟膏剤の金属性異物試験法では，本剤を平底ペトリ皿にて加熱溶融・固化させ，ペトリ皿を反転してミクロメーターの付いた顕微鏡で観察し50μm以上の金属性異物を計数する．本剤10個からその5g（製剤が5g以下の場合は全量）を採取し，異物の合計が50個以下，個々のペトリ皿には8個を超えるものが1枚以下の場合適合とする．

(6) 製造工程

> 🔑 キーワード
>
> 原薬，原料の管理（汚染防止対策），水の管理（製造用仕込水，製造用水，洗浄水），原薬・添加剤の混合，分散，溶解（条件設定，添加順序，終点管理），乳化，微粒子化（乳化・分散技術），異物除去（フィルター管理），pH調節（滴定終点管理），送液，充填（送液速度，充填量管理，過量），凍結乾燥（棚温・品温管理，真空度管理，凍結乾燥プログラム，賦形剤の選択），粉末小分け（無菌原薬・原料の取扱法，粒子径管理），ガス充填（窒素ガス置換による酸化防止），閉塞，半打栓，打栓（アンプル，バイアル），工程管理（溶解・分散，充填，閉塞，凍結乾燥），滅菌法（高圧蒸気滅菌法，乾熱滅菌法，ガス滅菌法，ろ過滅菌法，高周波滅菌法），無菌操作法（作業環境，ユーティリティ，設備，工程バリデーション），ブローフィルシールシステム blow-fill-seal system（樹脂選定，成型条件，開封性），アイソレータ（内部滅菌法），設備・機器管理（汚染防止，除染対策），フィルター（フィルターの種類，目的，選定法，バリデーション），無菌性保証

なお，日局17から滅菌法の分類と名称が改正されるので，注意すること．

Ⅱ．応用編

> ⚠️ **留意点**
>
> 　無菌性保証は本製剤の本質であるが，設備・機器の設置・実施及び保全・管理，適切な滅菌法・無菌操作の実施，バリデーションによる検証など，文書化された標準作業書と実施記録などの基本的なルールの遵守が重要である．本製剤特有の多くの基本的な製造技術について整理してよく学習しておこう．
>
> ✏️ **問題例**
>
> （注射剤設計）1－22問，（滅菌・除染，脱パイロジェン）2－62問，4－23問，4－37問，4－59問，5－61問，5－62問，（製薬用水）2－40問，（無菌操作法）2－39問，2－61問，3－55問，3－58問，（無菌性保証）1－37問，1－64問，2－64問，3－59問，4－56問，5－35問，5－38問，（凍結乾燥）1－63問，2－57問，3－53問，3－56問，4－35問，4－60問，（製造設備）1－38問，2－38問，（清浄区域）3－57問，（タンパク質注射剤）5－59問，（点眼剤）4－72問，5－60問

📖 **対策**

①無菌性保証

1）無菌とは，生育可能な微生物や芽胞菌が存在しないことで，微粒子や生育しない微生物の存在に言及するものではない．さらに，無菌性保証水準は，製品中に 10^{-6} 以下の低い確率で1個存在しても適合すると定義するもので，決してゼロにすることではない．

2）無菌製剤における無菌性保証は最も重要な項目であり，考え方と無菌性のルールをしっかり身につけよう．工程シミュレーション，微生物チャレンジテストによるバリデーション，無菌ゾーンの概念と作業区分が重要である．

3）無菌製剤の製造には，製造環境・設備の整備が最も重要であり，殺菌灯，エアロック，監視カメラ，容器の洗浄・乾燥などの製造に関する指針については整理して覚えておこう．

4）最終滅菌医薬品の無菌性保証は，滅菌工程のバリデーションを通して証明できるもので，滅菌製品の無菌試験（抜き取り試験）で証明できるものではない．日常の環境モニタリングや定期的な培地充塡試験は，無菌管理としては重要であるが，それによって製品の無菌性保証水準を証明できるものでもない．

5）最終滅菌ができない凍結乾燥製剤の場合，凍結乾燥の前に薬物溶液をろ過滅菌により除菌し，無菌操作法で調製する方法が一般的である．

6）無菌操作とは，あらかじめすべての原料・材料・容器類を適切な方法で滅菌した後，環境微生物数及び微粒子数を適切に管理された無菌設備内において適切な無菌操作をもって一定の無菌性保証水準が得られるように操作する方法である．無菌設備としては，クリーンルーム，クリーンブース，アイソレータなどが使用される．

7）滅菌工程における生残確率（B）を 1×10^{-6} で管理する場合，121℃で滅菌した場合の最低

所要時間（F_0）は，次の式を用いて算出される．なお，ラボ実験結果では，D_{121}値：0.25 min，バイオバーデン量（A）：100胞子／充填容器であった．

$$F_0 = D_{121} \times (\log A - \log B) = 0.25 \times [2-(-6)] = 2 \text{ min}$$

8）注射剤のろ過滅菌時において，使用無菌フィルター（孔径：0.22 μm，有効ろ過面積：1000 cm^2，捕集能力：1.0×10^7 CFU/cm^2），ろ過前薬液生菌数（10 CFU/100 mL），ろ過薬液量（10 L）の条件でのPNS（Probability of Non Sterility，ろ過された薬液の無菌でない確率）を算出すると，

$$\text{PNS} = \log \text{LRV}（ろ過フィルターの微生物捕捉効率）/ N_0（薬液中の生菌数）$$
$$= \log(1.0 \times 10^3 / 1.0 \times 10^{10}) = 1.0 \times 10^{-7}$$

ここで，LRV ＝ 有効ろ過面積 × 捕集能力 ＝ $10^3 \times 1.0 \times 10^7 = 1.0 \times 10^{10}$

N_0 ＝ ろ過前薬液生菌数 × ろ過薬液量 ＝ 1.0×10^3

9）最終滅菌法とは，滅菌されるものが最終容器または包装に収められた状態で滅菌するもので，通例，10^{-6}以下（6ログ以上）の無菌性保証水準が得られる条件で滅菌する．

10）D値（Decimal Reduction Value）とは微生物の死滅率を表す値で，供試微生物の90％を死滅させ，生菌数を1/10に減少させるために必要な作業時間（Decimal Reduction Time）または1/10に低下させるのに要する線量（Decimal Reduction Dose）をいう．すなわち，菌数を10^{-6}以下にすることは菌に6Dの負荷をかけることである．

②滅菌・脱パイロジェン

1）注射剤の重要な工程に滅菌があり，高圧蒸気法，乾熱法，ろ過法などがある．乾熱滅菌法では乾燥工程も兼ねてアンプルやバイアルなどに使用され，微生物だけでなく発熱性物質（パイロジェン）の不活化も可能である．高圧蒸気法は一般に，121℃，20分間の条件で実施され，乾熱法は通例，250℃，20分間の高温処理を行う．

2）同じ菌種であっても菌の由来やバイオロジカルインジケーター（BI）の製造方法が異なれば，滅菌に対する抵抗性は変化するため，滅菌手法に対応したBIを用いることが重要である．

3）オーバーキル法とは，バイオバーデン数や検出菌の当該滅菌法に対する抵抗性に関係なく，10^{-6}以下の無菌性保証レベルが得られる条件で滅菌を行う方法である．

4）絶対バイオバーデン法を採用する場合には，菌数計測及び検出菌の当該滅菌法に対する抵抗性測定を日常的に行う必要がある．

5）製品，包装品が不安定になるものや容器が熱によって変形するなど，熱負荷をかけることのできない製品には絶対バイオバーデン法が採用される．バイオバーデンから得られた最も強い耐性菌の生存確率が10^{-6}以下であることを証明する方法である．

6）発熱性物質の除去には，通例，発熱性物質量を10^{-3}以下に減少できる条件で実施する．

③ろ過滅菌法

1）バリデートされたフィルターの完全性試験は，フィルターアセンブリを分解せずに，ろ過使用前ではなくろ過使用後に実施する．
2）特定のろ過工程がバリデートされたのち，その製造工程においても同じフィルターが使用されることが重要であり，その完全性を保証するためにバブルポイント試験あるいはディフュージョン試験を実施しなければならない．
3）ろ過設備の滅菌は，工程開発において確立された妥当な操作により微生物の増殖を防止するために，洗浄工程後速やかに行う．
4）フィルター素材やサポート材を変更する場合，別途ラボ実験で材質の影響を確認することができ，薬液との適合性試験やチャレンジ試験の再バリデーションは必ずしも必要ではないが，薬物の性質に応じて必要な場合もある．
5）ろ過滅菌工程のバリデーションには，薬液とフィルターとの適合性，最大ろ過時間または最大薬液接触時間，最大ろ過量，最大流量，温度及び最大差圧を考慮に入れ，予想されるワーストケースの操作条件下において実施すること．
6）薬液のろ過滅菌では，ろ過時間，ろ過液量，ろ過流速，ろ過差圧，温度，間欠運転の可否などがろ過性能に強く影響する重要なパラメータである．
7）バクテリアチャレンジ試験の指標菌としては，一般に適切な条件下で培養された *Brevundimonas diminuta*（ATCC19146）が用いられ，フィルターの有効ろ過単位面積（cm^2）当たり10^7 CFU以上をチャレンジすることによって微生物捕捉性能が検証される．
8）ろ過滅菌の対象となる薬液の粘度，pHあるいは界面活性剤といった物理化学的性質はフィルターの微生物除去性能に影響を与える可能性がある．また，対象となる液体の抗菌性についても考慮しなければならない．
9）薬液のろ過滅菌に用いられるフィルターの材質としては，セルロース系のほかに，低吸着性のポリビニリデンフロライド（PVDF），高流速が実現可能なポリエステルスルホン（PES）などがある．
10）ろ過前の薬液中のバイオバーデンは，ろ過滅菌性能に影響を及ぼすために管理されるべきである．日局中にはその基準値に関する記載はないが，EMA（欧州医薬品庁）のCPMP/QWP/486/9510に記載されている「10CFUs/100 mL以下」を基準値とすることが多い．

④完全性試験

1）除菌フィルターの完全性試験法には4種類ある．覚えておこう．
　ⅰ）バブルポイント試験（ディスクタイプの除菌フィルターに適用）：適切な試験液で湿潤させたフィルターに空気または窒素ガスで徐々に加圧してフィルターの微細孔から気泡が出る時点の空気圧を測定し完全性を確認する．
　ⅱ）フォワードフロー試験（カートリッジタイプの除菌フィルターに適用）：湿潤させた

フィルターに試験ガスによって一定の圧力（試験圧）に加圧し，通過する空気流量を測定する．
iii）ディフュージョンフロー試験：湿潤させたフィルターをバブルポイント以下の圧力で加圧したとき，拡散によって二次側に押し出される気体流量を測定する．
iv）プレッシャーホールド試験：湿潤させたフィルターを加圧した後，気体の供給を遮断して，規定時間内の圧力降下を測定する．

⑤注射用水

1）精製水及び注射用水のバルク水については，使用目的，設備及び設備の管理状況等を総合的に判断する必要があり，一律にインラインでの有機体炭素や誘電率などのモニタリングデータのみの適否で判定できない．
2）「注射用水」は製造後速やかに用いる必要があるが，高温循環など微生物増殖が抑制されているシステムが構築されていれば，一時的に保存することができる．
3）超ろ過法により「注射用水」を製造する場合，「精製水」だけでなく，「常水」にイオン交換，逆浸透などによる適切な前処理を行った水を使用してもよい．
4）製薬会社の製造用水製造システムにおいては，無機塩類の総量として伝導率（$25℃$，$21\mu S\cdot cm^{-1}$以下）を，有機不純物量の指標としてTOC（500 ppb以下）を測定することによって水質を管理することができる．酸，アルカリ，アンモニウム，重金属などの個別理化学試験までは求められていない．
5）注射用水については，バルクの水「注射用水」と容器入りの水「注射用水（容器入り）」の規格に独立して区分されているが，ラベル表示及び承認申請書において区別して記載する必要はない．

⑥粉末注射剤

1）粉末注射剤の充填機には吸引吐出方式とオーガー撹拌方式があり，前者が充填速度に優れているため一般的であるが，極めてかさ高い粉末には後者が推奨される．
2）粉末注射剤の充填に影響する重要な粉体特性として，粒度分布，粒子形状（針状，板状，塊状など），かさ比容積，流動性などがある．
3）無菌操作法により粉末充填注射剤を製造する際の充填工程をシミュレーションする培地充填試験では，充填される医薬品に代えて，無菌の粉末培地もしくは培地以外の無菌粉末を疑似粉末として充填して行う．
4）粉末注射剤の無菌操作の対象には充填機の接粉部品の組立工程も含まれ，その作業はグレードAで行わなければならない．グレードBはグレードAに対する緩衝区域であり，この区域で作業を行うことはない．
5）グレードA及びグレードBの除染には，従来ホルムアルデヒドが使用されていたが，近年

その毒性が問題とされ，代替として過酸化水素や過酢酸が使用されている．

⑦ブローフィルシール
1）Blow-fill-seal systemとは，「容器を膨らませる（blow），薬液を充塡する（fill），容器を密封する（seal）」を連続して行う製造方法で，容器成型から薬液の充塡，密封まで人手が介在することなく，無菌状態で製品を生産するシステムである．保存剤フリーのユニットドーズ点眼剤の製造などに用いられている．
2）ブローフィルシールに必要な容器内表面に接触する空気は，ろ過滅菌用エアフィルターを通した空気を用い，圧縮空気を使用する場合は，油分や水分の管理が重要で，生菌数及び微粒子数に関わる清浄度レベルはグレードA相当で管理する．
3）ブローフィルシールで容器の成型，充塡及び熔閉を連続して密閉環境で実施する場合，高度な無菌環境が維持されているため最終滅菌を行わなくても無菌性が保証される．すなわち，これら一連の操作の作業空間がグレードAに保持されていれば，必ずしもグレードAの無菌室を必要としない．
4）ブローフィルシールでのプラスチック容器の熔融及び成型の温度及び時間は，樹脂の成型のみならず，樹脂由来の微生物の滅菌の観点からも重要で，乾熱滅菌の条件としても妥当である必要がある．

⑧凍結乾燥
1）凍結乾燥によって製造する製品は多くあるが，原理として薬物溶液を共晶点以下の温度に凍結させ，高真空化で昇温しながら水を昇華させ乾燥するので，薬物を安定な状態で乾燥することができる．
2）結晶性凍結乾燥品の製造法として，薬物溶液を冷却していくと，まず自由水が凍結し，凝固点降下曲線に沿って溶質は濃縮される．共晶点において水と薬物が個々独立に結晶化して共晶混合物を形成する．しかし，水溶性薬物は水との親和性が大きいため多くは非晶体として固化し，過冷却現象は冷却と昇温の過程でヒステリシスを起こすことが多い．したがって，一度十分に冷却した後，共晶点より少し低い温度まで加熱し，数時間エージングし共晶体を形成させて（アニーリング処理，晶析工程），その後，適切に真空度と昇温を制御して凍結溶液の収縮を避けながら水分を乾燥する．この方法を晶析凍結乾燥法と呼び，薬物の結晶化度が高いため安定な凍結乾燥製剤が得られる．
3）一般的に，凍結乾燥すると非晶質体あるいは結晶化度が低い製剤が得られ，物理化学的に不安定になる傾向にある．また，残存する少量の非晶質部分は一次乾燥工程中に融解し，シミの発生により変色したり徐々に分解したりして品質低下の原因となる．
4）凍結乾燥は薬物の安定化のために最もよく使用される工程であるので，その製造法の製品に及ぼす影響と工程の時間短縮などの方法はよく理解しておこう．たとえば，薬物溶液の

凍結速度は凍結溶液の氷晶または結晶の大きさに影響を与える．一次乾燥工程での凍結溶液の崩壊を避けるため，品温を崩壊温度以下に保つ必要がある．また，賦形剤としてよく使用されるD-マンニトールの凍結溶液は，−25℃付近に相転移点があり，品温がこれを超えると結晶形の変化に伴う容積変化による破瓶や，凍結乾燥後の主薬の品質に影響を与えることがあるので品温制御に注意を要する．

5）凍結乾燥機の大小に関わらず，棚からの伝導熱を棚間及び機内で均一にしても，乾燥機壁面からの輻射熱は全バイアルに均等ではなく，庫内の品温バラツキを考慮したバリデーションに基づく温度管理が必要である．

6）凍結乾燥工程のバリデーションでは，温度管理幅や圧力管理幅の設定を行うため，あらかじめ設定した温度・圧力・時間条件から少しずれた条件でも凍結乾燥が可能なことを検証する必要がある．

7）一次乾燥工程では，凍結乾燥ケーキの崩壊を予防するため，少なくとも昇華表面の温度が崩壊温度より低くなるように真空度を制御する．

8）凍結乾燥工程では多くの薬物が非晶質の乾燥体となるが，物理的な安定性を良くするため乾燥工程で薬物を結晶化させる方法が採用されることがある．

9）凍結乾燥時間やバイアルの破損リスクを考慮すれば充填液量は少ないほう（一般的にバイアル容器の50％以下）が良く，粘性や充填性に影響がなければ薬液は高濃度にするのが好ましい．

10）凍結乾燥製剤の処方設計で，主薬の安定性の観点からpH 6.0を目標とする場合の緩衝剤としては，クエン酸（pK_a 3.09, 4.75, 6.11）を使用し，結晶性の高い糖類は主薬の安定性を損なう予試験結果が得られていたため賦形剤として白糖を使用した．緩衝剤として酢酸はpK_aが4.76と若干低いことに加え，凍結乾燥工程で揮発する可能性があるため不適切である．また，賦形剤としてD-マンニトールがよく使用されるが，結晶性が高いため本製剤には不適である．さらに，D-ソルビトールは凍結乾燥ケーキを形成しないため凍結乾燥製剤の賦形剤としては使用されない．

11）ゴム栓が含有する水分は高圧蒸気滅菌時に増加し，その後の強度の乾燥によって減少できる．加熱乾燥の緩和な凍結乾燥工程で除去することができないため，あらかじめゴム栓の成分を考慮した温度・時間での十分な乾燥が必要である．

12）乾燥時の乾燥ケーキの崩壊を防ぐため，熱処理（アニーリング）工程を凍結乾燥工程に加えることが行われる．この熱処理工程では氷晶が大きくなり乾燥時の水分の通過孔となることが期待でき乾燥効率の改善が期待できる．

13）一次乾燥温度及び庫内圧力は，一次乾燥中の品温がガラス転移温度及び崩壊温度より低く保たれるように設定した．

14）凍結乾燥時間を短縮するためには，一次乾燥工程の庫内圧力を10Paより高い圧力にして熱伝導性を高める必要がある．

⑨タンパク質注射剤

1）薬液の調製においては，撹拌のストレスや発泡による変性を避けるために，速やかに調製する場合でも急激な撹拌を避け，適切な撹拌速度での調製が必要である．
2）泡立ちによる変性を回避するために，薬液が発泡しないように注意して充塡する必要がある．
3）薬液を容器に充塡した後，酸化防止のために窒素ガスを充塡して密封することは適切である．
4）タンパク質は熱に不安定なために，薬液が充塡された容器を高圧蒸気滅菌にて最終滅菌することはなく，充塡前にろ過滅菌し無菌操作によって密封するのが一般的である．

⑩点眼剤

1）点眼剤は無菌的環境下で無菌的に製造される．
2）一般に懸濁性点眼剤は基剤だけをろ過滅菌し，その基剤に無菌原薬を無菌的に投入，分散する無菌操作法によって調製される．
3）ろ過滅菌に用いられるメンブランフィルターとしては，通常の微生物を除去できる孔径 $0.22\mu m$ のフィルターが使用される．
4）日本では充塡針に近いところに滅菌を目的としたフィルターを設置する必要はないが，EUでは設置することが規定されている．
5）点眼剤の調製において最終滅菌を行わない場合は，メンブランフィルターを用いたろ過法にて無菌ろ過を行った後，無菌操作法で製する．超ろ過法は注射用水など微生物やエンドトキシンを含まない水を調製するときに使用する．
6）容器の透明性に関しては点眼剤の不溶性異物検査法に支障をきたさないことが必要で，製剤の品質に水分の蒸散が影響する場合は，低水蒸気透過性の容器を用いるか，またはピロー包装などの低水分透過性の包装を施す．
7）容器の機能評価としてスクイズ性，ボトル座屈強度，開栓回転数，1滴量，製造／包装ライン適性，耐クラック性，液漏れ，落下強度などが検証される．
8）点眼剤は無菌的な環境下（クリーンルームやクリーンベンチ内）で無菌的に製造される．特に，充塡工程は異物の混入や細菌汚染を防止するため最も厳しい環境のクラス100（グレードA）で行われる．

（7）安全性

> 🔑 キーワード
>
> 投与経路（静脈内，局所，点眼），溶血性，局所障害性（軽減方法），エンドトキシン，発熱性物質（生成防止方法，除去方法），不溶性異物，不溶性微粒子（生成防止方法，除去方法）

> ⚠️ **留意点**
>
> 体内に直接投与する注射剤や，きわめて刺激に敏感な粘膜に投与する点眼剤において，局所での刺激性の軽減や発熱性物質などの異物の混入の回避は重要な課題である．除去法及び試験法についての学習が必要である．

> ✏️ **問題例**
>
> （局所刺激性）1－59問，（エンドトキシン）4－61問，5－57問

対策

①局所刺激性

1）局所刺激性は，皮下注射や筋肉注射に限らず，静脈注射でも血管障害を起こす薬剤があり障害試験を実施する．例えば，ウサギの耳介静脈内注射による刺激性試験が実施されている．

②エンドトキシン

1）原料の脱パイロジェン処理を行う場合にはバリデーションが必須であるが，脱パイロジェン工程では，通常，添加したエンドトキシンを3 log以上減少させることが必要である．

2）注射剤のエンドトキシン規格値（EU/mL）はK/Mで表される．ここで，K：発熱を誘起する体重1kg当たりのエンドトキシン量，M：体重1kg当たり1回に投与される注射剤の最大量．例えば，水性注射剤で，有効成分濃度が2 mg/mL，1日の最大用量100 mg，平均体重60 kg，発熱を誘起する体重1 kg当たりのエンドトキシン量を5.0 EU/kgとすると，この注射剤のエンドトキシン規格値は［5/(100/60)］×2＝6.0 EU/mLとなる．

3）製造工程中に脱パイロジェン処理がされる場合でも，注射剤においては最終製品のみでなく，原料，容器及び栓等についてもエンドトキシン量の管理が必要である．

4）注射剤の製造に用いる製薬用水に関しては，微生物管理のみならずエンドトキシン量の管理も必要である．

5）製造工程中においても，微生物の増加や，ヒトや環境からの汚染等によるエンドトキシン量の増加の可能性があり注意を要する．

6）限外ろ過はエンドトキシン除去に有効な方法の1つである．

(8) 容器・包装

> 🔑 **キーワード**
>
> 大容量・小容量・ゴム栓／樹脂栓（用途，形態，材質），容器の完全性（ピンホール，酸素透過性，光透過性），滅菌法（高圧蒸気滅菌法，乾熱滅菌法，放射線滅菌法，ガス滅菌法），材

質（ガラス材質の選定，ゴム栓の選定，表面処理），容器への吸着（吸着防止），容器からの溶出物（アルカリ溶出，フレークス発生），容器適合性（点滴用キットとの適合性），キット製剤（プレフィルドシリンジ，ダブルバッグ），表示

⚠️ 留意点

注射剤に関しては密封容器を使用するが，密封栓を含めた容器の酸素透過性，光透過性などの完全性と容器からの溶出物及び容器への吸着，相互作用などの内容薬物の品質に加え，溶出物の管理が必要である．点眼剤においては，点眼剤用プラスチック容器の使用が増加しており，その規格や試験法に関して，薬発第336号「点眼剤用プラスチック容器の規格及び試験法について」平成8年3月28日の通知を学習しておくこと．

✏️ 問題例

（無菌製剤の容器）1－40問，2－57問，2－60問，4－62問，（点眼剤容器）4－71問

対策

①注射剤

1）容器としてガラス容器を使用する場合は，リン酸塩やクエン酸塩などの添加は避けたほうがよい．

2）最も汎用されているブチルゴム栓は耐水，耐熱水性，ガス透過性，防湿性に優れているが，耐油性，機械的強度，ゴム弾性に劣る欠点がある．また，ゴム栓に含まれる可塑剤が内容薬物と相互作用して，品質劣化を起こすことがあるので注意を要する．

3）ガラス容器と内容薬物溶液との相互作用で発生するフレークスは，薬液がアルカリ性でpHが高いほど生じやすい．注射剤のガラス容器の素材はホウケイ酸ガラスの医療用硬質ガラスが使用されており，注射剤用ガラス容器試験法に適することが必要である．

4）ゴム栓の針刺突性はオートグラフ（材料試験機）で測定した注射針のゴム栓貫通時の荷重で表される．針刺突時のゴムのコアリングはこの針刺突性とあまり関係がない．コアリングとは，注射針のヒール部によってゴム片（コア）が削り取られる現象で，ゴム栓材質，注射針の形状，穿刺方法に起因する．注射針のゴム栓への刺し方は，回転することなく斜めから刺さずに垂直に行うことが必要で，同じ場所に複数回の穿刺を避けなければならない．

5）注射剤容器の密封性（seal integrity）は無菌性保証において重要な管理項目で，その評価法の1つとして容器を微生物の懸濁液中に浸漬する方法がある．

6）バイアル注射剤の容器完全性を保証する方法として，容器を色素液あるいは微生物懸濁液中に浸漬する方法などが一般的に採用されている．

7）プレフィルドシリンジ製剤（充填済みシリンジ製剤）ではプランジャー（ゴム栓）の摺動

性を確保するために，シリンジ内面へのシリコン塗布が行われるが，不溶性微粒子試験法に適合する範囲内でのシリコンの薬液中への剥離は許容されている．

8) 針付きプレフィルドシリンジは，針の取り付け時に使用されるタングステンがシリンジ内部に残留することがあり，特にバイオ製剤においてその安定性に影響を与える可能性があり注意を要する．

9) ゴム栓の構成成分と薬液の相互作用を減らす目的で，ゴム栓と薬液の接触面にフッ素ラミネートを施す方法があり，極めて有用である．

②点眼剤

1) 点眼剤の容器は，通例，気密容器を用いるが，材料としてはガラスに加え最近はポリエチレンやポリプロピレンなどのプラスチック製容器が汎用されている．薬物の化学的，物理的安定性，容器への吸着などが検討される．
2) 容器の材質や滅菌履歴（滅菌法と保管期間）は薬液の安定性に影響することがあるので注意を要する．
3) プロスタグランジン系薬物の容器への吸着を防止するためには，ポリエチレン系の樹脂ではなくポリプロピレン系の樹脂を選択する．
4) 容器の機能性評価にあたっては，スクイズ性，ボトル座屈強度，開栓回転数，1滴量，製造／包装ライン適性，耐クラック性，液漏れ，落下強度などが検証される．
5) 透明性に関しては点眼剤の不溶性異物検査法に支障をきたさないことが必要である．製剤の品質に水分の蒸散が影響を与える場合には，低水蒸気透過性の容器を用いるか，ピロー包装などの低水蒸気透過性の包装を施す．

(9) レギュレーション

🔑 **キーワード**

無菌製剤のGMP（作業環境区分，作業環境の清浄度維持，動線管理，空調システム），日本薬局方（製剤総則，一般試験法，参考情報）

⚠️ **留意点**

日本薬局方の製剤総則，一般試験法，参考情報はもとより，「無菌操作法に関する無菌医薬品の製造に関する指針」（平成23年4月20日），「最終滅菌法による無菌医薬品の製造に関する指針」（全面改訂平成24年11月9日）などの通達は日常業務において常に重要な判断基準であり，精通しておくことが望まれる．

✏️ **問題例**

（製剤総則）3－60問，5－54問，（一般試験法）3－54問，4－19問，5－21問，（製剤均一

性試験法）5－22問，（清浄度区分）1－42問，（無菌製剤の製造）3－37問，4－57問，（無菌操作）3－62問，（アイソレータ）4－55問，（環境モニタリング法）4－53問，（培地充填試験）4－58問，（注射用水）5－58問

対策

①清浄区域

1）作業環境の清浄度区分及び最大許容微粒子数についてはその管理が重要である（**表Ⅰ-1**）．また，FDA，EU，日本の三極における対応も理解しておこう．

表Ⅰ-1 無菌操作の清浄区域と最大許容微粒子数（個/m^3）

名称			無菌操作区域		その他の支援区域	
			重要区域	直接支援区域		
空気の清浄レベル			グレードA	グレードB	グレードC	グレードD
日本	非作業時	≧0.5μm	3,520	3,520	352,000	3,520,000
		≧5μm	20	29	2,900	29,000
	作業時	≧0.5μm	3,520	352,000	3,520,000	作業形態による
		≧5μm	20	2,900	29,000	作業形態による
FDA			Class 100	Class 10,000	Class 100,000	
EU			Grade A	Grade B	Grade C	

2）重要区域（グレードA，ISO 5）は，滅菌された製品，資材ならびにこれらと直接接触する面が環境に曝露される製造作業（充填前の無菌作業，無菌充填，容器閉塞などの製造工程）を行う区域で，作業員の介入は最小限とする．浮遊微粒子数及び微生物数については，作業域にできるだけ近い位置で，適切な方法及び頻度によりモニタリングすること．粉末を扱う製造作業においてはサンプリング箇所を工夫し，粉末が混入しない状態で空気の品質を確認する．

3）直接支援区域（グレードB，ISO 7）は，クリーンルーム内に設置した開放系クリーンブースやRABS（Restricted Access Barrier System，アクセス制限バリアシステム）を用いて無菌操作を行う場合，重点区域のバックグラウンドとして定義される．重点区域内の運転操作及び運転監視を行う作業員の作業区域となり，無菌後の製品及び資材を搬入するか，重要区域から無菌製品を搬出する経路となる．後者の場合，滅菌物が直接環境に曝露されることのないように適切な防護策を講じること．

4）その他の支援区域（グレードC，ISO 8及びグレードD）は，滅菌前の製品及び資材が，環境に曝露される製造作業区域で，滅菌前の薬液の調製，無菌操作に使用する装置，器具等を洗浄する区域で，実施される製造作業に要求される程度に応じて適切な規定を設ける．秤量や薬液の調製工程はグレードC以上の環境が好ましい．

5) 無菌操作区域とその他の支援区域との間にはエアロックを設け，室間差圧及び気流の逆転が起きないように十分な差圧（10～15 Pa以上）を設けること．
6) 重要区域の気流は一方向気流とし，浮遊微粒子を区域外に速やかに排出できるような流速（0.45 m/sec ± 20%）及び均一性を有し，直接支援区域では30回／時間，グレードCでは20回／時間の換気回数が望ましい．
7) 重要区域（グレードA）並びに直接支援区域（グレードB）のHEPAフィルター（High Efficiency Particulate Air Filter）の完全性は，最低でも1年に1回は確認しなければならない．
8) 連続式の滅菌装置については，ベルトコンベアが無菌操作区域とそれより環境グレードが低い区域を行き来することがあってはならない．ただし，トンネル式乾熱滅菌機などのようにベルト自体が常時滅菌される場合はこの限りではない．

②無菌操作区域

1) 無菌室に無菌空気を常時循環していれば無菌室の殺菌灯は必ずしも必要ではない．（GMP事例集）
2) 直接支援区域とそれに隣接する区域はエアロックにより分離し，滅菌済資材，滅菌困難な資材の受渡しあるいは除染作業のためのパスルームやパスボックスを設ける．（無菌操作法による製造指針）
3) キャップの巻締めを無菌操作区域以外で行う場合，打栓されたバイアルがグレードAから搬出された後，巻締めが完了するまでグレードAの空気を供給することで保護されなければならない．（無菌操作法による製造指針）
4) 洗浄後の容器の乾燥作業又は滅菌作業を行う作業室は専用である必要があるが，汚染される恐れがない場合にはこの限りではない．（GMP省令）
5) グレードA，グレードBの作業者には，更衣手順などの無菌操作に関わる適格性を確認する必要があるが，通常の工程作業者のみならずトラブル発生時に入室する工務担当者などにも例外なく実施されなければならない．
6) グレードAは原則，作業者の介入がない区域であり，作業者が常在して作業することはできない．
7) グレードAに開口部を有する凍結乾燥機内の環境は，グレードAの環境管理の対象外である．
8) グレードCからグレードBに至る更衣室のうち，グレードBに隣接する更衣室に要求される環境はグレードBである．

③環境モニタリング法

1) 無菌製剤の製造区域の清浄度レベルは，環境空気の単位体積当たりの粒子径が0.5μm以上の浮遊微粒子及び5.0μm以上の粒子をモニタリングして規定されている．

2）落下菌数測定は得られる結果が定性的または半定量的であるが，長時間モニタリングできる利点がある．グレードAでは，浮遊菌の1回のサンプリング量は1m^{3}とし，落下菌の測定では，通例，直径90 mmのプレートを用い最大曝露時間は4時間とする．
3）環境モニタリングには，空中微生物，表面付着微生物と空中浮遊微粒子を適正にモニタリングする必要がある．
4）処置基準値の瞬時逸脱が観察された場合，該当箇所に関連する製造工程において製造された製品ロットは，製品への影響が問題ないことを証明することができれば，必ずしも出荷停止とする必要はない．

④清浄区域の構造・設備
1）無菌製剤を製造するための清浄区域では，天井は効果的にシールされていること．
2）無菌操作法に関わる作業を無菌操作区域外から観察できるように，ガラス窓，ビデオカメラなど適切に設置することができる．
3）注射剤とその他の無菌製剤を同一作業室で製造する場合，注射剤の調製，充塡，閉塞作業を行う製造設備は専用かつ閉鎖式とし，構造上開放される箇所は汚染を防止する処置を施すこと．
4）清浄区域の室圧は扉などで隣接する清浄度レベルの低い区域の室圧よりも高く設定する．ただし，封じ込め施設の場合はこの限りではない．
5）更衣する部屋の微粒子清浄度は，その着衣により作業する部屋の非作業時の清浄度と同じにすること．

⑤プロセスシミュレーション
1）無菌製剤のプロセスシミュレーションでは，充塡のみならず，ろ過工程，凍結乾燥工程，閉塞工程など製造の全工程を対象とする．
2）無菌重要工程作業者は，無菌操作に関する教育訓練を受け，少なくとも年1回の頻度で培地充塡試験に参加することが必要である．
3）培養条件については作業室と同じ条件とするなど，各社が状況に応じて適切に設定すればよい．
4）培養中の観察回数は日局では最終日のみとなっているが，培養早期での途中観察は，結果の事前予測に有用であるため実施したほうが良い．
5）無菌性保証に影響を与える設備または装置の変更でも，標準部品の効果の場合は初期評価に準じる回数の培地充塡試験の適用は免除される．
6）初期評価においては，それぞれの充塡ラインでの実製造を反映できる十分な個数の容器を用い，培地充塡試験を少なくとも連続3回，別々の日に実施する．
7）再評価においては，それぞれの充塡ラインの各作業シフトについて少なくとも半年ごとに

第2章　試験項目と対策

培地充塡試験を実施する．
8）充塡ラインを6カ月以上使用しなかった場合は，その充塡ラインを再使用する前に初期評価に準じる回数の培地充塡試験を実施する．
9）初期評価及び再評価において，充塡容器数に関係なく汚染容器数は常にゼロを目標とする．

⑥清浄化及び消毒
1）清浄化及び消毒の方法は，操作手順や条件を検証して，その妥当性があらかじめ確認された定められた方法で行う．その手順書に従って作業し，その記録を作成し保存すること．
2）あらかじめ設定された，それぞれの清浄度区分に応じた方法と頻度で清浄化及び消毒を実施する．
3）日常の環境モニタリングのデータは，清浄化及び消毒の方法の評価・是正に活用する．
4）消毒法とは，生存する微生物の数を減らすために用いられる処置法で，必ずしも微生物をすべて殺滅したり除去したりするものではない．
5）消毒剤は，適切な有効期限を設定し，期限内に使用する必要がある．その品質規格を確立し文書化すること．
6）製品と接触する表面の消毒または洗浄を行った場合においては，消毒剤または洗浄剤が除去されたことを適切な評価法を用いて確認すること．

⑦アイソレータ
1）アイソレータとは，環境または作業員の直接介入から物理的に完全に隔離された無菌操作区域を有する装置で，除染した後にHEPAフィルターまたはULPAフィルター（Ultra Low Penetration Air Filter）によってろ過した空気を供給し，外部環境からの汚染の危険性を防ぎながら連続的に作業することができる装置である．HEPAフィルターは一定の大きさの微粒子を一定の効率で除去することを目的に設計された微粒子捕捉フィルターで，粒子径 $0.3\,\mu m$ 以上の微粒子を少なくとも99.97％の効率で捕捉する．
2）アイソレータに用いる除染剤は，システムの材質，作業内容，持ち込む資材，バイオバーデンなどを考慮して選定し，過酸化水素，過酢酸，オゾン，二酸化塩素などが用いられる．除染にあたっては，システム内表面を洗浄乾燥し，除染剤の投入量・曝露濃度・時間・拡散の確認，バイオロジカルインジケータ，ケミカルインジケータ，温度・湿度，バイオバーデン，完全性試験などが考慮されなければいけない．
3）アイソレータ設備の内表面の除染手順については，適用する除染剤に対して抵抗性の高い芽胞の4〜6 logの減少が達成されることを検証したものであることが必要である．
4）製品と接触する表面の除染手順については，除染前のバイオバーデンをできるだけ低く抑えるとともに，6 log以上の減少を達成できる条件とすること．
5）運転中は差圧について連続的にモニターを行い，圧力異常低下時においては警報を発する

ようにされていること．

6）アイソレータの差圧は，設置室に対して最低17.5 Pa程度を保持すること．

7）アイソレータなどのヒトの介在や曝露の程度が小さく，環境由来の微生物汚染リスクが低い場合においては，周辺環境はグレードBである必要はないが，少なくともグレードDとすること．

8）製品搬出口の開口部にあっては外部からの汚染を防ぐことのできる構造とし，常にアイソレータ内部から外部へ向かう気流を確保すること．

9）あらかじめ定められた基準に基づいてリーク試験を実施すること．

⑧無菌製剤の製造

1）放射線滅菌での滅菌線量の決定においては，できるだけ低い線量でのSAL（Sterility Assurance Level）10^{-6} 達成を検討する必要がある．また，主な放射性滅菌はコバルト60またはセシウム137から放出されるガンマ線，及び電子加速器から放出される電子線によるもので，医薬品のラジカル発生による不純物の増加や新規物質の誘発，包装材の劣化，着色が起こることが多いので，医薬品の有効期間中の効能効果が維持される最大許容線量を設定しておく必要がある．

2）最終滅菌製剤の充填・閉塞区域の清浄度はグレードCで良いが，この区域での作業員の介入は最小限とすることが求められる．

3）無菌操作区域のうち，直接支援区域の空気の清浄度レベルはグレードBが求められるが，本区域の非作業時の最大許容粒子数は$5.0\mu m$以上の微粒子が29個/m^3である．

4）ドジメトリックリリースとはパラメトリックリリースの一種で，放射線滅菌における線量計の測定結果のみに基づいて製品の無菌性を保証し出荷判定を行うことである．

5）RABSで強固な障壁と隔離性能を有するものでも，アイソレータとは異なり設置する環境はグレードB以上にする必要がある．

⑨無菌操作法

1）オーバーキル法とは，D値1.0以上のバイオロジカルインジケータを用い，指標菌を10^{-12}以上減少させるに等しい滅菌条件であり，バイオバーデンや菌の熱抵抗性に関係なく滅菌条件が設定できる方法である．

2）高圧蒸気滅菌サイクルのバリデーションにおいて，熱浸透試験は滅菌対象物の載荷パターン（ローディングパターン）の最大負荷状態では最低3回実施する必要があるが，最小負荷状態に対しては必要に応じて実施する．

3）薬液のろ過滅菌においては，製造ロットごとにフィルターの完全性試験を実施するが，完全性試験は微生物捕捉性能データとの相関性が実証された非破壊試験によることが求められる．

4）無菌操作法により製する凍結乾燥注射剤においては，ろ過後の薬液に直接接触する容器・設備・器具に加え，直接接触する気体も無菌管理されていなければいけない．

⑩日本薬局方

1）製剤総則での注射剤の剤形名として，粉末注射剤，カートリッジ剤，埋め込み注射剤があり，油性注射剤ではなく非水性注射剤，徐放性注射剤ではなく持続性注射剤として記載されている．

2）注射剤の採取容量試験法は，表示量よりやや過剰に採取できる量が容器に充填されていることを確認する試験法である．その過量は製品の特性に応じて決まる．懸濁注射剤や乳濁性注射剤のような不均一系の製剤では，内容物を採取する前，あるいは密度を測定する前に均一性を確保するために振り混ぜる．非水性注射剤及び粘性を有する注射剤では，必要ならば表示された方法に従って加温し，内容物を移し替える直前に振り混ぜてもよい．その場合，測定は20～25℃に冷却した後に行う．

3）用時溶解して用いる注射剤の不溶性異物検査法においては，注射剤の溶解液は同法第1法に従って，薬剤は添付された溶解液または注射用水で溶解後，白色光源の直下，約1,000（日局17で2,000～3,750に改正）lxの明るさの位置で肉眼にて観察する（同法第2法）．

4）輸液用ゴム栓試験法は，輸液として用いる注射剤に使用する内容量100mL以上の容器に用いるゴム栓を試験する方法である．ただし，本法は腹膜透析用剤にも適用される．

5）点眼剤の不溶性微粒子試験法は，点眼剤中の不溶性微粒子の大きさ及び数を試験する方法で，測定用メンブランフィルターを装着した不溶性微粒子捕集用ろ過器を用いてろ過した後，フィルター上の微粒子を顕微鏡を用いて計測する．点眼剤1mL中の個数に換算するとき，300μm以上の不溶性微粒子が1個以下であるとき適合とする．

6）鉱油試験法は，注射剤及び点眼剤に用いる非水性溶媒中に混入の恐れがある鉱油を試験する方法である．いずれの製剤も非水性溶媒としては植物油及び適切な有機溶媒を用いることができるが，鉱油試験法に適合しなければならない．

7）用時溶解または懸濁して用いる注射剤は製剤均一性試験法に適合しなければならないが，有効成分を完全に溶解した液を最終容器内で凍結乾燥した場合は，原則，質量偏差試験が適用できる．

8）注射用水，注射剤及び添付溶解液は，皮内，皮下及び筋肉内投与のみに用いるものを除いて，エンドトキシン試験法あるいは発熱性物質試験法に適合しなければならない．注射用水におけるエンドトキシンの規格値は0.25 EU/mL未満である．

9）注射剤には，別に規定するもののほか，着色だけを目的とする物質を加えてはならない．この規定は，点眼剤にも適用される．

10）乳濁性注射剤は血管内には投与可能であるが，脊髄腔内には投与してはならない．また，懸濁注射剤は血管内及び脊髄腔内のいずれにも投与してはならない．

11) 注射用水（容器入り）の容器は密封容器でなければならないが，プラスチック製水性注射剤容器を使用することができる．
12) 欧州薬局方（EP）では注射用水（Water for injections in bulk）の製造方法は蒸留法によるものしか認められていない．日本薬局方では「常水」にイオン交換，逆浸透などによる適切な前処理を行った水，または「精製水」の蒸留または超ろ過により製したものとされている．
13) 注射剤の調製には注射用水，注射用水（容器入り）を使用する．滅菌精製水（容器入り）は「溶解剤として無菌を条件とする製剤の調製，医療機器具の洗浄に用いるが，注射剤の調製には用いない」とされている．
14) 注射用水（容器入り）は製造方法が注射用水を無菌的に容器に入れたものであるが，不溶性異物，不溶性微粒子，無菌など容器や保管・輸送に由来する試験項目が追加されており，両者の規格は異なっている．

(10) その他

キーワード
生産計画，リスク管理，サプライチェーン，輸送体制（環境の変動の影響，特に空輸時），安全衛生，環境保護（環境汚染防止）

留意点
生産計画，リスク管理，輸送体制，安全衛生，環境保護などについてはいずれも重要な問題であり，製剤設計，製造技術者においても常に留意する必要がある．

問題例
過去の出題例はない．

（岡田弘晃）

3 その他の製剤（経口液剤，経皮投与製剤，経肺・経鼻投与製剤，直腸・膣投与製剤など）

"その他の製剤"で扱われる剤形は，**表3-1**で着色されている部分である．なお，第4回認定試験において，点眼剤に関する問題が"その他の製剤"の範囲で出題されたが，本書では現在の項目範囲である"無菌製剤"で解説する．

過去5回の剤形別出題頻度推移をみると，毎年，必須・選択問題の少なくともいずれかで出題されているのが，"皮膚等に適用する製剤"，"気管支・肺に適用する製剤"，"経口投与する製剤"の中の固形製剤以外の範囲（以下，"経口液剤など"と分類），"鼻に適用する製剤"である．また，"直腸に適用する製剤"は第5回認定試験を除いて毎回出題されている．基本的な内容に関する出題が繰り返し出題されることが多いので，過去問を中心に理解しておこう．一方，"耳に投与する製剤"と"口腔内に適用する製剤"は第5回認定試験で初めて出題された．"膣に投与する製剤"はいまだ出題されていない．"皮膚等に適用する製剤"からは，全出題数65題のうち，実に50%を超える33題も出題されている．半固形剤からテープ剤まで内容は多岐にわたるが，十分に理解しておけば有利である．

以下に（1）～（10）の項目別に解説を加えるが，剤形が多岐にわたるので，原則，各項目内を主な剤形に分けて記載することにする．

表3-1 日局16に収載されている剤形

製剤各条			
1. 経口投与する製剤	1-1		錠剤
	1-1-1		口腔内崩壊錠
	1-1-2		チュアブル錠
	1-1-3		発泡錠
	1-1-4		分散錠
	1-1-5		溶解錠
	1-2		カプセル剤
	1-3		顆粒剤
	1-3-1		発泡顆粒剤
	1-4		散剤
	1-5		経口液剤
	1-5-1		エリキシル剤
	1-5-2		懸濁剤
	1-5-3		乳剤
	1-5-4		リモナーデ剤
	1-6		シロップ剤
	1-6-1		シロップ用剤
	1-7		経口ゼリー剤
2. 口腔内に適用する製剤	2-1		口腔用錠剤
	2-1-1		トローチ剤
	2-1-2		舌下錠
	2-1-3		バッカル錠
	2-1-4		付着錠
	2-1-5		ガム剤
	2-2		口腔用スプレー剤
	2-2-1		含嗽剤
	2-3		口腔用半固形剤
	2-4		含嗽剤
3. 注射により投与する製剤	3-1		注射剤
	3-1-1		輸液剤
	3-1-2		埋め込み注射剤
	3-1-3		持続性注射剤
4. 透析に用いる製剤	4-1		透析用剤
	4-1-1		腹膜透析用剤
	4-1-2		血液透析用剤
5. 気管支・肺に適用する製剤	5-1		吸入剤
	5-1-1		吸入粉末剤
	5-1-2		吸入液剤
	5-1-3		吸入エアゾール剤

6. 目に投与する製剤	6-1		点眼剤
	6-2		眼軟膏剤
7. 耳に投与する製剤	7-1		点耳剤
8. 鼻に適用する製剤	8-1		点鼻剤
	8-1-1		点鼻粉末剤
	8-1-2		点鼻液剤
9. 直腸に適用する製剤	9-1		坐剤
	9-2		直腸用半固形剤
	9-3		注腸剤
10. 腟に適用する製剤	10-1		腟錠
	10-2		腟用坐剤
11. 皮膚などに適用する製剤	11-1		外用固形剤
	11-1-1		外用散剤
	11-2		外用液剤
	11-2-1		リニメント剤
	11-2-2		ローション剤
	11-3		スプレー剤
	11-3-1		外用エアゾール剤
	11-3-2		ポンプスプレー剤
	11-4		軟膏剤
	11-5		クリーム剤
	11-6		ゲル剤
	11-7		貼付剤
	11-7-1		テープ剤
	11-7-2		パップ剤

生薬関連製剤各条
1. エキス剤
2. 丸剤
3. 酒精剤
4. 浸剤・煎剤
5. 茶剤
6. チンキ剤
7. 芳香水剤
8. 流エキス剤

（1）剤形
【皮膚等に適用する製剤】

> 🔑 **キーワード**
>
> 外用固形製剤（外用散剤），外用液剤（リニメント剤，ローション剤），スプレー剤（外用スプレー剤，ポンプスプレー剤），軟膏剤，クリーム剤，ゲル剤，貼付剤（テープ剤，パップ剤），プラスター剤，硬膏剤，経皮吸収型製剤
>
> ⚠️ **留意点**
>
> "皮膚等に適用する製剤"に限らず，この"その他の製剤"に分類される剤形の多くは，日局16により新たに規定されたり，定義を改訂されたりして整理が進んだ．日局あるいはその解説書の当該部分を一度通読して，まず剤形の定義を把握していただきたい．
>
> ✏️ **問題例**
>
> 必須：1－47問，2－45問，3－40問，3－41問，4－39問，5－40問，5－41問，選択：1－71問，2－69問，2－72問，3－67問，3－70問，4－64問，4－68問

対策

1）剤形の定義だけを問う問題もあるが，剤形とその構成成分，それらの物理化学的，生物学的特徴などに関する出題も多いので，それらをまとめておく必要がある．半固形剤の基剤の特徴を**表3-2**に示した．

表3-2 皮膚に投与する半固形製剤基剤の分類

剤形	分類			例
軟膏	疎水性基剤	油脂性基剤	鉱物性	ワセリン，パラフィン，プラスチベース，シリコン，白色軟膏
			動植物性混合性	植物油，豚脂，ロウ類，単軟膏，鯨ロウ
	親水性基剤	水溶性基剤*		マクロゴール軟膏
クリーム剤	親水性基剤	乳剤性基剤	水中油（o/w）型基剤（親水性基剤*）	親水クリーム（親水軟膏），バニシングクリーム
			油中水（w/o）型基剤（吸水性基剤） (a) 水相を有するもの	吸水クリーム（吸水軟膏），加水ラノリン，親水プラスチベース，コールドクリーム
			(b) 水相を欠くもの	親水ワセリン，精製ラノリン
ゲル剤	親水性基剤	懸濁性基剤*	ヒドロゲル基剤	無脂肪性軟膏
			リオゲル基剤	FAPG基剤

*印の基剤は容易に水洗除去できる

（「基礎から学ぶ製剤化のサイエンス 増補版」，山本恵司・監，高山幸三・編，p.139，2011，エルゼビアジャパン）

【気管支・肺に適用する製剤】

🔑 キーワード

吸入剤（吸入粉末剤，吸入液剤，吸入エアゾール剤），ユニットドーズ，マルチドーズ，ネブライザー（超音波，メッシュ，ジェット），定量噴霧，経肺吸収

⚠ 留意点

日局16で初めて収載された剤形である．欧米の局方と比較して歴史が浅く，今後さらに充実していくと思われる．製品開発には欧米のレギュレーションも必要であることから，それらも参考にされたい（http://www.inhalationreport.com/regulations/を参照）．現在日本で上市されている吸入剤は，主に喘息，慢性閉塞性肺疾患（COPD, Chronic Obstructive Pulmonary Disease）などの肺局所疾患対象であるが，海外では全身作用を目的とした経肺吸収の研究開発も進んでおり，注視する必要がある．

✏ 問題例

必須：2－43問，4－41問，5－42問，選択：3－65問，3－71問

📖 対策

1）基本的事項の出題が多いので日局16製剤総則，日局16解説書を学習すること．
2）吸入剤は，点鼻剤とともに製剤と投与デバイスの組み合わせで成り立っている．製剤と投与デバイスそれぞれについて理解することが肝要である（次の成書などを参照：「非経口投与製剤の製剤設計と製造法」p.236～，じほう（2013））．

【経口液剤など】

🔑 キーワード

経口液剤，エリキシル剤，懸濁剤，乳剤，リモナーデ剤，シロップ剤，シロップ用剤（ドライシロップ剤），経口ゼリー剤

⚠ 留意点

エリキシル剤はあまりなじみがない剤形であるが，出題されている．

✏ 問題例

必須：2－46問，3－42問，4－40問，5－39問

> **対策**
>
> 1）同じゲル剤でも，流動性のない成形したものは経口ゼリー剤に，流動性のある粘稠なゲル状のものは経口液剤に分類される点に注意する．
> 2）ドライシロップ剤は日局16でシロップ用剤として定義され，シロップ剤に含まれる．

【鼻に適用する製剤】

> **キーワード**
>
> 点鼻剤，点鼻液剤，点鼻粉末剤，局所作用，全身作用
>
> **留意点**
>
> 点鼻剤は吸入剤と同様に，まず気道（点鼻剤：鼻腔，吸入剤：気管支，肺）の解剖学的，生理学的特徴を理解することが重要である．また，局所作用薬だけでなく全身作用薬にも使用されていることにも留意する．
>
> **問題例**
>
> 選択：1－65問，4－67問

> **対策**
>
> 1）製剤総則を理解すること．

【直腸・膣に適用する製剤】

> **キーワード**
>
> 坐剤，直腸用半固形剤，注腸剤，膣錠，局所作用，全身作用
>
> **留意点**
>
> 坐剤の基剤による分類を**表3-3**に示す．
>
> 表3-3 坐剤基剤の分類
>
> | 種類 | | 例 |
> |---|---|---|
> | 油脂性基剤 | | カカオ脂，ハードファット（ウィテプゾール®（半合成油脂性基剤）），ラウリン脂 |
> | 乳剤性基剤 | w/o型 | 乳化カカオ脂（カカオ脂(47%)＋コレステロール(3%)＋グリセリン(50%)）
ウィテプゾール＋非イオン性界面活性剤 |
> | | o/w型 | 乳化カカオ脂（カカオ脂(79%)＋レシチン(1%)＋精製水(20%)） |
> | 水溶性基剤 | | マクロゴール，グリセロゼラチン，ゲル基剤 |
> | 新しい坐剤 | | カプセル型坐剤（レクタルカプセル） |
>
> （「基礎から学ぶ製剤化のサイエンス 増補版」，山本恵司・監，高山幸三・編，p.149，2011，エルゼビアジャパン）

II. 応用編

> 直腸用半固形剤, 注腸剤はこれまで出題されていないが, 製剤総則で概要を確認してほしい.
>
> **問題例**
>
> 選択：3－69問, 4－66問

対策

1）坐剤には全身作用薬と局所作用薬がある．それぞれの代表的な有効成分や適応症をまとめておく．前者の例としては，インドメタシン，アンピシリン，テガフール，アミノフィリン，ジアゼパムなどがあげられる．

【耳に投与する製剤】

> **キーワード**
>
> 点耳剤, 外耳, 中耳, 内耳
>
> **留意点**
>
> 点耳剤は第5回試験で初めて出題された．珍しい剤形であり出題は基本的なものになる．
>
> **問題例**
>
> 選択：5－63問

対策

1）出題項目は，01）剤形，04）添加物，07）製造法である．
2）製剤総則をよく読むこと．

【口腔内に適用する製剤】

> **キーワード**
>
> 口腔用液剤, 含嗽剤, 口腔用スプレー剤, 口腔用半固形剤, 口腔粘膜
>
> **留意点**
>
> 本剤形は，日局16の第一追補で表3-1のように改訂された点に注意すること．
>
> **問題例**
>
> 選択：5－64問

415

第2章　試験項目と対策

> **対策**

1）出題項目は，01）剤形，02）製剤設計，04）添加物，09）包装・容器である．
2）製剤総則をよく読むこと．
3）5－64問の選択肢aにある"口腔用液剤"は日局16追補で収載された．"含嗽剤"はこの"口腔内に適用する製剤"に含まれる．

(2) 製剤設計
【皮膚などに適用する製剤】

> 🔑 **キーワード**
> 局所作用，全身作用，経皮吸収型製剤，リザーバー型経皮吸収型製剤，放出制御膜透過，Fickの第一式，マトリックス型経皮吸収型製剤，Higuchi式，ラグタイム，吸収促進技術
>
> ⚠️ **留意点**
> 薬物の膜透過の理論的取扱い（Fickの第一式），ラグタイムと拡散定数，マトリックス型製剤からの薬物累積透過量の定量的取扱い（Higuchi式）など薬物放出の基本については，これまで計算問題はないものの内容の理解に努めたい．
>
> ✏️ **問題例**
> 必 須：1－45問，1－47問，3－40問，5－41問，　選 択：1－68問，1－69問，2－68問，3－66問，4－65問，5－69問，5－70問

> **対策**

1）皮膚に適用される製剤は局所作用を期待するものと，全身作用を期待するものに分かれる．それぞれ代表的な薬物とその剤形，構成成分，製剤学的特徴，適応症などを整理しておきたい．また，全身作用を期待する経皮治療システムは薬物送達システム（DDS）の歴史上重要であり，5－41問では承認の時期に関しても問われた．
2）皮膚に適用される製剤には多くの剤形が開発されているが，それは臨床上の多様なニーズによるものである．それぞれの剤形が使用される疾患，患部の状態などについても理解しておく．例えば，マクロゴール軟膏の分泌物吸収除去能などはよく出題されている．
3）経皮吸収型製剤の2つのタイプ：リザーバー型とマトリックス型については，それぞれの構成（その名称，代表的材料），薬物放出パターン，血中濃度パターンを整理しておく．
4）経皮吸収システムについては，対象となる薬物の範囲を拡げるための新技術，例えばイオントフォレシスなどの個々の技術とその対象となる薬物の特性などを整理しておく．

【気管支・肺に適用する製剤】

🔑 キーワード
平均粒子径，空気力学的粒子径，粒子密度，粒子形状，キャリア，静電気，沈着，吸入流量，吸入抵抗，1回換気量

✏️ 問題例
必須：1－46問，4－41問，選択：1－67問，2－70問，3－65問，3－71問，5－68問

対策

1) エアゾール科学，鼻腔も含めて気道の解剖学，生理学に関する基礎的事項を成書で復習しておくこと．（例えば，下巻「非経口投与製剤の製剤設計と製造法」p.222～，p.236～，じほう（2013）を参照．）
2) 空気力学的粒子径の定義は重要であるので理解しておく．
   空気力学的粒子径 d_{ae} と幾何学的粒子径 d_g との関係は
   $$d_{ae} = d_g \times (\rho/x)^{1/2}$$
   ただし，ρ：粒子密度，x：粒子の形状係数
3) 沈着部位や沈着量が吸入の仕方（吸入流量，吸気パターンなど）によっても変わることを理解しておく．
4) 微粒子製剤に特有の静電気対策も重要な課題である．

【鼻に適用する製剤】

🔑 キーワード
粒子径，粘度，鼻腔内滞留性，粘膜繊毛輸送機能

⚠️ 留意点
鼻腔に沈着した異物は粘膜繊毛輸送機能により鼻腔から排出され，消化管へ移動する．なお，吸入剤も繊毛がある部位に沈着した場合には咽頭喉頭部まで上昇し，次いで食道から消化管へ排出される．したがって，腸管吸収される薬物については全身作用が生じうることになる．また，鼻腔内での滞留性が向上すれば，鼻粘膜下の組織へ薬物が浸透し，ひいては循環血流中に吸収される機会が増えるなど，局所，全身両方でのバイオアベイラビリティが向上する可能性がある．

✏️ 問題例
選択：1－65問，3－72問，4－67問，5－66問

> **対策**

1) 鼻腔から吸入された粒子の沈着部位と粒子径の関係を理解しておく．少なくとも $10\mu m$ 以上の粒子は鼻腔内に沈着すると言われている．
2) 薬物の鼻腔内滞留性を延長すれば効果が持続化しうる．滞留性を延長するために，鼻粘膜上で増粘したり，ゲル化する添加物が利用されている．
3) 上市されている代表的な局所作用薬と全身作用薬の有効成分をまとめておこう．

【直腸に適用する製剤】

> **キーワード**
> 肝初回通過効果，薬物放出性

> **問題例**
> 必須：1－44問，2－47問，選択：3－69問，4－66問

> **対策**

1) 直腸下部から吸収された薬物が肝初回通過を回避できることは頻出している．
2) 表3-3に記載した基剤からの薬物放出特性が出題されているので考察しておく．
   ・ハードファットからの薬物放出性は体温による基剤の溶解に依存
   ・マクロゴールからの薬物放出性は分泌液中への基剤の溶解に依存

(3) 原薬・製剤物性

【皮膚などに適用する製剤】

> **キーワード**
> 分子量，油水分配係数，粒子径

> **留意点**
> 経皮吸収型製剤の好適な対象となる原薬の物性（例えば，分子量，油水分配係数）の大まかな範囲をまとめておきたい．また，その範囲を超えた原薬を経皮吸収させるための新技術についても複数出題されているので把握しておく．

> **問題例**
> 必須：1－47問，3－41問，選択；1－69問，1－71問，2－69問，4－65問，5－69問

> **対策**

1) 製剤設計とも関連することではあるが，基剤の特性により好適な適用疾患があり，あるいは使用感が異なることを理解しよう．例えば，親水軟膏は水分が蒸発して皮膚を冷却し，油脂性基剤は皮膚面の被覆保護作用や軟化作用があり，湿潤皮膚，乾燥皮膚のいずれにも適用できる．親水クリームやマクロゴール軟膏は水で容易に洗い落とせる．パップ剤も多量の水分を含むため患部の冷却効果に優れている．

【鼻に適用する製剤】

> **キーワード**
> ペプチド，ホルモン，分子量

> **留意点**
> これまで全身性作用薬からの出題はないが，ペプチド性医薬品やホルモン性医薬品の非注射投与ルートとして鼻腔は重要である．

> **対策**

1) 鼻粘膜透過性は，種々の薬物で調べられているが，分子量に依存し，高分子薬物は透過しにくいことが多い．上市された主薬の分子量を調べておくとよい．

(4) 添加物

【皮膚などに適用する製剤】

> **キーワード**
> 溶剤，界面活性剤，懸濁化剤，乳化剤，増粘剤（粘稠剤），安定化剤，保存剤，pH調節剤，緩衝剤，吸収促進剤，粘着基剤，粘着付与剤，湿潤剤・支持体，軟膏基剤

> **留意点**
> 皮膚に適用する製剤には多くの基剤や添加物が使用される．主要なもの（例えば，ワセリン，プラスチベース）などについては物性をまとめておく必要がある．

> **問題例**
> 必須：1－47問，2－45問，2－48問，3－39問，3－41問，5－40問
> 選択：2－66問，2－67問，2－69問，2－72問，3－66問，3－67問，3－68問，3－70問，4－63問，4－68問，5－67問，5－71問

第2章　試験項目と対策

> **対策**

1) 基本的な基剤，すなわち親水クリーム，吸水クリーム，親水ワセリンなどの組成，製造法をまとめておく．
2) テープ剤の主要成分（基剤に用いられる高分子弾性体，粘着付与樹脂，可塑剤，吸収促進剤，架橋剤）の機能と代表的材料名をまとめておく．
3) パップ剤の主要成分（基剤に用いられる主要成分，湿潤剤，架橋調整剤，溶解剤，吸収促進剤）の機能と代表的材料名をまとめておく．

【気管支・肺に適用する製剤】

> **キーワード**
>
> キャリア，乳糖，溶剤，分散剤，安定化剤，噴射剤，耐圧性容器，HFA（hydrofluoroalkane，代替フロンガス），CFC（クロロフルオロカーボン，フロンガス），保存剤

> **留意点**
>
> 吸入剤に使用される添加剤は限られているので，学習しやすい．

> **問題例**
>
> 必須：1－46問，2－43問，4－41問，5－42問，選択：2－70問，3－65問，3－71問

> **対策**

1) フロンガス規制の背景（オゾン層破壊，地球温室化）についても把握しておく．
2) MDI（Metered Dose Inhaler，定量噴霧式吸入器）では，有効成分が溶解されている製剤が懸濁されている製剤より粒子径が微細となり肺内到達率が向上するため，エタノールなどの溶剤が使用されている．
3) キャリアに汎用される乳糖には吸入剤用グレードの製品が利用可能である．

【経口液剤など】

> **キーワード**
>
> 甘味剤，緩衝剤，保存剤，pH調節剤，ショ糖，単シロップ

> **問題例**
>
> 必須：1－43問，1－48問，2－46問，3－42問，4－40問，5－39問
> 選択：2－71問

> **対策**

1）出題内容がほぼ限定されているので過去問をよく読むこと．
2）処方が提示され，添加剤成分の配合目的を問う問題が2題出題されている．
3）単シロップは白糖850 gに精製水を加えて1000 mLとしたもので，医薬品各条に収載されている．

【鼻に適用する製剤】

> **キーワード**
>
> 基剤，懸濁化剤，保存剤，等張化剤，pH調節剤，粘膜付着性，繊毛障害性，チキソトロピー
>
> **留意点**
>
> 鼻腔の異物排除機構の1つである粘膜繊毛輸送機能の主役は繊毛であるが，刺激に敏感な器官であり障害を受けやすい．
>
> **問題例**
>
> 選択：1－65問，3－72問，4－67問，5－65問，5－66問

> **対策**

1）「結晶セルロース・カルメロースナトリウム」水懸濁液のチキソトロピーを利用した点鼻液剤がある．基礎編で学習するレオロジーの応用例として注意したい．

【直腸に適用する製剤】

> **キーワード**
>
> ハードファット（ウイテップゾール®），マクロゴール，カカオ脂，グリセロゼラチン
>
> **留意点**
>
> カカオ脂は最近使用例が減少してきたが，結晶形により融点が違うことが知られている（結晶多形）．
>
> **問題例**
>
> 必須：1－44問，2－47問，選択：3－69問，4－66問

> **対策**

1）坐剤用基剤は限定されるので過去問の内容をまとめておく．

(5) 安定性
【直腸に適用する製剤】

> 🔑 **キーワード**
> 加速安定性試験
>
> ✏️ **問題例**
> 選択：1－70問

対策

1）坐剤の貯蔵方法を冷所保存とする場合，その申請用加速安定性試験は30℃，75%RH，6カ月である．

(6) 品質評価
【皮膚などに適用する製剤】

> 🔑 **キーワード**
> 薬物放出性，フランツセル，粘着力試験，ボールタック試験，レオロジー，粘度，粘弾性，展延性
>
> ⚠️ **留意点**
> 　　貼付剤の機能性評価として，①製剤からの薬物放出性と皮膚透過性，②適用時における皮膚への付着性があげられる．前者については，製剤総則貼付剤の項で，"放出速度を調節した製剤は適切な放出特性を有する"と規定されている．後者については，同じ項で，"皮膚に適用する上で適切な粘着性を有する"と規定されており，日局17で「皮膚に適用する製剤の放出試験法」の新収載が予定されている．しかし，粘着性の具体的な試験法については一般試験法としては記載されていない．また，軟膏剤，クリーム剤，ゲル剤，口腔用半固形製剤，眼軟膏剤，直腸用半固形製剤では"皮膚（口腔粘膜，眼組織，直腸）に適用する上で適切な粘性を有する"と規定されているが，粘性の具体的な試験法については一般試験法としては記載されていない．
>
> ✏️ **問題例**
> 選択：2－72問，4－64問，5－72問

対策

1）貼付剤からの薬物放出性を評価する手段としては，水放出試験，摘出皮膚を用いた *in vitro*

皮膚透過性試験及び種々の動物を用いた*in vivo*試験があげられる．水放出試験は貼付剤の品質管理にとって必要不可欠な試験である．フランツセルは摘出皮膚を用いた*in vitro*皮膚透過性試験に汎用される拡散セルである．

2）貼付剤や経皮吸収型製剤の粘着力は，その利便性，使用感の良否，最終的には薬効や副作用に関わる重要な物性である．製剤の粘着力試験としては，ボールタック法による粘着性評価と，貼り付けられた製剤の引き剥がし力を測定する引き剥がし粘着力測定が一般的である．いずれもJISの粘着テープ・粘着シート試験法に準拠しているので詳細は参照されたい．

3）粘度測定，粘弾性測定，展延性測定の詳細については，成書（例えば，「薬剤学実験法必携マニュアル Ⅰ物理薬剤学」南江堂）を参照されたい．

【気管支・肺に適用する製剤】

キーワード

送達量の均一性（Delivered-dose uniformity），含量均一性（Uniformity of content of single-dose preparations），空気力学的粒子径（Mass median Aerodynamic Diameter），Multistage liquid impinger，Andersen cascade impactor

留意点

日局16における吸入粉末剤では"本剤のうち定量吸入式の製剤は，適切な有効成分の送達量の均一性を有する"，"本剤の有効成分の粒子は，空気力学的に適切な粒子径を有する"と，吸入エアゾール剤では"本剤は，適切な有効成分の送達量の均一性を有する"，"本剤の有効成分の粒子は，空気力学的に適切な粒子径を有する"とそれぞれ規定されているが，試験法に関する記載はない．

問題例

必須：5－42問，選択：1－66問，2－65問，3－64問，5－68問

対策

1）カスケードインパクター，インピンジャーの概要は理解したい．
2）気管支から肺に至る部分は無菌であるが，吸入剤は無菌製剤であるとは規定されていない．

第2章　試験項目と対策

【経口液剤など】

> 🔑 **キーワード**
> 溶出試験，懸濁性シロップ，乳剤性シロップ，無菌試験，生物学的同等性
>
> ✏️ **問題例**
> 必須：1－43問，3－42問，4－40問

📖 **対策**

1) 有効成分が溶解している内服用液剤の後発品開発に生物学的同等性試験は必要である．
2) 懸濁したシロップ剤に溶出試験は適用される．乳剤の経口液剤に溶出試験の規定はない．

【直腸に適用する製剤】

> 🔑 **キーワード**
> 製剤均一性試験，質量偏差試験，放出性試験，溶融温度測定法
>
> ✏️ **問題例**
> 選択：1－70問

📖 **対策**

1) 油脂性坐剤の溶融温度は通常融点測定法第2法で測定される．
2) 坐剤は，別に規定するもののほか，製剤均一性試験に適合しなければならない．内容物が均一な場合は，含量均一性試験を質量均一性試験に替えることができる．

(7) 製造工程
【皮膚などに適用する製剤】

> 🔑 **キーワード**
> ホットメルト法，乳化，D相乳化，転相乳化，液晶乳化
>
> ⚠️ **留意点**
> クリーム剤の製造法に利用される各種の乳化方法を整理しておきたい．
>
> ✏️ **問題例**
> 必 修：2－45問，2－48問，3－39問，　選 択：1－71問，1－72問，2－67問，3－66問，

Ⅱ．応用編

3－67問，3－68問，3－70問，4－63問，4－68問

対策

1）各種剤形の製造法が出題されている．貼付剤，パップ剤，軟膏剤，クリーム剤，ゲル剤などについてまとめておく．

【気管支・肺に適用する製剤】

キーワード
ジェットミル，スプレードライ

留意点
粉末吸入剤では微粉体の製造法が課題となる．

問題例
選択：3－64問

対策

1）吸入剤の微粒子は，粒子径だけではなく粒子形状も重要であるので，適切な製造法の選択が必要となる．

【鼻に適用する製剤】

キーワード
微細化

留意点
　点鼻粉末剤では鼻腔内に沈着するような粒度範囲に入るよう，有効成分を微粉化する必要がある．粉末であれ液滴であれ，少なくとも10μm以上の粒子は鼻腔内に沈着するといわれている．

問題例
必須：2－44問，選択：5－65問

対策

1）製剤総則に記載された製造法を押さえておこう．

425

(8) 安全性

【皮膚などに適用する製剤】

> 🔑 **キーワード**
> 刺激性，皮膚水分量，かゆみ，発赤
>
> ⚠️ **留意点**
> 皮膚に適用する製剤については，皮膚への浸透，皮膚からの吸収を制御して薬効を確実にするとともに，敏感な皮膚に対する安全性に注意を払うことも重要である．従来，皮膚一次刺激性試験としてウサギを用いたDraize法，皮膚感作性試験としてモルモットを用いたMaximization法などが用いられてきたが，今後動物実験代替法の進歩にも注意する必要がある．
>
> ✏️ **問題例**
> 選択：2－68問，3－70問

対策

1）貼付剤などによって皮膚水分の蒸散が抑えられると，皮膚水分量が上昇し，かゆみ，発赤が起こりやすくなることを理解しておく．
2）乳剤性基剤の場合，水性分泌物の吸収性は水溶性基剤に比べ劣るため，分泌物の再吸収が起こり症状が悪化することがありうる．水疱，びらん，浮腫があるときは注意することを理解しておく．

【気管支・肺に適用する製剤】

対策

1）これまで出題されていないが，吸入ステロイド剤の副作用防止のためのうがい励行は記憶しておいたほうがよい．

【鼻に適用する製剤】

> 🔑 **キーワード**
> 刺激性
>
> ⚠️ **留意点**
> 保存剤の一部に粘膜（繊毛）障害性があるという議論が長く続いているが，結論は出てい

ない．障害性が少ないといわれる保存剤に代替されたり，保存剤フリーの包装容器の使用が検討されている．

> **問題例**
>
> 選択：1－65問，3－72問，5－66問

対策

1）液剤の浸透圧を低張にしても粘膜刺激性はないと言われている．

(9) 容器，包装

【皮膚などに適用する製剤】

> **キーワード**
>
> 密閉容器，気密容器，密封容器，耐圧性容器
>
> **問題例**
>
> 必須：3－39問，3－40問，選択：1－71問，2－69問

対策

1）各剤形の包装容器については，日局製剤総則の各項で確認しておく．なお，すべての剤形について局方には密閉容器，気密容器，密封容器としか記載されていないが，それぞれの実際の包装・容器形態（例えば，紙箱，PTP包装（Press-Through Package），アンプルなど）を言えるようにしておく．

【気管支・肺に適用する製剤】

> **キーワード**
>
> 密閉容器，気密容器，密封容器，耐圧容器，定量噴霧，ユニットドーズ，マルチドーズ，ネブライザー
>
> **問題例**
>
> 必須：2－43問，5－42問，選択：3－64問，5－68問

対策

1）定量噴霧式容器の構造の概要を理解しておく．

2）粉末吸入剤の容器にはユニットドーズ型，マルチドーズ型それぞれに多種類のものが開発されている．
3）ネブライザーの種類も出題されている．

【経口液剤など】

> **問題例**
> 必須：1－43問，3－42問

対策

1）シロップ剤は気密容器，シロップ用剤は密閉容器である．

【鼻に適用する製剤】

> **キーワード**
> 多回投与容器
>
> **問題例**
> 必須：2－44問，選択：3－72問

対策

1）製剤総則の記載を学習しておく．
 ・点鼻粉末剤の貯法は密閉容器，点鼻液剤は気密容器である．
 ・水性点鼻剤で多回投与容器に充填するものは，微生物の発育を阻止するに足る量の適切な防腐剤を加えることができる．

(10) レギュレーション
【皮膚などに適用する製剤】

> **キーワード**
> 標準製剤，放出試験，ロットサイズ，生物学的同等性，許容域，ステロイドの皮膚蒼白化
>
> **留意点**
> 　皮膚に適用する製剤に関するレギュレーションについては「局所皮膚適用製剤の後発品のための生物学的同等性ガイドライン」（薬食審査発第1124004号，平成18年11月24日）から

出題されている．また，「局所皮膚適用製剤の剤形追加のための生物学的同等性ガイドライン」（薬食審査発第1124001号，平成18年11月24日），「局所皮膚適用製剤（半固形製剤及び貼付剤）の処方変更のための生物学的同等性ガイドライン」（薬食審査発第1101第1号，平成22年11月1日）も参考にされたい．

問題例

選択：2－69問，3－63問，4－64問

対策

1）局所皮膚適用製剤と経皮吸収型製剤のバイオアベイラビリティの定義の違いを理解しておきたい．（「非経口投与製剤の製剤設計と製造法（下巻）」p.164，じほう（2013），を参照．）
2）局所皮膚適用製剤の生物学的同等性試験の方法として，皮膚薬物動態学的試験を基本とし，そのほかに，薬理学的試験（ステロイドの皮膚蒼白化が含まれる），残存量試験，薬物動態学的試験（PK試験），治療効果の臨床試験，*in vitro* 効力試験及び動物試験がある．これらについても試験方法の概要を確認していただきたい．

【気管支・肺に適用する製剤】

キーワード

高圧ガス保安法

留意点

高圧ガス保安法については過去1回出題されているが，実際の取扱い上において重要である．

問題例

選択：3－64問

（牧野悠治）

試験勉強に役立つその他の参考図書

◆基礎編(生物薬剤学,物理薬剤学,製剤工学)
薬学部学生用の多くの教科書,例えば,以下の書籍が挙げられる。
・最新薬剤学第10版(林正弘ほか,廣川書店,2012)
・標準薬剤学改訂第3版(渡辺善照ほか,南江堂,2012)
・製剤学改訂第6版(四ッ柳智久ほか,南江堂,2012)
・スタンダード薬学シリーズ7:製剤化のサイエンス第2版(日本薬学会,東京化学同人,2012)
・新薬剤学改訂第3版(原島秀吉,南江堂,2011)
・最新製剤学第3版(上釜兼人ほか,廣川書店,2011)
・基礎から学ぶ製剤化のサイエンス増補版(山本恵司,エルゼビア・ジャパン,2011)
・製剤化のサイエンス-基礎とCMC(永井恒司ほか,じほう,2010)
・物理薬剤学・製剤学-製剤化のサイエンス(寺田勝英ほか,朝倉書店,2008)

◆基礎編(薬事関連)
・第十六改正日本薬局方:通則,製剤総則,一般試験法,参考情報など(厚生労働省HP,2011,第一追補 2012,第二追補 2014)
・薬事ハンドブック2015(じほう,2015)
・医薬品製造販売指針2015(レギュラトリーサイエンス学会,じほう,2015)
・薬事法薬剤師法関係法令集 平成25年版(薬務公報社,2013)
・医薬品の開発と生産-レギュラトリーサイエンスの基礎(永井恒司ほか,じほう,2010)

◆応用編(固形製剤,注射剤,その他の製剤)
応用編についての新刊図書は極めて少なく,上記の教科書のほか,日本薬剤学会,製剤と粒子設計シンポジウム,製剤機械技術学会などの講習会,シンポジウム,年会等の発表内容を参考にするなど,適宜最新の技術情報の入手に努める。
・GMPテクニカルレポート6:注射剤製造工程のバリデーション(じほう,1994)
・「無菌操作法に関する無菌医薬品の製造に関する指針」(平成23年4月20日)
・「最終滅菌法による無菌医薬品の製造に関する指針」(全面改訂平成24年11月9日)
・薬事法とGQP・GMP 平成21年度版(じほう,2009)
・ICH Q8,Q9,Q10ガイドライン(ICH,2006-2010)
・製剤機械技術ハンドブック第2版(製剤機械技術研究会,地人書館,2010)
・改訂医薬品添加物ハンドブック(薬事日報社,2007)
・製剤の達人による製剤技術の伝承(日本薬剤学会製剤技術伝承委員会,じほう,2013)
  上巻:経口投与製剤の製剤設計と製造法
  下巻:非経口投与製剤の製剤設計と製造法
・日本薬剤学会製剤技術伝承講習会テキスト(第1回~第16回,~2015)

日本薬剤学会認定
「製剤技師」試験問題集

定価　本体 8,000 円（税別）

平成 27 年 4 月 27 日　発　行

監　修	岡田　弘晃（おかだ　ひろあき）
編　集	公益社団法人 日本薬剤学会 製剤技師認定委員会
発行人	武田　正一郎
発行所	株式会社 じ ほ う

　　　　　101-8421　東京都千代田区猿楽町 1-5-15（猿楽町 SS ビル）
　　　　　電話　編集　03-3233-6361　販売　03-3233-6333
　　　　　振替　00190-0-900481
　　　　＜大阪支局＞
　　　　　541-0044　大阪市中央区伏見町 2-1-1（三井住友銀行高麗橋ビル）
　　　　　電話　06-6231-7061

©2015　　　　　　組版　（有）テクスト　　印刷　（株）日本制作センター
Printed in Japan

本書の複写にかかる複製，上映，譲渡，公衆送信（送信可能化を含む）の各権利は
株式会社じほうが管理の委託を受けています。

JCOPY ＜(社)出版者著作権管理機構 委託出版物＞
本書の無断複製は著作権法上での例外を除き禁じられています。
複製される場合は，そのつど事前に，(社)出版者著作権管理機構（電話 03-3513-6969,
FAX 03-3513-6979, e-mail：info@jcopy.or.jp）の許諾を得てください。

万一落丁，乱丁の場合は，お取替えいたします。
ISBN 978-4-8407-4722-6